U0352976

瑜伽全书

[美] 凯瑟琳·巴蒂格（Kathryn Budig） 著

陈超琪 译

人民邮电出版社

北 京

图书在版编目（ＣＩＰ）数据

瑜伽全书 /（美）凯瑟琳·巴蒂格（Kathryn Budig）
著；陈超琪译. -- 北京：人民邮电出版社，2018.6（2019.9重印）
ISBN 978-7-115-48141-2

Ⅰ. ①瑜… Ⅱ. ①凯… ②陈… Ⅲ. ①瑜伽－基本知
识 Ⅳ. ①R161.1

中国版本图书馆CIP数据核字(2018)第056503号

版权声明

Copyright © 2012 by Kathryn Budig. All rights reserved. Published by arrangement with RODALE INC., Emmaus, PA, U.S.A.

免责声明

本书内容旨在为大众提供有用的信息。所有材料（包括文本、图形和图像）仅供参考，不能替代医疗诊断、建议、治疗或来自专业人士的意见。所有读者在需要医疗或其他专业协助时，均应向专业的医疗保健机构或医生进行咨询。作者和出版商都已尽可能确保本书技术上的准确性以及合理性，并特别声明，不会承担由于使用本出版物中的材料而遭受的任何损伤所直接或间接产生的与个人或团体相关的一切责任、损失或风险。

内 容 提 要

瑜伽是一项全身运动，可以帮助我们燃烧脂肪和挺拔身姿，从而塑造体形和提升气质。此外，瑜伽还可以帮助我们缓解压力和激发能量。因此，练习瑜伽可以让我们身心受益。本书作者结合多年的练习和教学经验，从瑜伽的起源与发展、与健康的关系、饮食的艺术、基本的姿势和有益身心的序列等方面，对瑜伽这项运动进行了全面、系统的介绍。通过专业演示和分步详解，本书全面介绍了拜日式、站立式、坐式、倒立式、手臂平衡式、后仰式、核心区域和修复体式等基本瑜伽姿势。本书还提供了有益身体健康、运动表现、情绪健康、女性健康和亲密关系等方面的瑜伽练习序列，帮助读者方便、快捷地进行针对性练习。无论对瑜伽初学者还是资深爱好者，本书都是一本不容错过的全面指南。

- ◆ 著 [美] 凯瑟琳·巴蒂格（Kathryn Budig）

  译 陈超琪

  责任编辑 李 璇

  责任印制 周昇亮

- ◆ 人民邮电出版社出版发行　北京市丰台区成寿寺路 11 号

  邮编 100164　电子邮件 315@ptpress.com.cn

  网址 http://www.ptpress.com.cn

  北京东方宝隆印刷有限公司印刷

- ◆ 开本 889×1194 1/20

  印张 19.6　　　　　2018 年 6 月第 1 版

  字数 647 千字　　　2019 年 9 月北京第 3 次印刷

  著作权合同登记号　图字：01-2016-7724 号

定价：99.00 元

读者服务热线：(010)81055296　印装质量热线：(010)81055316
反盗版热线：(010)81055315
广告经营许可证：京东工商广登字 20170147 号

致我的父亲。

是他告诉我，一切皆有可能。

目　录

译者序

这本书的英文原版由美国罗德尔（Rodale）公司出版，这是一家全球化跨平台内容公司，积极推行健康生活理念。作者凯瑟琳·巴蒂阁是一位热心公益的专业瑜伽导师，既是畅销杂志《健康女性》的特约编辑，也为《瑜伽》杂志和《赫芬顿邮报》长期供稿，还在《纽约时报》和福布斯网站开设专栏。这本书凝结了她若干年为媒体撰写内容的精华，一共有13个章节，从瑜伽的起源开始，为我们讲述瑜伽与健康的关系，带我们领略健康饮食的艺术，学习帮助改造身体的瑜伽体式，体验帮助管理、疏解不良情绪和在女性不同生理周期平衡激素等能够切实解决生活中一些问题的瑜伽序列，最终塑造出一个更加健康、快乐的自己。

当我第一次拿到这本书时，作者、编辑等工作人员的专注、诚恳、精良的制作，悦目的配图，都深深地感染了我。我在从瑜伽体式入门继而深入了解其他知识的学习和实践过程中，逐渐领悟到健康最终不过就是我们与自己、与他人以及与所处的空间都能处于一个和谐的状态，远离担忧和恐惧，充满信心和希望，并能够使自己的所长惠及他人。在这本书中，诸多瑜伽老师的个人经历介绍和体式示范能够让我们真切地感受到积极向上的生活态度和瑜伽所能展现出的人体的优美和力量。正如凯瑟琳在书中所分享的：瑜伽让她接纳、信任自己，享受、拥抱生活，做自己想做的事情，过自己想过的人生。

当然，瑜伽历经了数千年的积累、演变，我们现在看到的它，是一棵有关于生活方式、头脑、心灵和身体的枝繁叶茂的参天古树，内容极其丰富，加之我们在与其相遇时的切入点也不尽相同，所以，对于瑜伽有很多不同角度的解读——疗愈康复良方、排毒养颜指南、美体塑形秘籍、自然生活方式等。有的人练习瑜伽是为了治疗生理上和心理上的疾病，有的人是为了养成健康的生活习惯，还有很多人是为了追求美丽、健康的身体线条，拍出漂亮的体式照片，上传到社交网络收获朋友的赞美。无论是哪个角度的解读，只要瑜伽对身心有益，就值得我们去体验。瑜伽本就是慷慨而包容的，真实地做自己、爱自己，瑜伽就一定会给予我们支持和滋养。

那我们该如何从瑜伽中汲取滋养身心的营养呢？凯瑟琳建议大家走上瑜伽垫，从体式练习开始，尝试坚持瑜伽生活方式，这能有效改善现代人普遍存在的一些身心健康问题。现代生活方式在一定程度上违背了人体的自然属性，科技和物质的发展为我们带来便捷的同时，也使我们变得懒惰，疏于运动，丧失掉了身体的活性，由此产生了很多身心压力问题，严重影响了我们的生活质量。瑜伽能够给予我们强健的身体来支持繁重的工作和生活，冷静、稳定的内心来处理各种问题，符合大众审美的形象来获得认可。瑜伽还能帮助我们更好地与自己、与他人相处。

从现在开始，将自己交给瑜伽，如匠人一般进行耐心、精心的雕琢，在一呼一吸、伸展与收缩之间探索和完善自我。当我们练习瑜伽时，将忧虑丢到一旁；当我们收起瑜伽垫时，充实和希望会与我们相随。规律的瑜伽练习会形成一个提醒，提醒我们打开自己面对各种可能性，关注我们想要的而不是惧怕的事情。这个世界和我们自己的深度与广度超乎我们的想象，我们要做的就是无所畏惧、尽情尽兴地去探索，勇敢地热爱和追求生活中一切美好的事物，最终塑造出一个更加健康、快乐的自己。

如果你没有任何瑜伽练习经验并打算跟书学习，请在整个过程中时刻聆听身体感受，千万不要勉强自己。当感觉不适时，例如呼吸紧张、身体疼痛，要减慢速度、降低强度，或者干脆停下来进行婴儿式或挺尸式让自己充分休息。要知道，很多时候我们往往不是做得不够而是做得太多。我们必须学会对自己的安全负责，不要在体式的完成度上对自己过于苛刻。书中的体式示范都是由资深练习者呈现的，他们都有由易到难、逐渐提高的精进过程。不要着迷于体式看上去是否漂亮，唯一重要的就是自身的感受，去关注呼吸是否流畅，状态是否平静、从容，在此前提下再去逐渐完善体式。每个人都是独一无二的存在，瑜伽帮助我们知道自己是谁，真正需要的是什么，让我们在拥有健康身体的同时也拥有清晰的觉知。书中标注"建议"的地方要仔细阅读，它们帮助你在练习之路上走得更加稳健、长久。

瑜伽不是要去做什么，而是从这一刻就行动！愿读到这本书的每个人，都能由此踏上一段关乎自我、世界的奇妙旅程，最终收获健康与幸福。

陈超琪

致 谢

首先要感谢的是米歇尔·普罗玛乌雷科，如果没有米歇尔·普罗玛乌雷科给予我的爱和支持，我可能就不会写这本书了。米歇尔·普罗玛乌雷科，你总能启迪我，是我学习的榜样，也是一位非常出色的朋友，你的支持对我来说意味着一切。另外还要感谢戴夫·辛振可和史蒂夫·佩莱恩。

非常感谢摄影师贝斯·比肖夫把这本书做成一场视觉盛宴，书中的人物和图像看起来都非常真实。安娜·苏，在时尚方面你总是充满灵感；罗伯特·惠创，你可以通过发型和妆容使奇迹发生。感谢乔治·喀拉布索斯和劳拉·怀特，你们将我的书设计得充满生命力，并且从一开始就让我们充满欢笑。

感谢这一群很棒的榜样们（和亲爱的朋友们），他们的美丽和才华令我折服；如果没有他们，就一定不会有《瑜伽全书》这本书了。感谢玛丽·克莱尔·艾洛、菲思·亨特、吉塞尔·玛丽、利奥·马斯和麦肯齐·米勒——你们在我书中的出现让我倍感荣耀。

感谢本书出色的编辑乌苏拉·卡里，你是一位真正的瑜伽练习者。同时感谢罗代尔团队的其他成员，尤其是艾琳·威廉姆斯、南希·埃尔金和埃拉纳·邦巴德托。

感谢我的团队，我非常爱它，它使我保持生机与活力。丹尼尔·林德伯格、艾米·斯坦顿和埃里克·格林斯潘，没有你们，我会感到迷茫。

感谢梅林达·菲什曼和艾琳·欧帕塔特对我的信任。

凯亚·米勒、加里·戈德曼、罗德·斯特赖克、黛比·金、吉娜·卡普托、吉尔·米勒、希瑟·森妮格、安妮·卡彭特和杰森·瓦霍布，感谢你们这些了不起的贡献者付出的专业技能和宝贵时间。特别感谢"三面能手"蒂芙妮·尼克鲁克尚克，她是本书的模特，也是一位贡献者，还是一位值得深交的朋友。

感谢伊丽莎白·罗加尼（Elisabeth Rogani）、露露柠檬（Lululemon）、超越瑜伽（Beyond Yoga）、冠军品牌（Champion）、基拉格雷丝（KiraGrace）、阿迪达斯（Adidas）、亚历克斯和阿尼（Alex and Ani）、玛利亚·梅琳达（Maria Melinda）和布兰迪·梅尔维尔（Brandy Melville）为本书模特提供这么棒的服饰和首饰！深深感恩一路走来给予我指导的老师们：玛蒂·艾兹拉蒂、查克·米勒、希思·豪斯、诗娜·科恩、诺亚·梅兹，同时感谢我的YogaGlo大家庭以及遍布世界各地的学生们。

谢我的宠物狗——阿希。当我沉浸在"码字"中，阿希会花数小时耐心地看着我，静静等待随时会来临的依偎、食物和散步。是你提醒我一切来自于爱并总有让我们为之喜悦的事情存在。

致我非凡的家人和朋友们——你们是我所做的所有事情的核心所在。感恩我美丽的母亲和父亲，他们一直支持我的每个梦想。向我的兄弟姐妹以及他们各自的家人致以我诚挚的爱意。

感谢我的朋友们——阿什利·史维德·瑟巴卡、埃利·博兰、凯西·凡·赞特、卡莉·韦德、基思·莱文和卡罗琳·谢伊——和你们一起大笑，畅谈人生，让我感受到人生的完整，备受鼓舞，为面对世界做好准备。

最后，感谢我的伙伴、也是我一生的挚爱鲍勃，谢谢你的付出、建议和爱，谢谢你一直提醒我飞向更广阔的天空。

前　言

我曾在洛杉矶居住长达8年之久，这里到处都是苗条、漂亮和看起来堪称完美的人，是许多人的梦想之地。但是透过那些浮华、诱惑和名牌墨镜，你会发现许多看起来非常美丽的人往往很不快乐。竞争极其激烈的好莱坞对女性来说尤为艰难，这些我都曾经亲身经历过。21岁时我来到洛杉矶，追求我的表演梦想，同时兼职教授瑜伽，这样可以让我一直处于有工作的状态。我清楚记得某天和一位经纪人初次见面的情景，那一切仿佛就发生在昨天。她看了我一眼——身高5英尺2英寸（约1.57米）、体重108磅（约48.99千克），然后告诉我，我可以是一个有趣的好朋友，但如果我想扮演天真无邪的少女就得减掉至少10磅（约4.54千克）的体重。

我感到困惑和受伤，回到家中不禁问自己：我很胖吗？难道我还不够有魅力或不够苗条去扮演一个主角？我一直认为自己的身材很好。我需要节食吗？需要开始喝咖啡和抽烟吗？一切都让我畏缩不前。这些令人不舒服的问题一直盘旋在我的脑海里，但是在练习瑜伽时，所有的困惑都得到了解答。我的老师们一直提醒我，我就是完美的，而且每天的瑜伽练习让我保持健康和苗条。更重要的是，瑜伽告诉我生活是关于平衡而不是极端。生活是用来享受和拥抱的，连同它呈现给你的所有磨炼和挑战。瑜伽向我展示了自我接纳与信任自己是获得力量和美丽的关键。

回顾过往，那次试镜完全是一种恩赐，因为它引导我进入一项"意外的事业"——全职教授瑜伽。我在童年就学习到体验幸福的唯一方式就是敢于尝试冒险，追逐让你心跳的事物。在训练和教授瑜伽的每分钟里，我都处于最好的状态。它让我每一天都面带笑容。希望我可以通过瑜伽赋予你力量，让你找到令你怦然心动的事物。练习瑜伽可让你发现体内未被挖掘的潜力。无论是掌握倒立式还是在一天结束时进行一个简单的摊尸式让自己放松下来，瑜伽都能提供给你无限的潜能，做最好的自己。

教授瑜伽，因为瑜伽产生效果；练习瑜伽，因为瑜伽使我完整。我带着希望完成了这本书——希望你们也会想要做同样的事情，那就是过自己一直想过的人生。恢复内在坚韧的、平静的和强大的精神力量，疗愈身体或心灵上的旧伤，拥有更多愉悦的时光！

享受此次瑜伽之旅吧！记住，在到达山峰之前得要经历几次低谷！这些瑜伽姿势和练习顺序会让你感觉棒极了，让你挑战自己，成为最好的自己，并且使你保持健康和美丽。颠覆你的瑜伽练习，让这项训练成为你自己的。通常只需要一组出色的拜日式或绝佳的倒立式就可以让你知道自己是多么独特和强大。正如我一直最喜欢的男作家之一奥斯卡·王尔德说的那样："做你自己，因为别人已经有人做了。"

凯瑟琳爱你们

第1章

准备，开始

转变从此开始

如果你选择了本书，你很有可能是这三种类型人中的一种：对瑜伽充满兴趣；想深入练习瑜伽；仅仅是喜欢这些好看的图片。无论属于哪一种类型，你都可以在这里找到你想要的东西。即使你是一个初学者，仅仅是打算将瑜伽练习变为你生活的一部分，你就已经开始你的瑜伽练习了。我保证，瑜伽能够给予你的会远远超出你的预期。

准备，开始

第一瑜伽女士

20世纪30年代，出生于苏联的英德拉·黛维在印度引起了小范围的轰动。迈索尔王室坚持要求克里希那玛查雅（20世纪著名瑜伽大师）教授英德拉·黛维（没错，是一个女人！）瑜伽，克里希那玛查雅勉强同意了。英德拉·黛维证明了自己值得克里希那玛查雅的教授，之后他们成了好朋友，随后英德拉·黛维在苏联、阿根廷和中国教授瑜伽。在中国上海，她开设过一所瑜伽学校。之后英德拉·黛维的知名度越来越高，越来越受欢迎。她在洛杉矶也有一间工作室，在那里她教授当时的电影明星玛丽莲·梦露和葛丽泰·嘉宝练习瑜伽。这位充满能量的、精力旺盛的瑜伽大师于2002年4月逝世，但是她给全世界的女性留下一份鼓舞人心的遗产。

"瑜伽"（Yoga）在梵文中的意思是"连接""结合"或"统一"，它拥有着数千年的历史。尽管这本书所讲述的重点是今天的西方如何解释瑜伽——一项可强健肌肉、安定内心、增强意志的具有挑战性的运动——但了解瑜伽的起源也是非常必要的。

我的一位老师在谈及瑜伽时曾说过，"你学得越多，就会意识到自己知道得越少。"瑜伽将会教你如何将身体和心灵相统一，使你精神饱满、内心平静并且时时以积极的状态面对这个世界（而不是偶尔感受到生活的美好）。瑜伽通过强健你的身体，放缓你的心神，开阔你的视野来做到上述几点。欢迎加入到这样的生命之旅中！让我们一起开始了解一些瑜伽的背景知识吧！

早期瑜伽

对于3500年前的瑜伽练习者们来说，建立他们所追求的生活方式的最佳途径就是远离世俗，投入到瑜伽练习中。尽管在没有手机信号的山洞里生活对现代的人们来说简直就是

灾难，但对瑜伽练习者们来说，隐居对安定内心和培养专注力是非常重要的。

你可以不完全改变现有的日常生活，但花点时间关照自己还是很有必要的——不管你是在午餐时间参与瑜伽课程，还是花上15分钟，闭上眼睛，安静地放松一下。要知道，即使是最小程度的放松也会对人产生很大的影响！《斯堪的纳维亚工作、环境与健康杂志》在2011年的一项研究显示，参与一项为期6周的瑜伽干预计划可提高幸福指数和抗压能力。

在此项研究中，一群英国大学的员工参与了6节瑜伽课，每节课1小时，为期6个星期。研究结束时，参与者表现出比未参与瑜伽课程的对照组成员更高的幸福指数。给参与者使用心境状态二极量表和积极心理态度量表进行自我评估，参与瑜伽课程的成员在思维清晰、沉着冷静、情感高涨、精力和自信心方面得分较高。报告还显示出参与者在生活目标和满足感方面得到提升，而且在应对压力的情况下表现出较高的自信。所以，从忙碌的生活中抽出时间练习瑜伽是非常值得的！

你需要什么

虽然瑜伽练习通常只需要一个瑜伽垫，但是为了更好地体验和深入进行瑜伽练习，另外的几个小道具也是你所需要的。

两块瑜伽砖

瑜伽砖由泡沫、软木或竹子制成。瑜伽砖通常用于支撑身体，因此可以通过看你的身体对不同材质瑜伽砖的反应如何来进行选择。不管你买哪种，确定瑜伽砖足够结实，可以承受所有你施加于它的重量。

用途

- 辅助桥式
- 辅助倒立
- 打开胸部
- 增加站立姿势的柔韧性

拉伸带

这种拉伸带由有弹性和可调节的织物制成，用以帮助稳定姿势，同时保持肌肉参与活动。

用途

- 辅助肩部后弯，手臂平衡和倒置体式姿势。

抱枕

拥有一个抱枕就好比有一个大型的毛茸茸的泰迪熊在身边。抱枕是恢复姿势的绝佳伙伴，当你进行头朝地面这样传统的姿势时，抱枕充当着"安全枕"的角色。

用途

- 支撑下背
- 在修复体式中使用
- 在活动期间增加安全感

伸展带

传统的瑜伽带，是一个长长的带有一个带扣的布带，这个布扣用于调节打环的大小。

用途

- 辅助练习现有柔韧性不能做到的动作，例如套住双脚以帮助前屈动作，或是用于固定身体某处
- 在修复体式中使用
- 加深肩部向后旋转
- 辅助后弯，手臂平衡和倒置体式姿势。

几条毯子

毯子的作用同抱枕差不多，但因为毯子有不同的长度、宽度和厚度，所以它可给予你更多用途选择。

用途

- 支撑下背部
- 辅助肩倒立
- 在硬木地板上进行腹部训练动作
- 进行摊尸式（通常是所有练习的最后一个姿势，让你仰卧于地面，帮助身体放松）

现代瑜伽：从坐姿到穿有弹性的裤子

"哈他瑜伽"（Hatha Yoga）是对现代人练习的瑜伽风格的一种统称。首次出现于9世纪或10世纪时，哈他瑜伽过去只是一种冥想的形式（舒适而稳定的坐姿）。"Ha"（太阳）和"tha"（月亮）放在一起指两个对立事物的结合。那么自此以后，瑜伽练习者是如何、自什么时候开始从单纯的坐姿练习转向体式练习的呢？

在14世纪，瑜伽大师斯瓦特玛拉玛撰写了《哈他瑜伽之光》，文中首次对特定体式细节进行详细描述。书中内容包括与坐姿冥想等有关的16个姿势。在19世纪80年代末期，这16个姿势演变成为122个姿势，并记录在第一本重点讲解体式的书籍《史利塔瓦尼希》中。除了对早期哈他瑜伽文本中的姿势进行图解说明，《史利塔瓦尼希》还融入了印度的摔跤训练和体操练习，其中有一些体式是现代人非常熟悉的，比如在很多课堂上会教的四柱支撑式。四柱支撑式能让你拥有惊人的臂力！

流瑜伽

如果说帕坦伽利是瑜伽的教父,那么克里希那玛查雅就是一位时髦的爸爸。虽然他一生从未踏上美国的领土,但其对西方瑜伽的影响是极其重要的。他发现了体育之美,并且在20世纪30年代在印度的一个体育馆里开始向普通人传授瑜伽。当时的社会习俗只允许男人参与,而且他们也想拥有我们如今所渴望的健美身材。克里希那玛查雅编排出许多序列动作,并且创造出一种动态的瑜伽体位法练习方式,这种方式现在被我们称为"流瑜伽"。他在印度迈索尔有三位极具影响力的学生:帕坦比·乔伊斯,创立阿斯汤加瑜伽系统;英德拉·黛维,在美国被称为"第一瑜伽女士";艾扬格,创立一种强调身体的调整对位和使用辅助工具的瑜伽,称为"艾扬格瑜伽"。

我们现在所练习的流瑜伽("流动"是指序列内各种姿势的衔接)通常被描述为把动作和呼吸相结合。它是一种广受欢迎的动态练习方式,会增加你的排汗量,提高心肺功能,是一种效果极佳的健身方式。流瑜伽现在变得非常主流,你会发现在这个练习风格中存在着众多的选择,从重视站姿的课程到大量使用你的双手的序列练习或倒立的课程。无论你如何看待流瑜伽,它都会是值得你去体验的一堂重视呼吸和身心相结合的力量型瑜伽课程。

阿斯汤加瑜伽

阿斯汤加瑜伽可能是最严格的瑜伽训练之一了。它吸引着运动员,以及个性强烈、喜欢高强度训练、能够不断接受挑战和纪律约束的人。虽然创始人帕坦比·乔伊斯已于2009年逝世,但是阿斯汤加瑜伽依然蓬勃发展。时至今日,这种瑜伽已拥有数量众多的爱好者,但却笼罩着一种神秘的令人望而生畏的氛围。你常常会看到一些精英瑜伽练习者轻松优美地完成一系列令人瞠目结舌的高难度体式。因为阿斯汤加瑜伽非常重视规律练习,还有着不断升级动作难度的要求。所以如果你想尝试这种瑜伽,试着先参与初级班——这类课程的设计是循序渐进的,不会让你一开始就感到太难。

艾扬格瑜伽

2004年《时代周刊》将艾扬格列为全球最具影响力的百位人物之一,他对瑜伽练习方式的革新曾引起很大的轰动。帕坦比·乔伊斯为喜欢挑战的人们创立了6个不断升级的序列练习,而艾扬格为普通人创立一种训练形式。他强调身体的调整对位并使用一些辅助工具来帮助人们更好地完成体式。这种形式获得大家的认可,并且在世界各地被广泛使用。艾扬格大师的瑜伽学院在印度普纳。

如果你走进一间瑜伽教室,对挂在墙上

的绳子和各种奇特的工具感到迷惑，那么这里极有可能是一间艾扬格瑜伽教室。这种瑜伽使用各种创造性的方法和设备帮助你更为精准地完成体式。我强烈建议把艾扬格瑜伽作为你的一项选择——在资深的艾扬格瑜伽老师的指导下，可以学习到很多知识。

除了这三种极具代表性的瑜伽风格，还有其他很多种也深受欢迎：力量瑜伽（由巴伦·巴普蒂斯特、布莱恩·凯斯特创立）、高温瑜伽（由比克拉姆·乔杜里创立）、阿努萨拉瑜伽（由约翰·弗兰德创立）等。虽然我主要教

授流瑜伽，但是这些瑜伽形式我也都有尝试。

练习瑜伽并没有什么对的或错的方式——能让你开心并且感觉良好的都是对的。如果你尝试某个姿势或序列练习后并不是很喜欢，请不要沮丧。我一直告诉我的学生，不要过于严肃，应该带着轻松的态度去练习瑜伽，常常微笑或是至少做个鬼脸。如今的瑜伽练习者非常幸运，在练习形式的选择上要比芭斯罗缤冰激凌店里的冰激凌品种还要多，各式各样的口味和组合，你大可以都去尝试一下！

导师（Gurus）

"Guru"是梵文词，可分解为2部分："gu"意思是"黑暗"，"ru"是光明。现在瑜伽教学领域，该词在西方国家一般指"导师"。

我的导师是享有盛誉的瑜伽连锁机构YogaWorks的创始人马蒂·埃兹拉蒂。这样一个娇小的5英尺（约1.52米）高的超凡女性所拥有的力量和爱深深地打动了我。她拥有使我想要每天练习的力量！我可以诚实地说，如果没有她的引导，我今天不可能教授瑜伽。当我不信任自己的时候，她从我身上看到潜力，而且

能在我练习状态不好的时候将我的激情燃烧起来。跟她学习不久之后我开始教授瑜伽，并且爱上了做瑜伽老师的每一分钟。和其他新老师一样，我也有光辉荣耀和窘迫的时刻，我非常需要马蒂的指导，让我向正确的方向前进。

我每天都会想念她，当我需要灵感或仅仅在心里表达感恩时都会想到她。我们都能从这种关系中有所收获，不管是在练习时还是在工作中。用开放的心态对待指导，这会帮助你放下自我，并且随着学习的深入不断超越自我。

瑜伽将如何改变你的生活

各类广告不断地告诉我们很多"神奇的"妙招:"只吃卷心菜就能减肥而且感觉棒极了!"或者"吃这种神奇的药可摆脱压力并使你变得年轻。"在某些时刻,我们似乎都愿意去相信这些空洞的承诺——虽然其实我们心里多少都会知道,从长远来看这些方法并没有用。然而人们还是希望能够找到快速解决问题的办法——你的问题可能是减肥、赚大钱,或是寻找真正的幸福。

瑜伽就像一个精灵,它会使你立刻感觉良好,也会带你深入问题的根源,帮助你驱除过去的阴影,进入喜悦和满足的当下。瑜伽真是无价之宝!

有益于心理减压

瑜伽是最有效的减压方式,是一个每天都可以去到的安全港湾。关掉手机,踏上好似私人岛屿的瑜伽垫,此刻,放下目标和责任,回到单纯的呼吸中来,让气息和身体产生联系,让身体和头脑融为一体而不是彼此分离。呼吸和冥想可以使心率减缓、心情放松。每天的练习能让我们即使面对极其复杂的情况依然保持从容冷静。

在生活中我们有两种明显的选择——爱和恐惧。我们对于恐惧的最初体验是小时候害怕的那个藏在床下随时有可能窜出来的怪物,慢慢地恐惧演变成影响我们对于工作的选择、和他人的关系以及和自己的相处的因素。如果在这些情况下你总是选择恐惧,就等于不会去爱,这让我们孤独、害怕、困惑。2011年《生物心理社会医学》发布的一项研究显示长期练习瑜伽可以很大程度地减少恐惧、愤怒和疲劳。研究人员用心境状态量表对两组健康的女性进行调查——一组是有2年瑜伽练习经验的女性,另一组是从未练习过瑜伽的女性。调查表明,长期练习瑜伽者在对待身心困扰方面的解决能力和感知力要优于另一组。

当我们练习瑜伽时,请将忧虑丢到一旁。在我们收起瑜伽垫离开教室时,爱、潜力和希望会与我们相随。瑜伽就是对我们每天的一个提醒,关注我们想要的而不是让我们惧怕的事物。把瑜伽看成一个开放的邀请,无论你在哪、你是谁——只要是存在的一切都是美好的。没有了恐惧,你就能展翅高飞。

建议:对自己许下诺言:走上瑜伽垫时,通信设备统统关闭。在一个没有手机或电脑的房间里练习瑜伽,暂时切断与外界的信息连接(手机调至震动不算数!),将你一天中的这一小部分时间奉献给你自己,别无其他。从日常琐碎中享受这样一个迷你假日。

有益于身体健康

瑜伽练习者经常听到这样的问题："你是如何锻炼你的手臂的？你练习举重吗？"他们通常会心一笑，回答："没有，就是练瑜伽。"瑜伽带来的身体上的挑战是特殊的，不需要很多工具，只需要你自己——没有负荷，没有器械，只需要举起和支撑你自己的体重。在使你身体变强壮的同时，瑜伽还能增加你的柔韧性，重塑你积极向上的态度。美国梅约诊所2011年对飞行员进行的一项研究发现，一项基于瑜伽的综合健康项目帮助一组员工减肥成功，血压降低，柔韧性提高，体脂率降低，整体生活质量得到提高。这类训练带来更紧致、更修长和更优雅的身体，在不增加体重的同时展现力量。瑜伽除了能让身材更好，还能提高身心两方面的耐力和自信。拥有如此这般的组合才是看起来迷人的你！

瑜伽不仅让你身材修长、具有魅力，而且对亲密关系有所助益！在2010年的一项医学研究表明，瑜伽可以增强女性在亲密关系中的愉悦体验。所以忘掉你的性感内衣——在健康自然的亲密关系中与你的伴侣一起尽情享受爱的滋养。

如果你觉得健身房好像一座监狱，那么瑜伽就是一个操场。无限的创造性构成了瑜伽。每一种姿势都有一系列的变化形式，正当你认为已经掌握一个姿势时，其他人可能就会向你展示一个新的变式，将这一姿势带入下一个阶段。这样的练习方式具有很大的技能提升空间和丰富的娱乐性！

建议：当你已经习惯定期练习瑜伽（一周3~4次），有一个真正的考验——扔掉衡量标准！希望你能坚持2周不去查看你的体重，而是在这一过程中关注你的外观和感觉。不要担心那些数字。瑜伽练习者赞同活在当下并且不执着于结果——他们可以说是身材最好、身体最健康的！把你的练习当作让你感觉良好的一种方法，而不是试图减少你的体重数字。相信我：这将是最好的停止增重的方式。

有益于提升幸福感

当你刚开始练习时，可以把瑜伽作为一种体育锻炼方式，在投入了更多时间和精力之后，瑜伽可成为一种生活方式。任何时候都不要停止练习。有些时候练习会让你感觉好极了，而另一些时候可能像受刑，但最终的收获会是相同的——感到幸福、满足。

建议：下次遇到让你烦躁的情景时，做一次深呼吸，并且给自己一分钟的时间，停下来，仔细思考，到底发生了什么？你真的听明白其他人所说的了吗？不要过快地做回应和下结论。即使在最令人沮丧的情景下，也要找出一点积极因素。走出来远观，而不要深陷其中。（一定不要忘记充分呼吸！）

你的目的是什么？

　　使用这部分内容监督瑜伽练习。在开始练习之前回答这些问题，然后定期查看你的回答有什么变化。把这些想法作为你获得进步、健康和成长的参考。

1 我练习瑜伽是因为 :＿＿＿＿＿＿＿＿＿＿＿

2 我最幸福的时候是在想 :＿＿＿＿＿＿＿＿＿＿

3 我下个月的目标是 :＿＿＿＿＿＿＿＿＿＿＿

4 我明年的目标是 :＿＿＿＿＿＿＿＿＿＿＿＿

5 对我最具挑战的 2 个瑜伽姿势是 :＿＿＿＿＿＿

6 在瑜伽垫上令我最难堪的经历是 :＿＿＿＿＿＿

7 我生活中的恐惧是 :＿＿＿＿＿＿＿＿＿＿＿

8 我热爱 :＿＿＿＿＿＿＿＿＿＿＿＿＿＿＿

9 使我立刻想笑的是 :＿＿＿＿＿＿＿＿＿＿＿

10 我最喜欢的自己的身体部位是 :＿＿＿＿＿＿＿

11 我最独特的 5 个天赋是 :＿＿＿＿＿＿＿＿＿

12 我最喜欢的瑜伽姿势是 :＿＿＿＿＿＿＿＿＿

13 我最不喜欢的瑜伽姿势是 :＿＿＿＿＿＿＿＿

第2章

回答你所有的问题

你想知道的关于瑜伽的一切问题（甚至更多！）

当你和别人提起"瑜伽"时，

对方一定会给你一个反应。我遇到过很多不同的反应，从"我绝对不可能碰到自己的脚趾"，到"我不喜欢像吃燕麦时发出的声音一般奇怪的唱诵，也不喜欢像嬉皮士一样的打扮"之类，到"哇，我可以约你吗"。

关于古老的瑜伽，许多人会觉得很神秘，有很多问题想弄清楚，我将在此逐一说明。无论你是期待让你的心志更加成熟，体格更加健壮，体形更加迷人，能量有所提升，还是想尝试一些新鲜的事物，抑或是这以上所有的问题——你都将在这里找到答案。

回答你所有的问题

我需要非常灵活吗?

大众文化把瑜伽练习者描绘成拥有超级强健的可无限拉长的手臂和腘绳肌的"小绿人冈比"的形象。如果练习得当的话,最终实现这些结果并不是完全不可能,但这并不是你参与练习的先决条件。当有人说你柔韧性不好,不能去练习瑜伽时,就像说你太脏了不能洗澡一样!练习瑜伽将会提升身体和心理的柔韧性。这需要耐心等待,但如果定期对身体进行针对性的训练,即使是最紧的肌肉也会开始放松。关键就是——耐心!罗马不是一天建成的,你的双手也不会在一天之内就越过膝盖触碰到地面。开始时节奏慢一些,学习让呼吸流过紧张的部位,之后你会变得比"冈比"更柔韧,更灵活。

这会是一个很好的训练吗?

让我既无可奈何又觉得有趣的是,一个体格高大、肌肉健壮的人走进我的高级班,说想要试一试高级课程。我礼貌地建议他先上初级课,不出意料,他嘀咕着说:"尽管来吧,瑜伽女生。"没问题!在20分钟内,他就精疲力尽地躺在自己的汗水中,要求进行婴儿式。

如果你正在寻找一个很棒的有氧运动,那么你找对地方了。流瑜伽的明确目的在于消耗热量,整节课在一系列的站姿、扭动和倒立体式串联中将心率保持一定范围内,在一节90分钟的课上,我可以燃烧掉400卡路里的热量!总是有人问我,除了练习瑜伽,你还会用别的方式来保持身材吗?我进行长时间的散步、野外徒步和普拉提来补充我的瑜伽练习。

收束法(BANDHAS)

收束法,或被称作"锁",是扩展瑜伽练习的特殊技巧。收束法的使用当然不具强制性,但如果想要在练习中加入额外的挑战,可以把收束法带入体式练习。我发现在提起身体时使用根锁/会阴收束是最有帮助的。在进行下犬式或仰卧于地面需要腹部平坦时,尝试使用脐锁/收腹收束。

所有这些收束法都得花些时间来掌握,要分别进行练习。如果一开始你无法找到这些收束法的感觉,不要灰心,也不要在这些姿势中保持太久。可以在生活中随时练习这些技术——那些坐着,躺着,或冥想的时刻。当你对这些方法逐渐熟悉之后,再慢慢把它们带到你定期的训练中,一次一个方法。

根锁/会阴收束(MULA BANDHA)

根锁是身体上最低位置的锁,位于会阴和肛门之间的位置。这种收束法类似于凯格尔运动法。对于女性来说,这感觉就像你在急迫地排队上洗手间。使这些肌肉运动起来会给你更多的力量和一种轻松的感觉,能在练习中帮助你提起身体(更不用说在体式中增加一些难度!)。注意不要过分使用这些肌肉:你应在没有人察觉的情况下悄然无声地收缩锻炼这些深层肌肉。

脐锁/收腹收束(UDDIYANA BANDHA)

该收束法作用于你的腹部。呼气,直到排空肺部,然后将肚脐往脊柱方向拉,就像是有人用吸尘器对着你的下腹部,以此方式将内在力量上移至胸腔内储存。该收束法对提高核心区的能力和感知是很好的。运用这种方式能帮助我们消耗更多热量(燃烧脂肪!)和驱散累积的紧张。

喉锁/收颔收束(JALANDHARA BANDHA)

最后和最高位置的锁是下颔和胸部之间的连接部分。在提起胸腔时下巴向内收,启动喉锁。这种收束法可以防止能量从身体流失。喉锁通常在进行调息(呼吸控制法)时使用。

但是我确实不需要在健身房花费任何多余的时间。一旦熟悉了瑜伽练习，你就会对健身房说拜拜。练习瑜伽可以很有效地消耗热量、燃烧脂肪、塑造出纤长的肌肉线条，最重要的是提高感知力、舒缓压力，身心都会收获极大的自由。

练习瑜伽需要成为严格的素食主义者或素食者吗？

简而言之，不需要。

但是，如果你在开始练习瑜伽之前狼吞虎咽地吃下一块牛排，那么你在练习时将会感到沉重和困难。远离加工食物和吃素确实对身体有益处。但如果你是一个肉食爱好者，你的饮食不应与瑜伽训练之间产生矛盾。相比以前，我们现在可以在有意识地吃什么方面有更多选择——大部分食品商店都提供健康新鲜的有机蔬菜、水果和肉类。我的菜单里有新鲜蔬菜、藜麦、水果和鱼，偶尔有肉，我很喜欢我的食谱。不管你吃不吃肉，我建议给你的身体补充更纯净、更天然的食物。

我需要练习多久才能够看到结果？

这个问题有多种回答，这取决于你具体的目标。我的建议是：根据你的身体情况。在安全的前提下，每天练习。对一些想快速开始训练的新手来说，建议一周上3~4次课，每节课时为20~90分钟。当开始坚持一个新日程，你将会变得更加自律。试着专注一小组姿势练习，这样便于你检测练习效果。你将不断进步——目标并不是使某个姿势完美之后才继续练习。你将从第一次用双手触碰到脚趾或第一次能够做倒立的时刻获得巨大的成就感!

从宏观角度看待你的结果很重要，这样会避免感到失望。每个人都有无法集中精力或感到力不从心的那种状态不好的时候。随着不断练习，你肯定会逐渐进步，所以不要去担忧每天会发生什么。设定目标，然后就如同其他运动一样，去练习! 选择几个姿势进行定期专注的练习，这将帮助你更好地理解身体的进步。引用帕坦比·乔伊斯的话，"瑜伽需要99%的练习，1%的理论。不断练习，一切好处自会到来。"

我能减肥吗？

绝对可以! 定期的瑜伽训练结合一个健康的饮食计划必定会改变你的身体。不论你是想减5磅（约2.27千克），10磅（约4.54千克）还是15磅（约6.80千克）的体重——甚至更多——瑜伽都是燃烧脂肪、强健肌肉和塑造苗条性感身材的绝佳方式。最佳的减脂瑜伽是流瑜伽，因为其通过专注坚定的控制和具有挑战性的体式，消耗大量热量，燃烧脂肪，再结合伸展和力量训练，自然能够打造出修长苗条的身材，这些都是它受到瑜伽练习者们欢迎的原因。

也有一种情况是你可以完成所有你想完成

的体式，但是你的状态并没有什么改观，那可能是因为你吃得不健康。第4章包含了全面的健康饮食建议，帮助完善你的瑜伽练习。

经期可以进行练习吗？

月经期开始的几天身体反应比较大，适度活动能舒缓痛经，许多温和的瑜伽姿势对健康有益。

我建议在月经的前几天不要做倒立的动作，至于是否进行一个完整的瑜伽练习，完全取决于你的感受如何。如果需要，让你的身体以自然温和的方式来练习。休息一两天之后，你就能回到完整的练习中。

瑜伽练习真能减压吗？我该怎样呼吸呢？

如果我可以将练习瑜伽缓解的压力装瓶出售，卖得肯定比在商场促销时那些有着实惠价格的名牌商品还要快！瑜伽是一个神奇的事物，真的能给我们带来缓解压力的益处。

我们能够通过瑜伽缓解压力的一个重要原因是呼吸。调息（Pranayama）即呼吸控制，应该被用于所有体式练习中。体式练习中常常用到的"喉呼吸"是指通过鼻孔呼气和吸气，嘴巴轻轻闭上，让气流在喉咙处产生轻柔的摩擦音。当你的头脑开始走神或是体式很有挑战时，专注于呼吸和身体感受的结合将使你顺利渡过难关，这是瑜伽缓解压力的秘诀。瑜伽能平复我们头脑的波动，使我们心无旁骛。无论

在什么地方练习，瑜伽都可以创造出一个宁静的空间。这是身心互相影响的一种状态，将外在的你和内在的你彼此连接，这和过于在意别人对你的看法是完全不同的。如果你没有时间进行完整的练习，那就花5分钟停下来感受你的呼吸，这一天接下来的时间都会因此发生巨大改变。脉搏变缓了，心变得柔软，可以随时轻装前行。

建议：找一个安静舒适的地方，确保在这个地方不会被其他事情打扰，只是和自己在一起。舒适地盘腿而坐，脊椎向上挺直。闭上眼睛，缓慢吸气，心中默念4个数。屏住呼吸，心中默念4个数，然后缓慢呼气，心中默念4个数。重复这个序列1~5分钟。睁开眼睛之后，你会惊讶地发现此时的感觉是多么轻盈自在。一天只需花5分钟，你就会发现一个完全不同的你！

练习之前我应吃什么东西？

瑜伽涉及各种角度的动作——深度扭转、跳跃、串联和倒立体式。建议在练习之前的2小时最好不要吃东西以及少量饮水，这样你可以在相对空腹的状态下练习瑜伽。如果你是清晨开始练习，空腹进行感觉不舒服，那就吃一点清淡的食物，比如蛋白质棒或带有杏仁奶油的吐司。否则，坚持练习前2小时不吃不喝的规定。记住练习后要多喝水，并且在大概1小时后才能坐下享用食物。

我应该穿什么？

漂亮的瑜伽裤已经成为周末衣橱的主角，瑜伽裤确实能在练习中给我们提供很大帮助。大多数动态的瑜伽需要穿着合体的衣裤，因为动作会有很多变化。合体的衣裤应该能跟随你运动，而不是限制你。去找找用专业弹性纤维制作的紧身瑜伽裤。上衣也有很多选择，许多瑜伽上衣都有带支撑的内置文胸。如果过于暴露让你感觉不舒服，一件合身的T恤也是不错的。最好不要穿宽松的衣衫，因为它们会在练习一些头向下的体式时遮住你的脸。

在做修复（或"阴"）练习时，选择柔软宽松的衣物更为妥当。

在你准备好瑜伽服之后，还需要一个瑜伽垫、几块瑜伽砖和一个瑜伽伸展带。（第374页的"更多瑜伽用品"，以及第3页的"你需要什么"。）

建议：在练习时你不该有的是：手机、电脑这类电子设备——手机的声响和光亮很容易让人分神，使你无法全身心投入练习。我保证没有手机，你是可以活下去的！从你的日程中抽出一些时间——无论15分钟还是1小时——你将从与自己的连接中获得益处。

做真实的自己

"做真实的自己"是我的座右铭。对我来说，这意味着每一天，我都要以做最真实的自己为目标，以坚持做自己为目标，以拥有更强大的内在为目标！我很喜欢"做真实的自己"这种表达方式，因为它非常个性化，不同的人对此会有各种不同的解读。看看我列出的几项原则，思考如何在练习和生活中运用它们。当我们能够"做真实的自己"时，我们就总能达成目标——瑜伽，刚好能帮助我们"做真实的自己"。

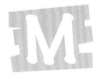

瑜伽体式（Asana）

瑜伽的各种体式被称作"Asana"（梵文中意思是"身体姿势"）。这些体式本身就很美，更不用说经过专门练习之后变得更加优美的体形！练习体式可以使头脑清晰，缓解压力。无论你的情绪有多糟糕，身体有多疲惫，我保证在一堂瑜伽课后你会变得焕然一新。把呼吸和动作相结合可以很快获得如同放松一般的效果，序列体式练习能够使身体强健并帮助身体排毒。各种各样的体式给身体和心智带来力量和滋养。

意图（Intention）

专业和精英运动员通常称其为"化境"，是指将注意力和目的完全投入当下。无论是准备快速完美地投球还是想冲过终点打破纪录，运动员都使用化境来磨炼和强化他们的训练。瑜伽中的化境简单地说就是"意图"。在每次练习的开始，花点时间设定你的意图，无论是一个具体的目标（"我想摆脱刚刚和男友吵架的糟糕心情"）或是一个更为常见的想法（"我想练出一个更强健的身体"）。瑜伽是一件很酷的事情，在每次铺开瑜伽垫时会提醒我们设定一个意图。这个意图强化我们需要拥有清晰的感知力。总结一下瑜伽的诸多益处：帮助你塑造体形，缓解压力和成为一个知道感恩的人。

尝试这个：试着在一周的每天早上写下你的每日意图。在一天中，当你想放弃某个意图时做下记录，并且不管在什么情景下，尽一切努力使这个意图保持强烈。无论多么艰难，你始终让这个意图跟随你，并在你需要时使用这笔积累的财富。

显现（Manifestation）

"我掌管着我自己的幸福，所以你已摆脱困境。"这是我最喜欢的讲师亚伯拉罕·希克斯（美国吸引力法则的著名讲师）所说的一句话，每当我看到这句话，都会很自然地微笑起来。我们总是相信幸福来自外界——一份薪水更高的工作，一枚结婚戒指或拥有梦想中的车。我们花费大量的精力去关注那些我们没有的，而忘了我们已经拥有的那些已经很美好的东西！瑜伽提醒我们拥有强大的潜能，你只需要知道它就在那里并学会如何使用它。

也许你从未完成过头倒立式。实际上，你可能连下犬式都从未尝试过。但是现在你在此处，你已经打开这本书，并且正在读下去。你看到自己正在练习某个姿势。一旦你可以在大脑里看到自己正在练习，就保持这种想象练习的感觉，然后将其带到现实中。这听上去可能像是开玩笑，但请相信显现是很有力量的存在（看过朗达·拜恩的《秘密》一书的人知道我在说什么！）。慢慢地，你的身体开始发生改变。现在你可以轻松练习半头倒立式。接下来，你可以靠着墙保持平衡，然后不费力地在教室中间完成头倒立式。我是认真的！这就是显现。说出你想要什么，然后你就会得到它。

尝试这个：瑜伽笔记。选择两三个对你有激励作用甚至是让你觉得不可能完成的"具有挑战的姿势"。弄明白是什么让你害怕（比如，"我怕伤到肩膀"或"我怕摔倒"），然后把这些写下来。记录哪些担心是必要的，哪些只是多虑。一旦你完成某个姿势，回头看看你的进步过程。记住，失败是成功之母，幽默感对练习也会有很大帮助！请享受这个过程。（备注：如果你真的受了伤，请向专业医生咨询你可以做什么姿势，或者对一些姿势进行改动以适应你的现状。）

感恩（Thankfulness）

感恩的态度深入瑜伽之中。老师们总是不断提醒学生要有感恩的心——对能够来到教室练习和能够转动身体而感恩。瑜伽培养出灵活性和力量，使我们可以做那些双手触碰脚趾或打开胸腔的后弯动作——要知道对于许多人来说，即便是这些简单的动作也是难以完成的。这项活动能让我们拥有良好的身体感受，从而拥有同样美好的心理感受。

学习感恩也会使我们充分理解和尊重他人。先从一些小细节做起：看着飞机乘务员的眼睛，然后真诚地对他们的服务表示感谢。这可能会在她们应对了一些难搞的乘客后让她们感觉很舒服！告诉你身边的人，他（她）是多么有魅力。打电话给妈妈："谢谢您，妈妈！您有很多令我佩服的地方，我真的很爱您！"如此，你便会吸引你渴望的幸福来到你的身边——去分享你所学到的吧！通过瑜伽培育你的感恩之心，并鼓励身边人也这样做。

放松（Relaxation）

当下的世界正以极快的速度发展着，人们的头脑一直高速运转，就像健身房对她的动感单车。我们身不由己地被大环境裹挟，在身心彻底崩溃之前，一刻不停地榨取自己，不曾给过身心一丝喘息的机会。是时候去关爱一下自己了，瑜伽有很多方法能够使你完全放松，无论你是花几分钟去关注呼吸还是做一套修复序列。喉呼吸或称胜利呼吸法（第21页）就像是熨斗，能抚平身心的波动和起伏，让我们拥有更清晰的感知力。修复体式能让你从日常的忙碌、疲惫和紧张中走向平静。你的身体如此自在安详，以至于你的心也想加入其中！来吧，让我们停下来，呼吸，然后放下所有。

尝试这个：睡觉之前，将两个枕头或一个长枕放在墙脚。练习靠墙的倒箭式（第141页）5~10分钟。用毛巾或眼罩遮住眼睛，做深呼吸，用呼吸的声音淹没其他任何想法。在这之后保持你的安静状态，不要再做其他事（不要使用电脑或其他电子设备），直接上床睡觉。

统一（Unity）

"瑜伽"（Yoga）直译是"马车的套子（Yoke）"的意思，通常解释为"身心合一"。很少有体育活动能具有如此丰富的效果。瑜伽将这些完美地结合起来，送给我们一份瑰宝——满足感。满足（梵文为"santosha"）意思为：保持从容稳健的态度，在瑜伽垫上和生活中完成你的序列。当你知道降低抬起的腿并再次尝试时，单脚站立就不再困难。同样，如果你知道自己已经尽力了，就不会有过多的担忧，因为已经没有什么可以伤害到你。当我们用瑜伽将我们的身心统一，优雅和自信就会流露出来，世界将敞开大门迎接我们。

享受（Enjoyment）

告诉你一个秘密：瑜伽实际上是一个很有趣的事情！多年以来，瑜伽被形容为一个严肃刻板的事情，有着很苛刻的纪律要求。我在这里要告诉你，恰恰相反，你只需要做到认真而不是严肃，规律的练习会让你每天都能有一个愉快的开始，你值得拥有这份满足和喜悦，为什么不呢？

我在阿斯汤加瑜伽房总是因为讲话太多或大笑而遭到很多斥责。有意思的是，我从不认为这是一个需要去改变的习惯。有时我会在大家都很安静而专注地练习时，由于太喜欢自己的表现而停下来开怀大笑！我非常感激自己从未丢弃这种精力与激情，正是因为这个才使我今天成为瑜伽老师——一个充满爱、善解人意和有趣的人。我学会如何在练习中带入幽默元素，并且通过教学传达给学生们。在大家练习时我总是提醒他们：如果你不能笑出来或至少做个鬼脸，那说明你太紧张了！生活中有太多的困难让你举步维艰，使你愁容满面，瑜伽不能成为其中的一个！让瑜伽成为黑暗中的一线光明，成为欢笑与美丽的源泉。拥抱并享受你的生活吧！

第3章

瑜伽与健康

瑜伽如何让你健康

"你是如此强健。除了练习瑜

伽，你还做什么？"要是我每次听到这句话都能得到1美元该多好！很多人都认为瑜伽会使自己身体灵活、柔软和苗条，但是它不可能帮助你保持全面的健康，其他类型的体育活动也是如此。然而我将在这里向大家证明，瑜伽能够给你带来全面的健康！让我们先从"健康"的名词解释开始。

《韦氏词典》这样定义"健康（fit）"：良好的身心状态。这正好和练习瑜伽能带给我们的结果一样！美国运动医学学会明确指出3种身体机能的健康对维持良好的身体健康很关键：心肺功能、肌肉力量与张力以及身体灵活性。

心肺功能

这是大部分人首先会想到的身体机能。它代表着你能从心脏的跳动、粗重的呼吸和快节奏活动中获得什么。有氧运动有助于你的心脏、肺部和血管健康，提高耐力和降低患心血管疾病与恶性肿瘤的风险。

你练习瑜伽的类型决定了你是否通过瑜伽进行了有效的有氧练习。流瑜伽这种常见的练习方式就带有典型的有氧练习特征，通过具有挑战性的动态姿势变换、长时间保持站立、平衡和扭动使你体温升高，大量出汗，心率加速！

影响心肺健康的另一个重要因素是你如何呼吸。你能承受的运动量取决于你的最大摄氧量——也可以说，氧气如何更好地进入你的肺部。你越健康，氧气输送情况就越好。所有瑜伽练习，无论何种风格，都会强调将动作与呼吸相结合。运用喉呼吸这种常见的呼吸方式（第21页的"胜利呼吸法"）——无论是静坐冥想还是10分钟的拜日式，都可以使你保持呼吸平稳流动。随着练习的增多，你对呼吸的控制就会越发自如，最终提升你的心肺健康。

著名的瑜伽老师约翰·舒马赫在他52岁时进行了一项研究，证明瑜伽的确能让人变得健康。约翰·舒马赫在美国马里兰州盖瑟斯堡市的一所实验室进行心理测试，同时进行各类检测心脏和运动恢复情况的健康测试。他的医生告诉他患心脏病的概率小于1%。这个结论是从一个只练习瑜伽和练习呼吸的人身上获得的！

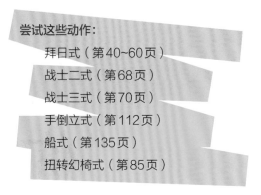

尝试这些动作：

拜日式（第40~60页）

战士二式（第68页）

战士三式（第70页）

手倒立式（第112页）

船式（第135页）

扭转幻椅式（第85页）

肌肉力量和张力

这是指你肌肉的绝对力量和耐力。医生说，随着我们的年龄增加，肌肉体积会减少，骨骼密度会降低。这是自然规律，而瑜伽却是一个极有效的能延缓衰老的好方法。瑜伽不仅能在重复的动作练习中加强肌肉力量，还是一项能够增加骨密度的负重训练。此外，拥有更多的肌肉代表着即使你今天没有练习，每天每磅（1磅约为0.45千克）肌肉也会燃烧25~50卡路里的热量，所以不用因为吃了菠菜而担心体重增加，练习四柱支撑式吧！

瑜伽的另一个魅力在于你不需要哑铃、健身器材或其他为实现惊人的肌肉表现力而设计的昂贵器材——你只需要一个防滑的瑜伽垫。练习瑜伽就像是驾驶手动挡的汽车——你自己就能了解和控制你的车，而不需要一个机器为你做出变速决定。因为瑜伽能教会你如何使身心合一。这就是瑜伽很有力量的一面。

尝试这些动作：

四柱支撑式（第139页）

平板式（第137页）

幻椅式（第84页）

女神式（第153页）

手倒立式（第112页）

身体灵活性

不需要让一个律师来证明瑜伽能使你的身体变得柔软灵活。瑜伽增加的不仅是身体上的柔韧性，还包括看待问题的灵活性。英国约克大学的一项研究显示，人们——主要是中年妇女——在练习12个星期的瑜伽之后，她们的背部功能和柔韧性比那些接受英国国家卫生署定期护理的人要有明显提升。随着年龄增长，我们的身体会变得越来越僵硬。活动的减少是产生慢性疼痛和受伤的一个主要原因。下背部疼痛通常由屈髋肌或腘绳肌僵硬给下背部带来压力造成。由于错误的姿势带来的圆肩使肩部肌肉疲劳并使下巴收紧（长期伏案工作的人明白我在讲什么！）。定期的瑜伽练习强化和拉伸肌肉，使肌肉处于平衡状态。

瑜伽是一项全面的健身计划，它通过动作的连续性强健心肺力量，通过长时间稳定地保持姿势发展肌肉张力，几乎每个姿势都有提高灵活性的作用。你还可以定制适合自己的个性瑜伽：可以专心练习对力量性要求较高的流瑜伽，提升心率和增加消耗，如同在蒸桑拿；可以去参加对细节要求很高的艾扬格瑜伽；还可以试试阴瑜伽，从中体会舒展与控制以及能量的恢复。不同的练习方式适合不同水平的人们。

瑜伽会使你健康吗？当然。而且不仅如此。

工作是否让你感到非常焦虑？太忙而没有时间去运动？饮食不规律，常吃垃圾食品，不好好吃饭（然后又对此感到愧疚）？许多人都曾有这些经历，不必因为有过这样的经历而心情沮丧。当这一幕不断上演时，让瑜伽来拯救这一切！

胜利呼吸法

也就是喉式呼吸法：先稍停顿，随后放缓你的呼吸。开始时，从自然呼吸慢慢过渡到用鼻孔吸和呼，双唇轻轻闭上。你会感觉到在你的喉咙后方受到像波浪一样的轻柔冲击，请不要对感受到的冲击力做任何改变。呼吸应均匀，放松和顺畅。

瑜伽和减肥

每个通过节食减肥然后又反弹的人都知道，减肥就如同看编辑过的《欲望都市》重播一样令人沮丧。

为什么摆脱顽固的腰腹赘肉或是减掉最后的几千克脂肪是如此艰难？在你问"我为什么不能减肥成功？"之前，想一想你的生活中都发生了什么。

美国癌症研究所在2005年进行了一项研究，对15500名健康的中年男性和女性分为两组进行观察，显示在相同时间内，参与瑜伽练习的人体重减少了5磅（约2.27千克），而没有练习的人增加了14磅（约6.35千克）。

规律的瑜伽练习能让你的感知力提高，从而了解身心失衡的原因，这极有可能是你体重问题的根源。当你经过调整之后感到越来越好时，平静和专注自然会到来——你会发现你比以往更容易做出积极正面的选择，健康合理的饮食也变得很容易。瑜伽除了能让你有一个新的思维方式，减少身心负累以外，还有许多其他益处：放松因为缺少活动、紧张和压力而变得僵硬的肌肉，强健肌肉力量，提高关节活动度，而且是一项极好的心肺训练。

所有形式的瑜伽体式练习都可以重塑你的身体线条，但是如果体脂含量超标，减少脂肪是你首先要做的！阿斯汤加瑜伽和流瑜伽都是将呼吸与体式相结合，以串联的方式使身体消耗大量卡路里。请注意，这些瑜伽体系都有很高的强度要求，可能令初学者气馁，使你丧失继续练习下去的信心。

无论你在瑜伽领域是菜鸟还是老手，都应该以较慢的节奏开始你的练习。在投入到大量强烈和不熟悉的体式之前，确保你对这些姿势有所了解。这是非暴力原则的实践——不要暴力地去对待你的身体。减肥和保持身材的最好方法是对身体做出理智和有爱的选择，循序渐进。举个例子：你还没有学会游泳，就如炮弹般跃入游泳池中，事实会让你意识到，要是之前戴上游泳圈感觉一定会更好些！收起你的自大，带上谦逊和耐心。不积跬步，无以至千里；不积小流，无以成江河。

瑜伽减肥的现实例子

我只有5英尺（约1.52米）高，刚怀孕时体重大约115磅（约52.16千克）。怀孕初期简直如噩梦般可怕，因为我持续了3个月严重慢性晨吐，为防止身体变得过于虚弱，我得每2小时吃些东西，但是吃不了太多，因为我总是感到恶心。大量的时间我都躺着。怀孕的后期感觉很好——除了预约看医生期间，每个月增加7~10磅（3.18~4.54千克）的体重。整个怀孕期间，我的体重达到174磅（约78.93千克）！我心想这个宝宝要是有50磅（约27.68千克）重该多好。每增加1千克都感觉到身体和心理上的沉重和迟缓。

2010年3月13日，我生下一个健康漂亮的女孩。过去我曾参加过一些瑜伽课程，在生产的过程中，瑜伽的深呼吸极大地帮助了我。助产士陪我做产后检查时，我的体重是154磅（约69.85千克）。那真糟糕。我试着保持积极心态，而且很多人告诉我，用母乳喂养婴儿可以减肥。但是，这并没有在我身上发生！在接下来的9个月，我只减掉了4磅（约1.81千克）。

烦躁的负面情绪深深困扰着我。我给自己制订了一个计划，开始改变饮食和练习瑜伽。

一开始我每周3~4次跟着视频和瑜伽课练习，慢慢地体重开始减轻。我很喜欢可以在家中练习。庆祝女儿的一岁生日后，看到生日派对的照片时，我注意到了自己的变化。看起来很不错，更重要的是我的感觉也很好。不仅体重减轻了，我娇小的身体上由于过剩体重带来的疼痛也消失了。至今，我已经减掉40磅（约18.14千克）！瑜伽改变了我的生活、我的身体和自尊。最重要的是，瑜伽让我成为一个精力充沛的妈妈。我很骄傲自己成为我女儿可以敬仰的人。

——劳拉·赫尔姆斯，28岁，来自美国俄勒冈州的波特兰

压力因素

引起体重增加的一个主要因素就是那些看起来简单的压力。基础科学认为压力产生并释放肾上腺皮质醇，这种物质是由肾上腺分泌的一种激素。当你的压力水平处于正常，肾上腺皮质醇帮助葡萄糖代谢，调节血压，保持血糖稳定，维持免疫功能以及保护身体免受过度压力的损害。如果照此发展下去，身体长期地承受较大压力，皮质醇分泌持续保持高水平，就会抑制甲状腺功能，降低骨骼密度和肌肉质量，削弱免疫系统功能。最糟糕的是，压力会使腹部脂肪增厚。是的，我说的没错——压力造成腹部的肥胖。

皮质醇刺激脂肪和碳水化合物代谢。长期的压力积累所导致的皮质醇水平过高，让你胃口变得很大，从而使你的身体负担更重，继而转变成心理负担。皮质醇已被证实更倾向于在腹部堆积脂肪。对腹部肥胖女性的研究表明，她们比脂肪集中于臀部的女性的皮质醇水平要高，而且生活方式也更有压力。

现在，在你因为压力变得紧张、焦虑不安时，停下来，深呼吸！花一分钟问自己：这种压力来自哪里？压力如何影响我的行为？充满压力的生活方式会导致许多不健康的习惯：热衷于大吃大喝，对刺激性食物的依赖和戒不掉的烟瘾，觉得健康食物索然无味。你可以而且应该用最好的支撑系统替代这些生活方式——那就是瑜伽！

瑜伽应该被称为坏习惯终结者。即使只是练习短短几周的瑜伽，许多因为压力带来的不健康习惯都会慢慢消失。英国大学2011年的一项研究表明，在参与为期6周、时长为6小时的瑜伽课程的人群中，练习者的健康水平和适应能力得到提升，而且参与者比没有参与的人在头脑清晰、精力和自信方面得分都要高。所以，做一次深呼吸，铺开你的瑜伽垫（即使是15分钟），让压力走开，迎接健康的到来。

第4章

饮食的艺术

让瑜伽成为滋养你的主角

我曾在洛杉矶最负盛名的瑜伽

课堂中练习，在那里的都是百里挑一的瑜伽练习者。这些女人和男人身材各异，但他们有两个共同的特征——非常养眼，且有着如芭蕾舞大师一般的优雅。他们紧实的肌肉完美地在空中划过。这一切让我心生敬畏。记得一个练习者曾告诉我，"大学刚毕业后，我眼见着自己的身体发生变化——就在6个月的时间里，我完全改头换面！腰围减少了2英寸（5.08厘米），我拥有了以前连做梦都未曾想到过的肌肉线条，而且我的耐力也在不断增强。"

我身体上的变化无疑是瑜伽练习带来的，但饮食上的转变也起了重要作用。我过去一直在享用大学时最喜爱的食物：意大利面、麦克奶酪、带有奶油芝士的蔬菜、墨西哥外卖食品等。但是随着瑜伽练习的不断深入，我注意到我的饮食需求发生了改变。突然间，我想吃新鲜的水果、深绿色的蔬菜、思慕雪和一些清淡口味的食物。我还意识到，在餐厅吃过一顿疯狂任性的晚餐或者吃掉一大杯香甜的冰淇淋之后，我在练习中的表现是多么糟糕。

随着瑜伽练习的不断深入，我开始倾听身体的真实需求：我学会区分"饥饿"与"脱水"，留意体内某种营养的缺乏。我开始感受自己的饱腹程度，而不是睁大眼睛看着菜单，将眼前的所有食物一扫而光。

《美国饮食协会杂志》刊登的一项研究中，大部分是女性的一组人参与了关于饮食觉知方面的调查（MEQ），结果发现练习瑜伽同较高的MEQ得分相关，而散步和中高强度的体育活动则与此不相关。我们都希望能找到一个既科学合理又适合自己的运动计划和与之搭配的营养饮食方案。瑜伽将这两方面很巧妙地融合起来。在第3章中我们讨论过瑜伽如何通过体式使你保持健康，缓解压力，更有理智地去选择食物。现在让我们看看怎样通过瑜伽控制食欲，调整味觉以做出更正确的判断。

吃还是不吃——在瑜伽课之前

最常见的建议是在练习前2小时不吃也不喝任何东西。这跟建议在游泳前不吃任何东西的原因一样：你肯定不想在游泳池中抽筋，你同样不想让这种情况发生在瑜伽垫上。胃部太过饱满本身就会带来不适，再加上各种角度的扭动、倒置、拉挤，更会带来严重的消化不良！我肯定——你绝对不想在瑜伽课上憋着屁或者发出尴尬的肠鸣声。训练前吃大餐让你变得行动迟缓，降低连续（和深入）活动时的精力和耐力水平。

如果你发现在上课之前因为距离上一餐太久而有些低血糖，或者习惯一起床就练习，那么在练习之前可以吃一些能快速补充血糖又口味清淡的食物：水果、杏仁黄油、茶或一小瓶酸奶。正餐留到瑜伽课后再吃，但不要课后马上就大吃：练习后马上吃东西容易导致恶心呕吐。先让身体放松休息，喝些水，洗个澡，然后坐下来从容地吃一餐。在正确的时间进食，你的身体会因此感激你。

2小时原则同样适合于液体。如果胃部装满水，你会感觉身体里像是放了个水气球，并且会频繁地去洗手间，导致练习中断。在练习中也不要喝水。如果你习惯于在瑜伽课上到处伸手抓你的水杯，这个建议可能会让你难以接受，但我提出这个建议是有原因的：动态瑜伽的目的之一是在体内产生热。这个热，帮助你在练习时克服干扰以及燃烧脂肪。水会将热扑灭，所以与其伸手拿水喝不如让热升起！越多的汗流出意味着越多的毒正在被排出，这将带我们进入下一个主题。

酒精和瑜伽

只训练不玩耍使我们变成无趣的瑜伽练习者，和朋友玩耍一个愉快的晚上并没有什么错。只是你要知道第二天当你出汗排毒时，味道将很像"玛格丽特"。宿醉后，瑜伽练习的前20分钟，你可能会感觉非常糟糕，但是请稍微坚持一下！一旦度过这段难受的时间，你会大量排汗，各种扭动会拧出你体内的水分，到结束时你会感到清爽和通透。在第220~225页查看宿醉的瑜伽练习序列，这是一个十分简单的方式，让你在周末的早晨更像你自己。

除了能帮你在参加派对后排毒，瑜伽还可以帮助你将酒精摄入减少到一个健康的水平。一旦养成定期练习的习惯，你会发现自己非常想经常以最佳状态出现在练习中。晚睡和喝太多酒看上去不再那么具有诱惑性，因为这些会让你的能量级别降低，沉重、倦怠、低沉的状态会使你无法流畅地完成那些具有挑战性的姿势。把这些瑜伽姿势当作充满爱心的陪护，指引我们保持正确的方向。

肉食者的困境

虔诚的瑜伽练习者相对于普通人来说更容易成为全素或蛋素者，因为他们践行不杀生的原则。关于这项原则有许多解释，但是很多人将其视为不杀或不吃动物以及不吃各类肉食副产品的一个理由。我的主张是我们应该吃能使我们身体感觉良好的食物，但瑜伽会给我们身心各方面带来潜移默化的改变，饮食也不例外。如果你从未尝试过吃素，并且很好奇，那么再没有比现在更适合的时刻了。瑜伽对运动的重视可以降低我们对油腻而难消化的食物（如红肉）的需求。而普通人，往往很难抗拒对肉食的渴望！可以先从适当减少吃肉的频率开始，加入"周一请吃素"的行列中，然后看看你的身体有何反应。网络上有大量可以尝试的食谱和办法！

有意识地吃

很多人吃东西既盲目又机械：张开嘴，塞进食物，咀嚼食物，吞下，然后重复。有些时候，为了获得情感上的慰藉，我们会陷入一种吃"醉"了的"食物昏迷"状态中，对于食物本身、食物来自哪里、里面包含什么成分都毫无察觉。你应该避免这种情况，尤其是食用肉食时。市面上供应的肉大部分都来自大工厂，而不是小农场。这些工厂通常让动物在非自然的条件下生长——它们被关在狭窄的空间里，喂食饲料和肥料，例如带有抗生素、维生素补充剂和为了让它们在这种条件下健康生长所需要的生长激素的玉米。你的购买支撑着这样的食物生产链。

将大量的动物集中在一个相对小的空间里对环境也是不健康的。畜牧业产生大量的空气和水污染，并且由于森林和雨林被夷为平地建立新的饲养场，它每年还会导致全世界80%的森林砍伐。生产、运输、加工和销售这类食物在很大程度上依赖正在快速耗尽的天然能源，这加速了气候变化。总之，主流的畜牧业绝对是不可行的。所以，想想你可以做些什么？让我们看看3种购买肉类的环保方式。

购买有机肉类

选购没有吃抗生素、激素和其他药物的非转基因改造的动物产出的肉。对于有机饲养的动物，除了生病，不会以任何理由给它们使用药物，也不会使用转基因饲料喂养，因此它们也不会是转基因的携带者。这些动物在更健康的环境下长大，喂食天然饲料而不是来自实验室的带有化学成分的饲料。检查食物包装，确定上面标有专业机构的有机认证。

支持更人道、更道德地对待动物

工厂化农场环境恶劣。动物仅仅是被当作商品来对待，它们的一生都被关在小笼子里或拥挤的圈中。寻找包装上标有"散养""非笼养"和"草料饲养"的商品。这些商品或许会更贵一些，但是这更有利于你整体的健康和在饮食上践行人道主义。

购买本地食物

通过购买当地农场的肉，可减少你的碳足迹。农场离你越近，商品运输的距离就越短，最终意味着燃料消耗的减少。小农场和家庭农场饲养牛、鸡和其他牲畜有多重目的，不仅仅是提供食物。当你在本地的商店或农贸市场购买当地的食物时，你所花的钱是进入到社区商业中，而不是跨国食品企业集团。所以，尽量选择本地的有机动物产品，这有利于你的健康、你的生活区和作为整体的更大社区。

一个全新的开始

无论你是肉食爱好者，还是全素或蛋素主义者，关于吃什么，现在比以往有更多的信息能帮助你做出明智的选择。《女性健康》及其官方网站和我在MindBodyGreen网站上的博客提供了非常棒的食谱、健康小贴士和其他内容。一旦你准备好开始有意识的进食以配合你的瑜伽练习，清理过去的习惯来迎接新的转变是一种明智的做法。是时候清理一下了！我指的不是你的储藏室，清理体内垃圾是清除体内毒素和改变坏习惯的完美方式。一些瑜伽练习者通常每年都会清理几次。他们这样做是为了重启内在系统（在季节变化时进行），抵抗疾病，减掉顽固多余的体重，回到身体自然的节律和饮食模式中。

清理方式有很多，如何知道哪一种适合你呢？现在最流行的一个方法是柠檬枫浆排毒断食法。这种方法使用纯净水、枫糖浆、柠檬汁和辣椒粉做成的流质来排毒。第一天清晨，先喝一杯盐水，接着喝枫糖浆混合物或水，在一天结束时喝泻药茶。看到这里你是不是有点怵了？别担心！很多人会坚持使用这种方式清理2~14天，但其实1~2天应该就能产生很好的效果。如果你是一个不能避免很多活动的人，我不建议你使用这种方式。如果你急需清理体内垃圾，重启内在系统，并且有时间和耐心让这个方法顺其自然地进行，那它对你还是会很有帮助的。

排毒果汁也非常流行，而且做起来超级简单！买来固体食材，放入榨汁机或搅拌机中。所有的水果、蔬菜和草药都可以榨成汁，这种排毒清理的方法有多种组合选择。混合果汁能够补充身体所需的大部分营养成分，清理身体的同时也可以使你的精力更充沛。果汁排毒建议坚持进行3~10天。最好通过增加新鲜的生蔬菜和水果的摄入开始这种清理排毒方式，然后再逐渐增加其他食物。你也可以在晚上喝一杯泻药茶或纤维饮料（洋车前子壳很有效），来补充饮食中缺乏的纤维素。这种通过酵素和抗氧化可进行的清理排毒法有助于身体更安全地疗愈。

制作果汁时注意糖的含量。许多开始喝排毒果汁的人喜欢加糖，以为那样是健康的，结果摄入了过多的糖和卡路里。

是否已经开始怀念固体食物了？我完全理解。我非常热衷于清理排毒，但不是不吃其他食物，所以我和来自洛杉矶的营养学家黛比·金博士合作制作出小型清理排毒方法，这个方法可帮助你重启体内系统，摆脱坏的饮食习惯，重新思考看待食物的方式。流质排毒方法非常有效，但是回到断食之后的复食阶段你可能会困惑该吃什么。我们的清理方案会给出建议：包括思慕雪和美味、纯净的食物，能使

饮食的艺术

你感觉神清气爽、精力充沛。

先试着进行3天的清理排毒，如果你仍然感觉良好，继续进行至10天。最终的目标是21天，这是养成一个新的习惯（或打破旧的模式）所需的时间。如果你感觉还不错，接下来可跟随我们提供的3天食谱指导。

这些食谱指导你使用基本的天然食材来进行烹饪，远离过度加工和含糖的食物。你可以因为任何原因使用这种方法：快速减肥、促进消化、增加能量、平衡血糖、控制血压或胆固醇水平和解决皮肤问题。最重要的是，结合你新发现的瑜伽练习，你将会培养出良好的生活习惯，学会健康饮食。

黛比·金博士和凯瑟琳的3天清理排毒法

此次清理排毒期间不食用任何盒装、瓶装或罐装的加工食物。只吃新鲜的（最好是有机的）食物。自由发挥想象。用汤或主食搭配你的沙拉，尝试不同组合，找到最佳方案——只有一条重要原则：保持食物新鲜！一天中你可以做两种思慕雪当作早餐或小吃。探索你制作思慕雪的能力。所有的思慕雪使用成套的基础原材料（包括绿叶蔬菜、亚麻籽油和蛋白质粉），除此之外，你自己可以去尝试任何组合！

第一天			第二天			第三天		
早餐	**午餐**	**晚餐**	**早餐**	**午餐**	**晚餐**	**早餐**	**午餐**	**晚餐**
思慕雪（第32页）	芦笋浓汤（第34页）和菠菜沙拉（第33页）	蔬菜鸡蛋无火腿菜（第35页）	思慕雪（第32页）	生番茄罗勒汤（第34页）和一杯芝麻菜沙拉（第33页）	美味的三文鱼和藜麦（第35页）	思慕雪（第32页）	甜土豆汤（第34页）和羽衣甘蓝沙拉（第33页）	嘎吱沙拉（第33页）和金博士的绿色浓汤（第34页）
小吃	**小吃**	**睡前饮品**				**小吃**	**小吃**	**睡前饮品**
很酷的黄瓜沙拉（第33页）	一杯蔬菜配蘸酱（选择第33页的一种调味品）	一杯混合的浆果	**小吃**	**小吃**		一杯蔬菜配蘸酱（选择第33页的一种调味品）	思慕雪（第32页）	一杯混合的浆果
			蒸洋蓟配柠檬蘸酱（第35页）	全熟或溏心的煮鸡蛋	思慕雪（第32页）			

这个姿势让我看起来胖吗？

我21岁来到洛杉矶，想要追寻我的表演梦想，同时把教授瑜伽作为我的副业。我记得和一位经纪人初次见面的情景，仿佛就发生在昨天。她看了我一眼——高5英尺2英寸（约1.57米），体重108磅（约48.99千克），然后告诉我，我可以是一个有趣的好朋友，但是如果我想演主角，就得减掉至少10磅（约4.54千克）的体重。幸运的是，我的瑜伽练习陪伴我度过了这段时间，提醒着我生活（和美丽）是关于平衡而不是极端。

《医学补充疗法》2009年的一项研究显示，练习瑜伽可帮助女性战胜暴饮暴食。研究人员对比了两组有暴食症的女性，发现参加12周瑜伽训练的组员明显地减少了暴食行为。

我最好的朋友阿什利·史维德·瑟巴卡亲身体会过这一点。她从11岁开始就同严重的饮食紊乱症做斗争，那时她在学校经常受到欺负。多年以来，她体重不断下降，直到进入医院，当时她体重只有75磅（约34.02千克）。在她20岁发现瑜伽之前，她曾两次被送进医院住院。开始，她认为瑜伽可以是让身体更完美的一个新方法。但是随着不断练习，她的态度发生了改变。她说，"瑜伽帮助我认识到，不存在我需要达到的被人接受的完美身材。我要接受自己，喜欢自己本来的样子。爱自己——是最重要的。"

饮食紊乱症是死亡率最高的心理疾病之一。厌食症在15~24岁女性中死亡率最高——比其他任何一种疾病死亡原因高出11倍。利用瑜伽结合其他治疗方式可以治疗这种疾病。一定要记住爱自己，除了拥抱你的身体，还要拥抱你的内在——无论你体重多少，内在都是同样的，和真我连接，并为自己拥有的力量和美丽感到欣喜！

当你感觉不是很自信时，尝试默念这些语句：

- 我的身体是完美的。
- 无论我的体重增加10磅（约4.54千克）或是减少10磅（约4.54千克），我都是一个很棒的人。
- 我拥有只属于我自己的独一无二的内在力量和外在形象，这将激发出我的自信。
- 情人眼里出西施，我就是自己的情人，我爱我自己！

食谱

建立新的饮食习惯是长期保持健康的基础。把焦点放在哪个重点上的选择——是碳水化合物、卡路里、脂肪还是胆固醇可能会比较困难。不用费心分析，按这些简单的食谱操作，你就能够均衡地进行营养搭配，还不会牺牲掉口感和满足感！注意在食材的选择上尽可能依据有机、自然的原则。

快速制作思慕雪

思慕雪制作简单而且美味！所有的思慕雪应包括：

- 1~2杯绿叶蔬菜，比如羽衣甘蓝、唐莴苣、芥蓝菜、甜菜叶或菠菜。
- 1根芹菜
- 1根小波斯黄瓜
- 1~2大勺亚麻籽油
- 蛋白质粉和超级食品粉各1勺

根据你个人的口味加入一杯果汁和一杯水或椰汁。这是一些我最喜欢的组合。自由去尝试，然后做出你自己的思慕雪！

- 木瓜和菠萝
- 草莓和蓝莓（可选择1/2个西柚）
- 香蕉和覆盆子（可选择酸橙汁）

沙拉

羽衣甘蓝沙拉

1把羽衣甘蓝，切碎

2大勺橄榄油

海盐

柑橘片若干或1个剥开的橘子，去籽

1/2个鳄梨

1. 把羽衣甘蓝放入一个大号碗中，倒入橄榄油和盐后搅拌。腌制10分钟使叶子变软。

2. 往羽衣甘蓝中加入橘子和鳄梨，搅拌。

3. 沙拉旁边配上调料（见下文）。

调料

1/4杯苹果醋

1大勺龙舌兰花蜜

1大勺芝麻油

1撮海盐

在小碗中，混合好醋，龙舌兰，油和盐。

加入煮熟的藜麦可使其成为一道正餐。

菠菜沙拉

菠菜（1包）

茴香，切碎

全熟的煮鸡蛋，切碎

小萝卜，切碎

烤三文鱼

在平底锅中撒入橄榄油，加热至高温。轻煎三文鱼的两面，撒入盐和胡椒。三文鱼每面煎4~5分钟，或者直到鱼变得不透明。

在一个中号碗中，混合好菠菜，茴香，鸡蛋和小萝卜。倒入传统的鳄梨调料酱（见下文）。沙拉上面放上煎好的三文鱼。

传统的鳄梨调料酱

1/2的橄榄油

1/4杯的蒸馏白醋

2个丁香大蒜，切末

1大勺干百里香

1大勺干牛至

1个酸橙的果汁

1/2个鳄梨

海盐入味

在搅拌机中搅拌油、醋、大蒜、百里香、牛至、酸橙汁、鳄梨和盐。搅拌均匀。

芝麻菜沙拉

芝麻菜（1包）

1/2块无皮无骨的鸡胸肉，烤熟并切碎

1/4个鳄梨，切碎

2个或3个草莓，切碎

在一个中号碗中加入芝麻菜、鸡胸肉、鳄梨和草莓，搅拌好。沙拉旁边配上树莓苹果酒醋（见下文）。

树莓苹果酒醋

1/2杯苹果醋

1/2杯橄榄油

1/2杯树莓

1/2杯酸橙汁

1大勺龙舌兰花蜜

在搅拌机中搅拌醋，油，树莓，柠檬和龙舌兰花蜜。搅拌均匀。

嘎吱沙拉

长叶莴苣，切碎

1/4个苹果，切碎

1/2根波斯黄瓜

1/2块无皮无骨的鸡胸肉，烤熟并切碎

在一个中号碗中加入长叶莴苣、苹果、黄瓜、鸡胸肉，然后加入奶油奶酪味的甜鳄梨酱（见下文），搅拌均匀。

奶油奶酪味的甜鳄梨酱

1/2个鳄梨

1个独头蒜，切成末

1/2杯柠檬汁

1撮海盐

1大勺布拉格的优质营养酵母调料

1小勺龙舌兰花蜜

在搅拌机中搅拌鳄梨、大蒜、油、柠檬、盐、调料和龙舌兰花蜜。搅拌均匀。

很酷的黄瓜沙拉

3根波斯黄瓜

12~15个圣女果

1. 去掉黄瓜的两端，把每根黄瓜切成4小段。然后细细地切碎黄瓜段。然后把切好的黄瓜放入一个菜碗中。

2. 用相同的方式切圣女果，切好后放入碗中。

调料酱

2大勺特级初榨橄榄油

1/2个红色墨西哥辣椒，去籽，细细切碎。处理辣椒时带着手套

1大勺薄荷叶，细细切碎

1/2根葱

1大勺苹果醋

海盐

新鲜的黑胡椒粉

1. 在一个玻璃罐中加入油、墨西哥红辣椒、薄荷叶、葱和醋，摇晃均匀，然后倒在黄瓜和西红柿上。

2. 搅拌好，加入盐和黑胡椒调味。

汤类

生番茄罗勒汤

2个番茄，挖出果心

2个独头蒜

1/2~1个墨西哥红辣椒，去籽

处理辣椒时戴上手套

1杯新鲜罗勒

1/4个黄色洋葱或甜洋葱

1/4杯特级初榨橄榄油

1/2小勺盐

加入黑胡椒调味

1杯水

挤入酸橙汁（可选择的）

在搅拌机或食物加工机中，搅拌番茄、大蒜、辣椒、罗勒、洋葱、油、盐、胡椒和酸橙（如果使用）。

甜土豆汤

1个甜土豆

2大勺黄油

2根芹菜，切碎

1/2个洋葱，切碎

3根胡萝卜，切碎

2个独头蒜，切成末

1撮海盐

2杯半有机鸡汤

1小勺肉桂

1小勺小茴香

1. 将烤箱提前预热至177摄氏度，然后烤甜土豆1小时，或直到完全烤熟。然后除去土豆上的皮。

2. 在煮锅中熔化黄油，然后炒芹菜，洋葱，胡萝卜和大蒜7~10分钟，直到变软。然后加入鸡汤炖煮5~10分钟。

3. 将混合物转移到搅拌机或食物加工机中，然后加入甜土豆浆、肉桂和小茴香，搅拌直到混合物变得细腻。

芦笋浓汤

1/4杯橄榄油

1/2个洋葱或1根韭菜，切碎

盐和黑胡椒粉少许

1束芦笋，去除两端

3个独头蒜，切成末

2杯鸡汤或蔬菜汤

1大勺营养酵母（可选择的）

1. 在煮锅中用中火加热油，炒洋葱至其变软。加入大蒜，炒1~2分钟。加入盐和胡椒调味。然后倒入芦笋，炒至其尖变成翠绿色。加入鸡汤炖煮10分钟。

2. 将炒好的混合物倒入搅拌机或食物加工机中搅拌直到变得细腻。

金博士的绿色浓汤

唐莴苣和菠菜各1杯

1个绿皮西葫芦，切成3等份

1杯清洗干净的去边的青豆

1/4杯欧芹

1. 在一个锅中放入绿叶蔬菜、西葫芦、青豆和足够淹没菜的水（3~4杯），用高温加热至煮沸。然后将火调至低火炖煮，直到菜变成翠绿色。加入欧芹搅拌，将锅从炉灶上拿开，让其自然冷却。

2. 把混合物倒入搅拌机或食物加工机中，搅拌直到其变得细腻。

3. 根据自己的选择添加洋葱、大蒜，或香草及调味料。

这道汤有助于促进每日排便，清肠通便。

主菜

蔬菜鸡蛋无火腿菜

1杯红、白和黑藜麦的混合

1杯＋3/4杯鸡汤

1大勺特级初榨橄榄油（可选择备用1小勺滴洒）

2杯水

1杯白扁豆

1小勺小茴香

1小勺咖喱粉

1小勺肉桂粉

3~4个独头蒜，切成末

1包有机嫩菠菜

1/2小勺红辣椒片

海盐和新鲜的黑胡椒粉

1个鸡蛋

2根大葱叶子或1小把细香葱，细细切碎

1. 加水没过藜麦，浸泡10分钟。沥水，用纸巾吸干藜麦表面。然后将其放入一个中号锅中用中高火加热，炒藜麦，根据需要翻炒5分钟，或直到藜麦散发出香味。然后加入鸡汤没过藜麦，之后加入一撮盐和一点橄榄油。让其煮沸，搅拌，然后将火调小。盖上锅盖炖煮15分钟，等所有的水分吸收干，藜麦变得松软。

2. 在另外一个中号锅中加入水和白扁豆，用大火加热。煮沸，然后调到小火炖煮。加入小茴香、咖喱和肉桂粉。煮20分钟，等到所有的水分吸收干净，白扁豆熟透。在一个大碗中，把藜麦和白扁豆混合在一起。如果你喜欢湿润一点的口感，可均匀滴洒1小勺橄榄油。

3. 在一个煮锅中，用中高火加热剩下的2大勺橄榄油。加入大蒜，炒1~2分钟，直到其变成金黄色，然后加入菠菜、红辣椒、盐和黑胡椒。不停翻炒，让蔬菜叶子受热均匀。一旦所有的菜变得凋萎（它们将缩少到原来大小的1/3），将锅中混合物盛起，留下锅中剩下的油。

4. 将菠菜一层层漂亮地摆放于盘中，顶端放上藜麦和白扁豆的混合物。重新加热煮锅，用中火煎鸡蛋的一面5分钟，或直到所有的蛋白煎熟。然后将鸡蛋放于藜麦和白扁豆混合物的上面，撒上一些绿葱末。

美味的三文鱼

2大勺龙舌兰花蜜

1片野生阿拉斯加三文鱼

海盐调味

1. 将三文鱼的两面抹上龙舌兰花蜜，然后撒上一些盐。

2. 在炉灶或烤架上用高温加热煎盘或煮锅中。然后将火调至中高温，三文鱼的每一面煎4~5分钟，直到鱼变得完全不透明。

蒸洋蓟配柠檬蘸酱

2个独头蒜，捣碎

1片月桂叶

1个洋蓟，修剪过的

1/4杯特级初榨橄榄油

1个柠檬的汁

3~4大勺营养酵母

1大撮莫尔登海盐

1. 在蒸锅中的水里放入大蒜和月桂叶。将水煮沸，然后将洋蓟放入蒸笼上，蒸30~45分钟，直到洋蓟变软。

2. 在一个小碗中，加入橄榄油，柠檬汁，营养酵母和盐，搅拌。用洋蓟的叶子和心蘸酱，享受每一口美食吧！

基本的瑜伽姿势

所有动作都有助于身心幸福

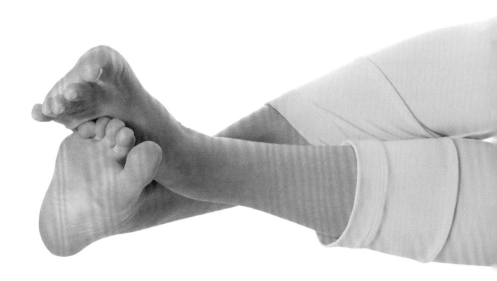

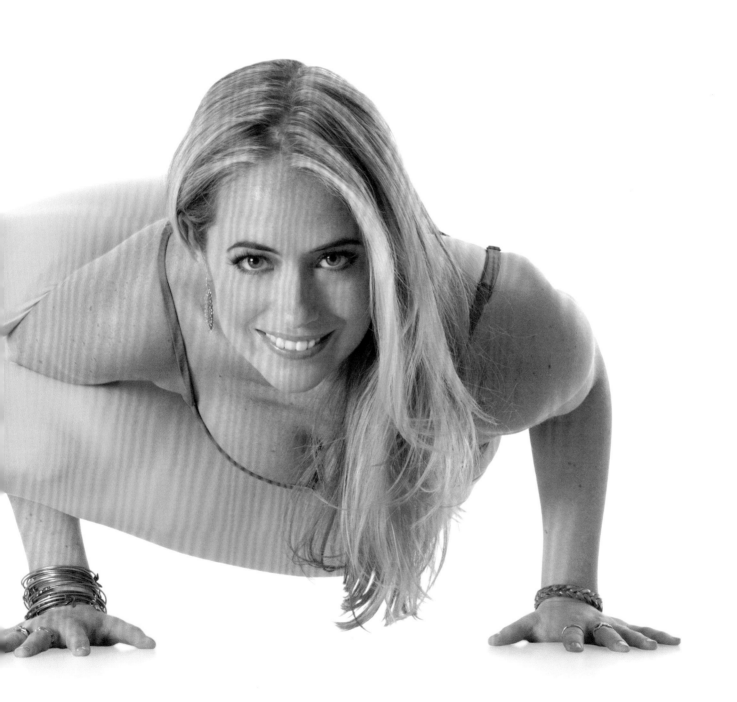

是时候铺开瑜伽垫开始练习了!

　　我把基本的瑜伽姿势分为几类: 拜日式、站立式、坐式、倒立式、手臂平衡式、后仰式、核心力量和修复体式。大部分姿势都有变体,你可以根据身体的需要进行调整。

　　瑜伽体式经历了数世纪的发展演变,已经能够系统地使身体的每一块肌肉、每一根神经和每一种腺体都得到锻炼。这些体式不仅能够完善身心,还能够约束和训练大脑。我们不仅仅追求身体的完美,同时还追求精神、智力的完美!

　　记住,罗马不是一天建成的! 在你探索这些姿势和序列时,别着急。放轻松,记住进行瑜伽练习是为了使我们感觉更好。在你状态不太好时,允许自己休息一下。尝试在一天中的不同时段练习,看看什么时段对你最有帮助。此时——是你瑜伽旅程的开始!

基本的姿势和序列

拜日式A

　　拜日式是传统的姿势和序列，许多瑜伽课都会以此作为开场，以提高身体的温度和灵活性。这个序列非常适合作为新的一天或是一次练习的开始。这些动作会给予你前行的动力，并消除过去所积压的负面压力。

　　以下所有的姿势都是在向太阳致敬！这一套动作使身体活动的方向全面，能让你张弛有度，为更长时间的练习做准备。当你随着这些体式活动时，按照标记的顺序做，这有助于形成一个节奏。记住从一个姿势进入到另一个时呼气或吸气。不要着急！在进入下一步之前完成一个完整的呼吸。享受这个过程吧！

建议

拜日式中所有动作的幅度都可根据个人需要自由改动。如果下背力量薄弱，在站立时保持膝盖略微屈曲。如果前屈时双手离地面较远，可将手放在小腿或瑜伽砖上。

1 山式

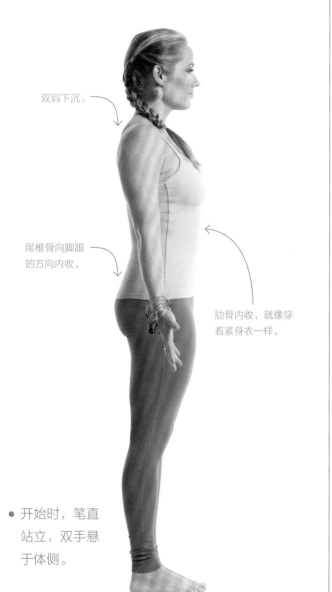

双肩下沉。

尾椎骨向脚跟的方向内收。

肋骨内收，就像穿着紧身衣一样。

- 开始时，笔直站立，双手悬于体侧。

2 山式手臂过头上举

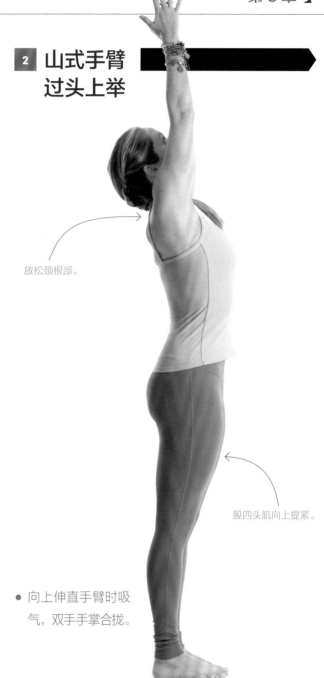

放松颈根部。

股四头肌向上提紧。

- 向上伸直手臂时吸气，双手手掌合拢。

拜日式 A

3 站立前屈式

臀部在脚跟
上方折叠。

延伸脊柱。

双肩远离双耳。

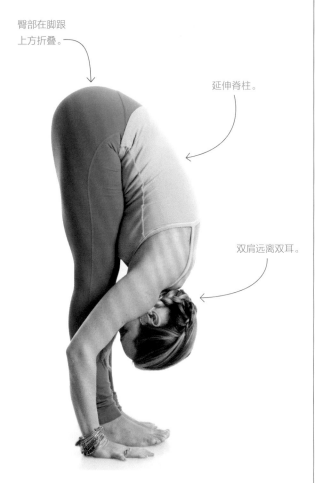

- 从臀部向前伸展时呼气,双腿伸
  直,朝地面方向向前折叠身体。

4 站立半前屈式

上背部放松,
扩展胸腔。

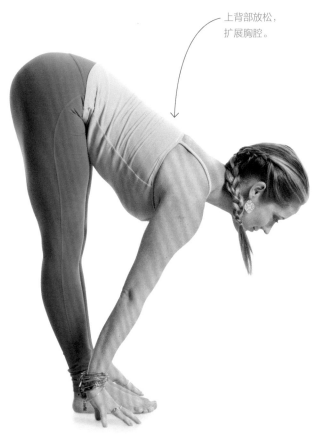

- 手指向下,扩展视野,打开胸廓,
  吸气。

5 平板式

- 呼气时，将双手手掌平放于地面，双脚后伸，进入平板式。

尾椎骨向脚跟方向延伸。

眼睛看向正前方。

核心区域肌肉收紧。

6 四柱支撑式

- 俯身进入四柱支撑式（或直接从站立半前屈式跳入四柱支撑式）。

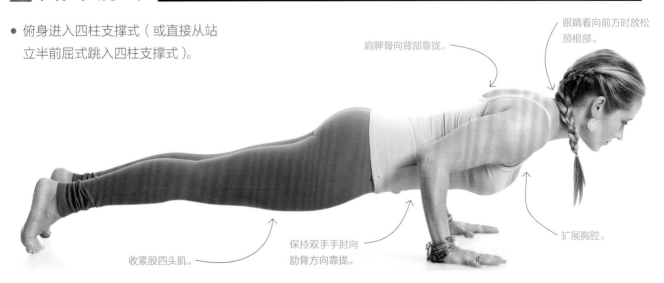

肩胛骨向背部靠拢。

眼睛看向前方时放松颈根部。

扩展胸腔。

收紧股四头肌。

保持双手手肘向肋骨方向靠拢。

拜日式 A

7 上犬式

- 吸气，翻转脚趾，然后双手
  向地面推，抬起胸部。

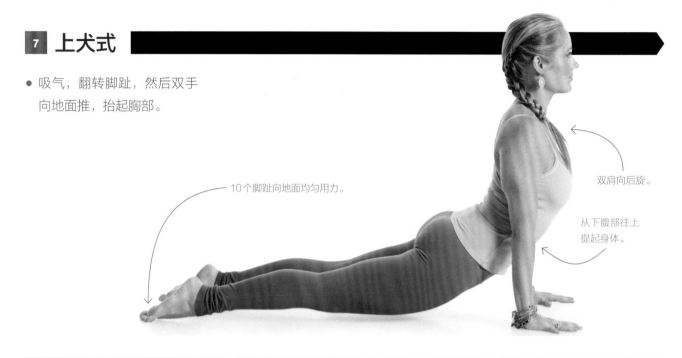

双肩向后旋。

从下腹部往上
提起身体。

10个脚趾向地面均匀用力。

8 下犬式

- 呼气，然后脚趾向后发力，
  抬起臀部，臀部向后推。
- 保持动作，进行5次呼吸。

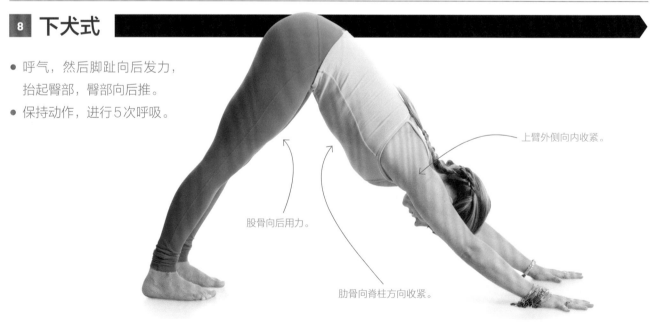

上臂外侧向内收紧。

股骨向后用力。

肋骨向脊柱方向收紧。

9 站立半前屈式

放松上背部，扩展胸腔。

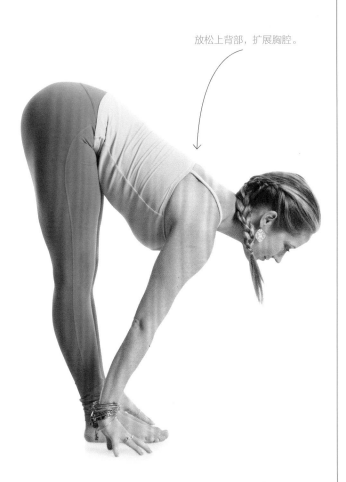

- 吸气，向腿的方向延长背部时眼睛看向前方，略微屈曲双膝。
- 呼气，向前走或跳以靠近双手的位置。
- 吸气，扩展视野，打开胸廓。

10 站立前屈式

臀部在脚跟上方折叠。

延伸脊柱。

双肩上提，远离双耳。

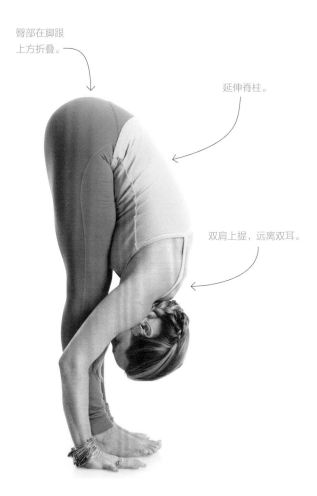

- 向腿的方向前屈时呼气。

拜日式 A

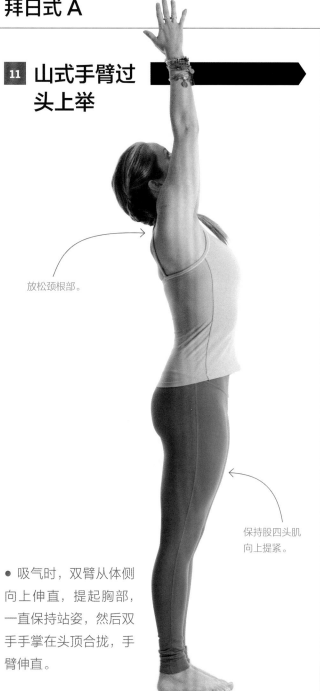

11 山式手臂过头上举

放松颈根部。

保持股四头肌向上提紧。

- 吸气时，双臂从体侧向上伸直，提起胸部，一直保持站姿，然后双手手掌在头顶合拢，手臂伸直。

12 山式

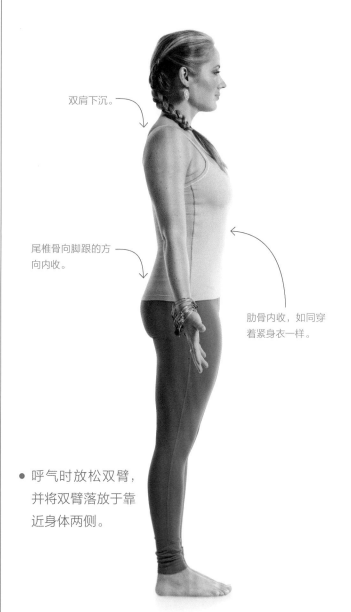

双肩下沉。

尾椎骨向脚跟的方向内收。

肋骨内收，如同穿着紧身衣一样。

- 呼气时放松双臂，并将双臂落放于靠近身体两侧。

深呼吸

"不要忘记呼吸"可能是瑜伽课上最常听到的一句话了。当你过度专注于一个体式时，很可能会屏住呼吸。我经常发现有人猛吸一口气然后憋着，没有意识到他们不呼气。结果就会导致精神紧张、肌肉拉伤、压力增大，血液都集中在胸部以上。

控制了呼吸，就控制了身体和生命。呼吸，是我们生存的基本条件。平静时，呼吸如温润的油脂一般顺滑流畅。面对压力时，呼吸的峰值会变得很高。这是身体自带的测量仪，能够显示出我们对周围环境的反应。能控制呼吸的人就能控制自己的人生。这会给你带来不可思议的力量，不仅因为你的身心会由此发生变化——仅是通过连接和专注，你就可以做到这个转变。呼吸是一剂良药！下面介绍一些简单的呼吸技巧。

胜利呼吸法（乌加依呼吸法）

这是瑜伽中最常用的呼吸技巧。呼气和吸气都很平静，深长而均匀。人们通常将其形容为听起来就像是喉咙后部有一个柔软的波动，自然地发出像是海浪拍打岸边的声音。

做法： 用鼻孔深长地吸气和呼气，闭上嘴巴，放松口腔。

益处：

- 降低心率
- 使内心平静
- 增加能量

鼻孔交替呼吸法

这种呼吸方法通常在冥想或在课程结束时使用，目的是放松和清理经络。两个鼻孔代表身体两个相反的能量传输通道：太阳（热）和月亮（冷）。

做法： 举起右手，食指和中指合并。将无名指放在左鼻孔上，大拇指放于右鼻孔上。用大拇指按住右鼻孔，用左边鼻孔吸气。然后用无名指按住左鼻孔，用右鼻孔呼气。然后用右鼻孔吸气，当呼吸达到顶端时，关闭右鼻孔，用左鼻孔呼气。

益处：

- 使内心平静
- 降低心率
- 缓解头疼
- 平衡感知
- 清理经络

冥想呼吸法

这个呼吸方法一般在无法集中注意力或过度疲劳时使用。吸气时，心中默念一个由4~5个字组成的短句，屏住呼吸并重复默念4次该短句，然后呼气时重复默念2次，放松。

做法： 用鼻子吸气并在心中重复默念4次短句。屏住呼吸重复默念16次，然后通过鼻子呼气，呼气时重复默念2次。重复进行。

益处：

- 保持头脑清晰
- 增强专注力

火呼吸法

这是一个强有力的呼吸方法，使用主动快速的呼气以清理和增强腹部。你会发现练习昆达利尼瑜伽或当需要增加热量和强度时，学生会使用这种方法。这种方法可以在坐姿或其他任何姿势中进行。

做法： 开始时以舒适的坐姿坐好（也可以在做幻椅式时或为了增加挑战在平板式时使用），第一步先深深地吸气，然后收紧横膈膜，主动快速地从鼻孔呼气。横膈膜将向内和向上（如同有人轻轻地打你一拳）移动，重复这个主动呼气、被动吸气的过程，持续30~120秒的时间。见第238~240页了解如何在能量序列姿势中使用这种方法。

益处：

- 强化腹部
- 辅助消化
- 产生热和能量
- 减轻愤怒

拜日式 B

　　拜日式 B 就像是拜日式 A 的一个强壮的哥哥。这个序列中增加了加强腿部力量的幻椅式和战士一式，以使你产生更加接近太阳的热量！每当你需要出一出汗和重新获得专注力时，这个序列会非常合适。

建议

试着找到你自己的节奏。如果你想慢一些，试着用一个低弓步或新月式取代战士一式。如果你想更加活跃一些，尝试使用乌鸦式过渡到四柱支撑式。

1 山式

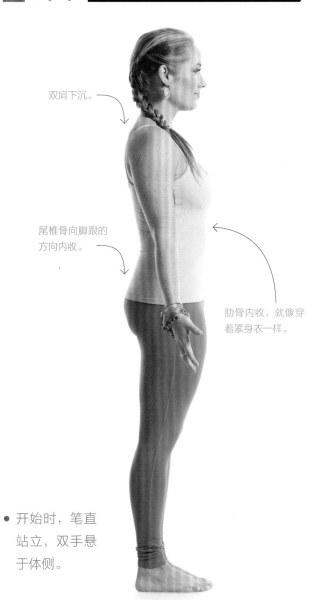

双肩下沉。

尾椎骨向脚跟的
方向内收。

肋骨内收，就像穿
着紧身衣一样。

- 开始时，笔直
  站立，双手悬
  于体侧。

2 幻椅式

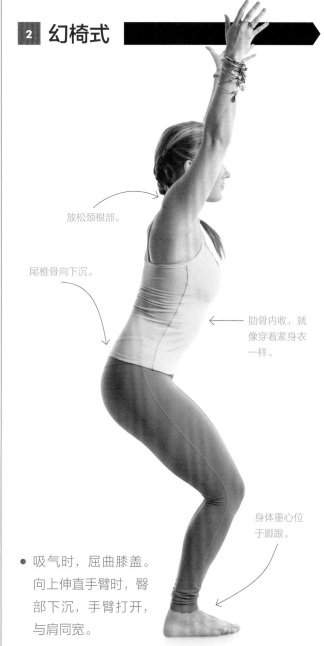

放松颈根部。

尾椎骨向下沉。

肋骨内收，就
像穿着紧身衣
一样。

身体重心位
于脚跟。

- 吸气时，屈曲膝盖。
  向上伸直手臂时，臀
  部下沉，手臂打开，
  与肩同宽。

拜日式 B

3 站立前屈式

臀部在脚跟上方折叠。

延伸脊柱。

双肩上提,远离双耳。

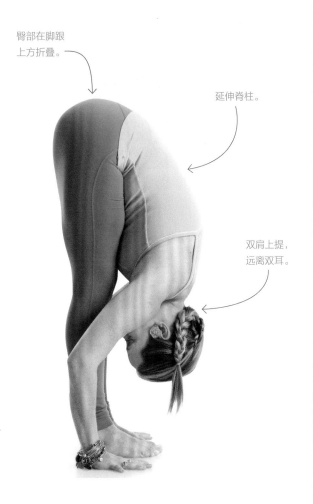

- 从臀部向前伸展时呼气,双腿伸直,朝地面方向向前折叠身体。

4 站立半前屈式

放松上背部,扩展胸腔。

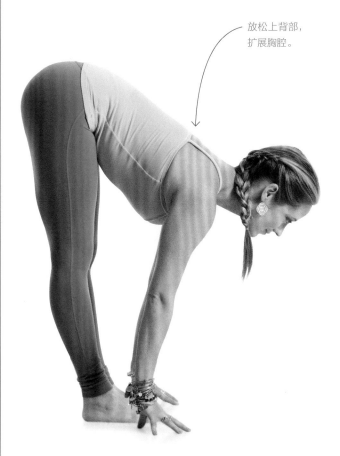

- 保持双手向下时吸气,扩展视野,打开胸廓。

5 平板式

- 呼气时，将双手手掌平放
  于地面，然后双脚后伸，
  进入平板式。

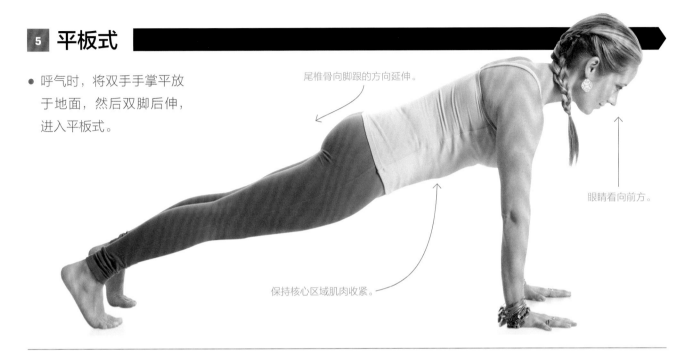

尾椎骨向脚跟的方向延伸。

眼睛看向前方。

保持核心区域肌肉收紧。

6 四柱支撑式

- 俯身进入四柱支撑式（或直接从站
  立半前屈式跳入四柱支撑式）。

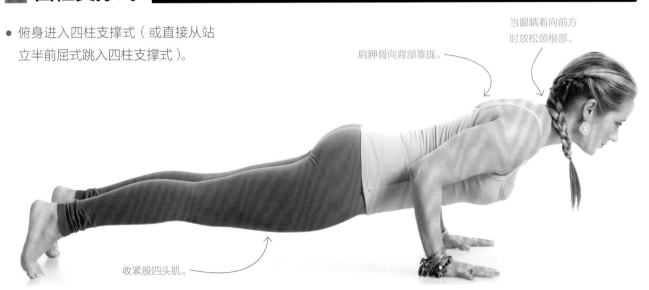

当眼睛看向前方
时放松颈根部。

肩胛骨向背部靠拢。

收紧股四头肌。

拜日式 B

7 上犬式

- 吸气时翻转脚趾，使用手臂推地面，抬起胸部。

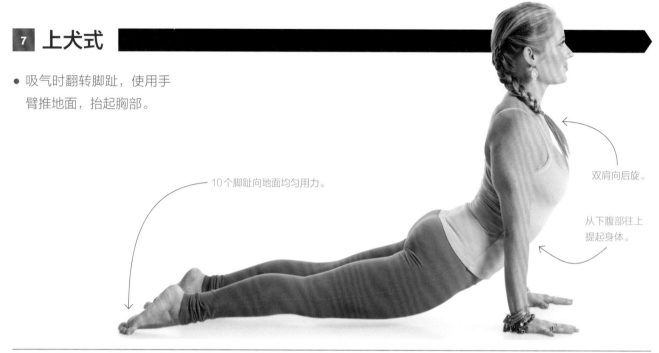

10个脚趾向地面均匀用力。

双肩向后旋。

从下腹部往上提起身体。

8 下犬式

- 呼气时脚趾向后发力，抬起臀部，臀部向后推。

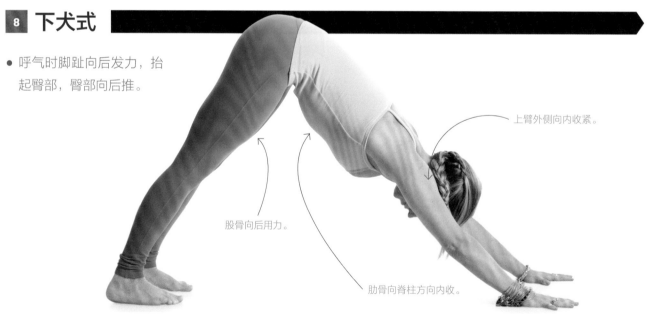

上臂外侧向内收紧。

股骨向后用力。

肋骨向脊柱方向内收。

9 战士一式

- 呼气时，右脚向正前方迈一大步，旋转后脚脚跟，与前脚形成一条直线。

- 吸气时，前腿膝盖屈曲，后腿伸直。双臂和躯干向上提起伸直，眼睛看向前方。

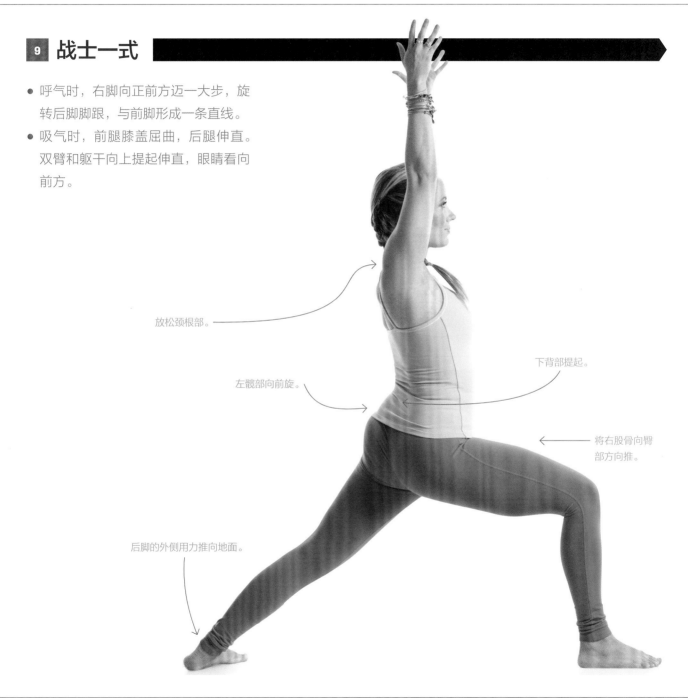

放松颈根部。

下背部提起。

左髋部向前旋。

将右股骨向臀部方向推。

后脚的外侧用力推向地面。

拜日式 B

10 四柱支撑式

- 呼气时，双手平放于地面，双脚后退进入平板式，然后将身体往下沉，保持背部和双腿伸直。

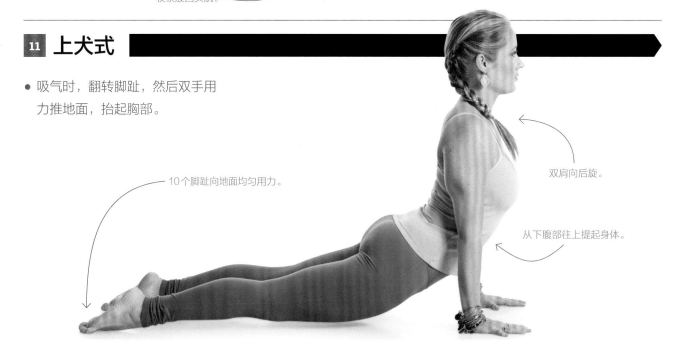

当眼睛看向前方时放松颈根部。

肩胛骨向背部靠拢。

收紧股四头肌。

11 上犬式

- 吸气时，翻转脚趾，然后双手用力推地面，抬起胸部。

10个脚趾向地面均匀用力。

双肩向后旋。

从下腹部往上提起身体。

12 下犬式

- 呼气，然后脚趾向后发力，抬起臀部，臀部向后推。
- 保持动作，进行 5 次呼吸。

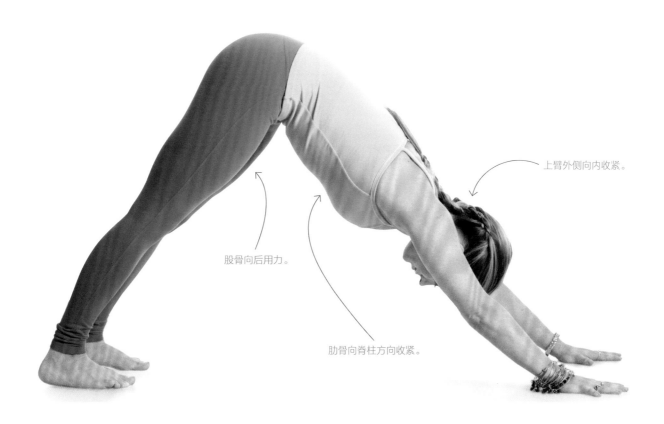

上臂外侧向内收紧。

股骨向后用力。

肋骨向脊柱方向收紧。

拜日式 B

13 战士一式

- 呼气时，左脚向正前方迈一大步，旋转后脚脚跟，与前脚形成一条直线。
- 吸气时，前腿膝盖屈曲，后腿伸直。双臂和躯干向上提起，伸展脊柱，眼睛看向前方。

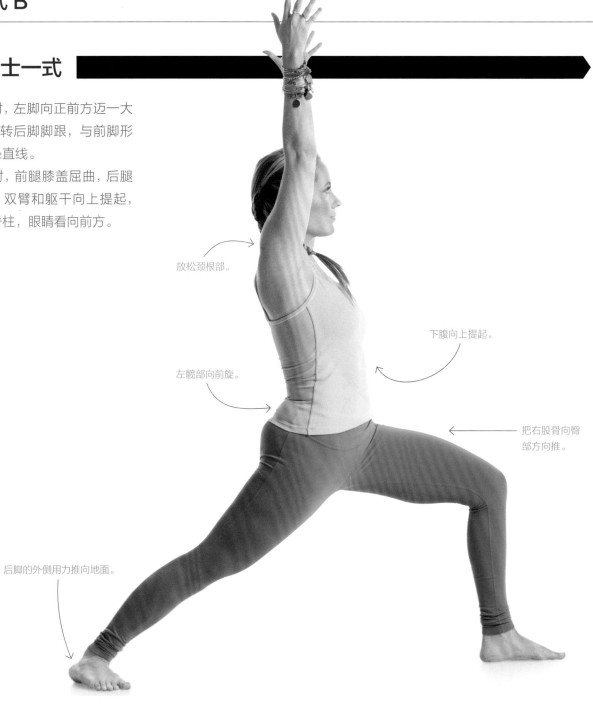

放松颈根部。

下腹向上提起。

左髋部向前旋。

把右股骨向臀部方向推。

后脚的外侧用力推向地面。

14 四柱支撑式

- 呼气时，双手平放于地面，双脚
  后退进入平板式，然后将身体往
  下沉，保持背部和双腿伸直。

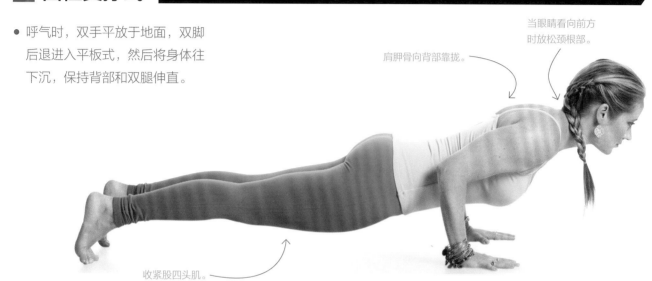

肩胛骨向背部靠拢。

当眼睛看向前方
时放松颈根部。

收紧股四头肌。

15 上犬式

- 吸气时翻转脚趾，然后双手向
  地面用力推，提起胸部。

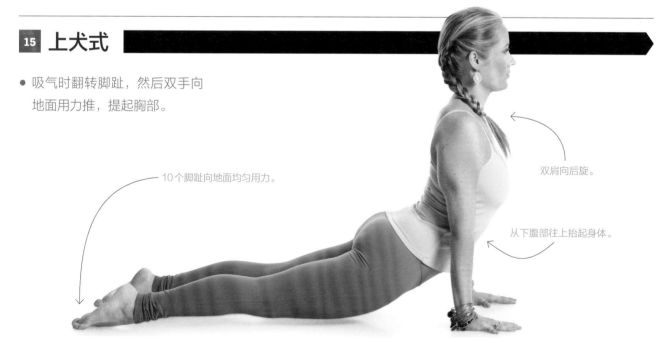

10个脚趾向地面均匀用力。

双肩向后旋。

从下腹部往上抬起身体。

拜日式 B

16 下犬式

- 呼气时，脚趾向后发力，抬起臀部，臀部向后推。
- 保持动作，进行5次呼吸。

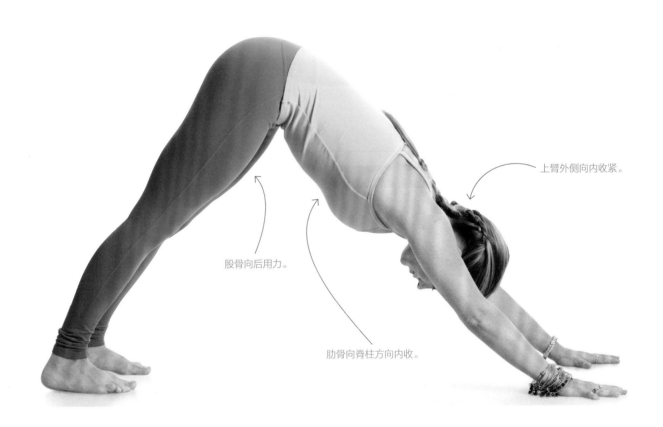

上臂外侧向内收紧。

股骨向后用力。

肋骨向脊柱方向内收。

17 站立半前屈式

放松上背部，
扩展胸腔。

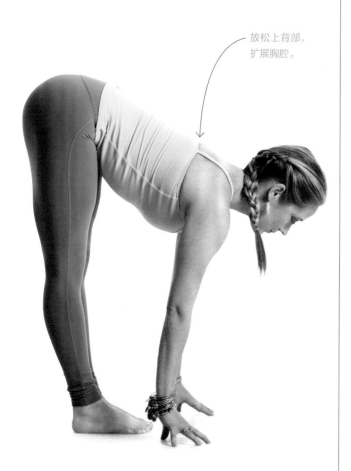

- 走或跳至靠近双手时呼气。
- 舒展胸部时吸气，双手保持着地。

18 站立前屈式

臀部在脚踝
上方折叠。

延伸脊柱。

双肩远离双耳。

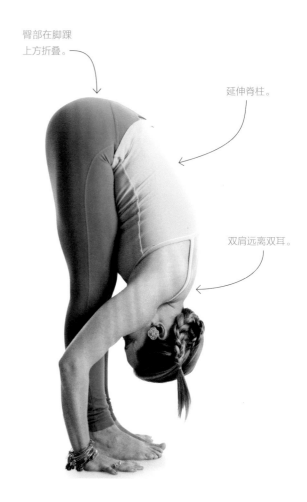

- 身体向腿部折叠时呼气。

拜日式 B

19 幻椅式

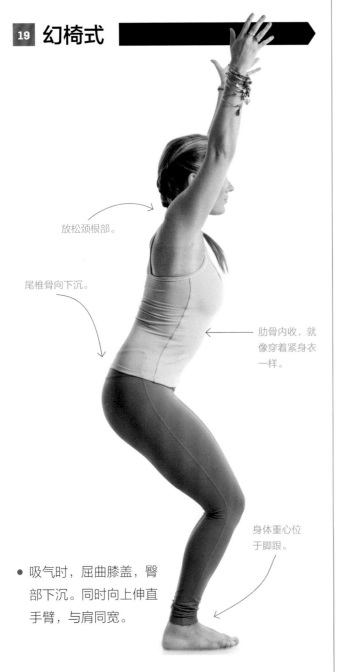

放松颈根部。

尾椎骨向下沉。

肋骨内收，就像穿着紧身衣一样。

身体重心位于脚跟。

- 吸气时，屈曲膝盖，臀部下沉。同时向上伸直手臂，与肩同宽。

20 山式

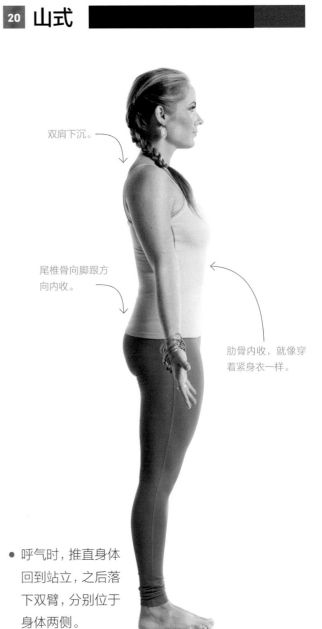

双肩下沉。

尾椎骨向脚跟方向内收。

肋骨内收，就像穿着紧身衣一样。

- 呼气时，推直身体回到站立，之后落下双臂，分别位于身体两侧。

"别问这个世界需要什么，问问是什么让你充满活力地活着，然后就去做吧！因为这个世界需要的正是一个个充满生命力的人。"

——霍华德·瑟曼

站立式

　　站立式帮助我们建立稳固的根基，与地面的接触使我们更加真切地感受到来自大地的支撑。

　　站立体式是瑜伽体式练习中最基本和必需的内容，这些姿势可以塑造和增强身体各方面的能力，使你拥有迷人的身材和自信的姿态。根据需要，可以在任何地方练习，从一次呼吸到几分钟都可以。流瑜伽课堂上通常会将几种站立式串联在一起进行练习，使身体慢慢热起来。当需要改善专注力、缓解疲劳，或者只是想做一些经典练习时，就练习这些姿势吧。

建议

如果你发现自己的注意力很难集中、头昏脑涨，或者作息不规律时，请练习这些姿势，每一种至少保持 1 分钟。它们将帮助你再次与自己连接，而且感到强大和自信。

山式（Tadasana）

- 双脚并拢站立，两个大脚趾相碰。
- 每只脚的四个点均匀用力，站立于地面。
- 放松双肩并拉长颈部。
- 双臂放于体侧，放松。双手掌心面向前方，眼睛看向正前方。

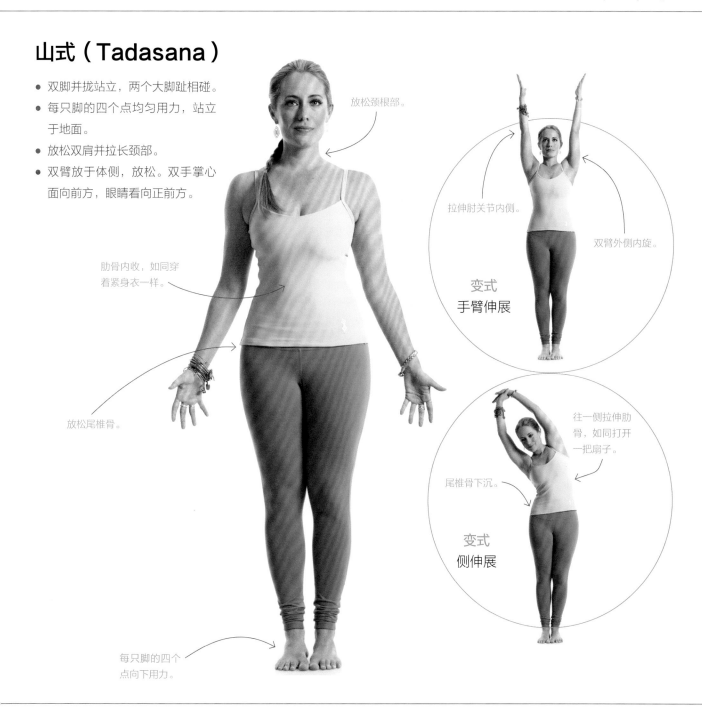

放松颈根部。

肋骨内收，如同穿着紧身衣一样。

放松尾椎骨。

每只脚的四个点向下用力。

拉伸肘关节内侧。

双臂外侧内旋。

变式
手臂伸展

往一侧拉伸肋骨，如同打开一把扇子。

尾椎骨下沉。

变式
侧伸展

下犬式（Adho Mukha Svanasana）

- 开始时，双脚和双手着地，双膝打开与髋同宽，双手打开与肩同宽。
- 膝盖尽量绷直，背部不要塌下或弓起。
- 双手向肩部前方移动几厘米。
- 脚趾向下卷曲，提起臀部，然后伸直双腿。
- 用力推双掌，将更多的力量带入下半身，以帮助提起骨盆。
- 10根手指均匀向下用力。
- 双臂保持挺直，上臂外侧内旋，以扩展上背部。
- 胸腔前部内收，双腿向后用力推。
- 向远离脚趾的方向拉伸脚跟，脚跟向地面方向拉。

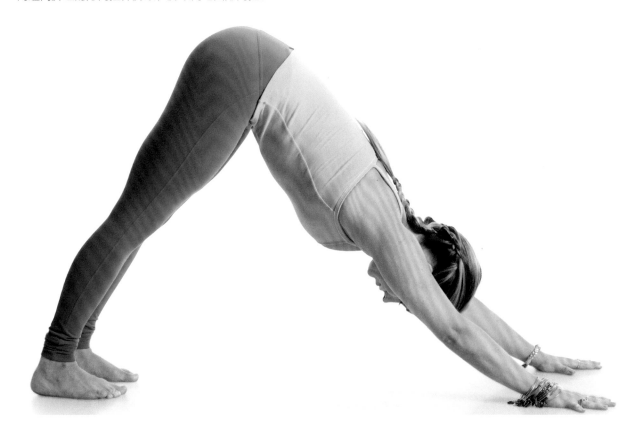

猫式（Marjaryasana）和牛式（Bitilasana）

- 开始时，四肢着地，髋部在膝盖的正上方，双肩在手腕的正上方。
- 吸气时保持双臂挺直，腹部下沉，然后双肩外展（牛式）。
- 呼气时，双手用力推地面，弓起上背部，然后尾椎骨下沉（猫式）。
- 重复几次，吸气时使用牛式，呼气时使用猫式，让脊柱发热。

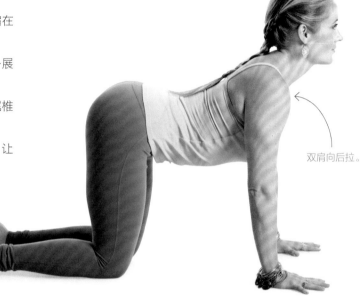

双肩向后拉。

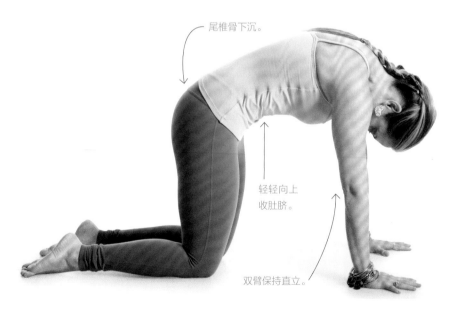

尾椎骨下沉。

轻轻向上收肚脐。

双臂保持直立。

花环式（Malasana）

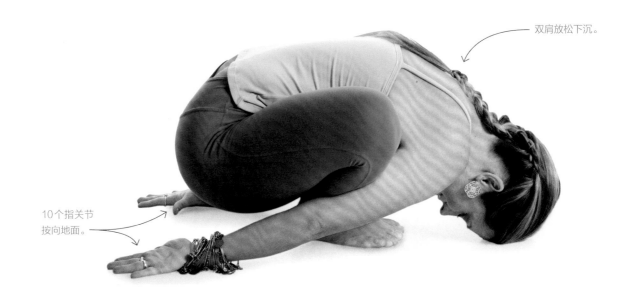

双肩放松下沉。

10个指关节
按向地面。

- 低位深蹲，双脚靠拢。
- 双膝分开，将躯干和双臂向前倾，位于双腿之间。
- 双肩内收，将双臂放于臀部下方，保持手臂伸直。
- 将前额和脚跟向地面方向拉时，双手掌心向上，用力向下按压，双手打开与肩同宽。

变式

- 进入低位深蹲，双脚打开，比臀部略宽。
- 双脚向外打开，脚跟朝内，脚趾朝外。
- 双臂放于两条大腿的内侧，胸部前倾，这样上臂可靠在大腿内侧休息。
- 双手在胸前合掌，用力向上提起上胸部，打开双肩和臀部。

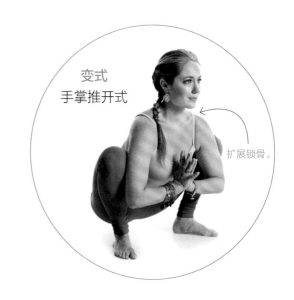

变式
手掌推开式

扩展锁骨。

战士一式（Virabhadrasana I）

- 开始时，双脚打开与髋同宽，平行站立。
- 右脚向外旋转90度，左脚向后迈1~1.2米并向内旋转45度，保持后脚脚跟与前脚在一条直线上。
- 臀部和躯干朝向前腿（右腿），之后屈曲右膝，直到右大腿与地面平行。
- 尾椎骨下沉，避免骨盆前倾；双臂向上伸直，打开与肩同宽。内旋上臂以扩展上背部。拉长颈部，眼睛看向前方。
- 另一侧重复进行。

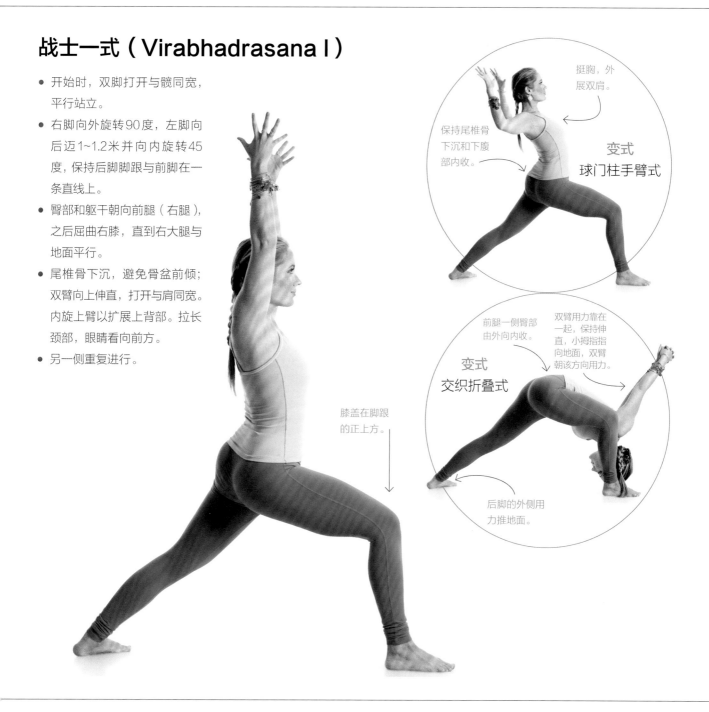

膝盖在脚跟的正上方。

挺胸，外展双肩。

保持尾椎骨下沉和下腹部内收。

变式
球门柱手臂式

前腿一侧臀部由外向内收。

双臂用力靠在一起，保持伸直，小拇指向地面，双臂朝该方向用力。

变式
交织折叠式

后脚的外侧用力推地面。

战士二式（Virabhadrasana II）

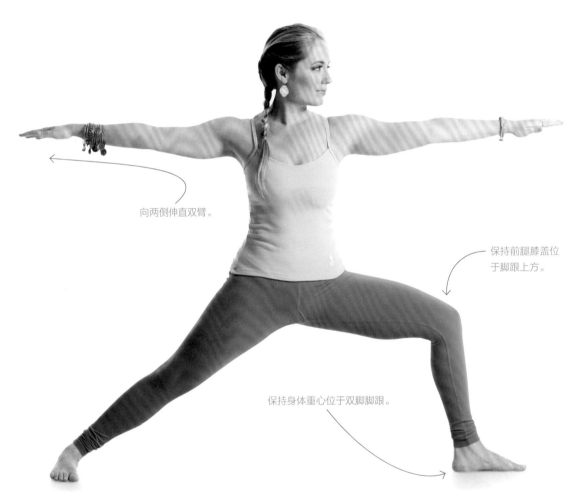

向两侧伸直双臂。

保持前腿膝盖位于脚跟上方。

保持身体重心位于双脚脚跟。

- 开始时，双脚平行站立，双腿打开一条腿长的宽度。
- 左脚向外旋转90度，右脚略微向内旋，这样左脚跟与右脚跟在一条直线上。
- 屈曲前腿膝盖（左膝盖），直到大腿与地面平行，该腿膝盖位于脚跟上方。

- 躯干位于骨盆正中位置之上。
- 放松后背部，保持前肋骨向内收。
- 保持双肘内侧伸直，伸直双臂，与地面平行。
- 眼睛看向前方手指指尖的方向。
- 另一侧重复进行。

新月式（Anjaneyansana）

- 从山式开始（第63页）。左腿向后退大约一条腿长的距离，同时屈曲右膝呈90度。
- 双脚打开与髋同宽，重心位于前脚的脚跟以及后脚的脚掌。
- 收紧下腹部以延伸下背部，伸直双臂举过头顶，打开双臂与肩同宽。
- 上臂向内旋以扩展上背部，眼睛看向上方。
- 在保持双肩不向外旋且手臂伸直的前提下，将双手手掌合拢。
- 另一侧重复进行。

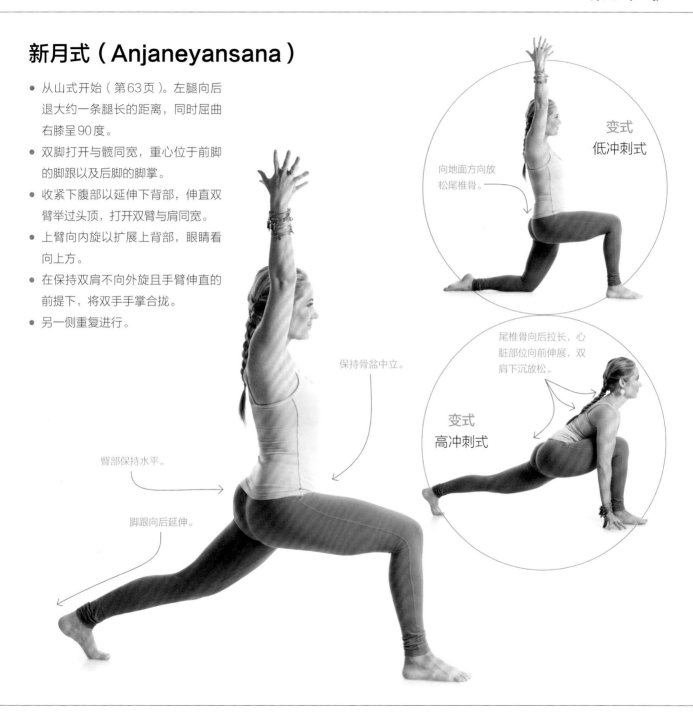

变式
低冲刺式

向地面方向放松尾椎骨。

尾椎骨向后拉长，心脏部位向前伸展，双肩下沉放松。

变式
高冲刺式

保持骨盆中立。

臀部保持水平。

脚跟向后延伸。

战士三式（Virabhadrasana III）

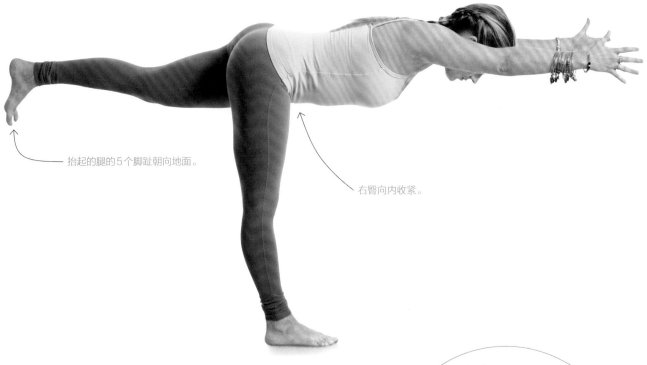

抬起的腿的5个脚趾朝向地面。

右臀向内收紧。

- 从新月式（第69页）开始。双手在胸前合掌，身体从髋部向前折叠至与地面平行。
- 保持眼睛看向前方，向后抬起后脚直至与地面平行。
- 伸直后脚时，向前伸展上胸部，同时眼睛看向正下方，保持后腿伸直，脚趾朝下。
- 保持这个姿势，或者双臂向前伸直，并保持双臂打开与肩同宽，或双手合掌。
- 另一侧重复进行。

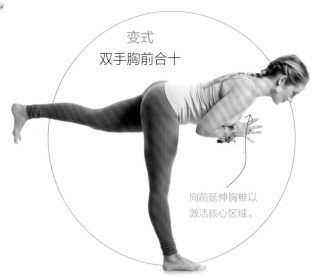

变式
双手胸前合十

向前延伸胸椎以激活核心区域。

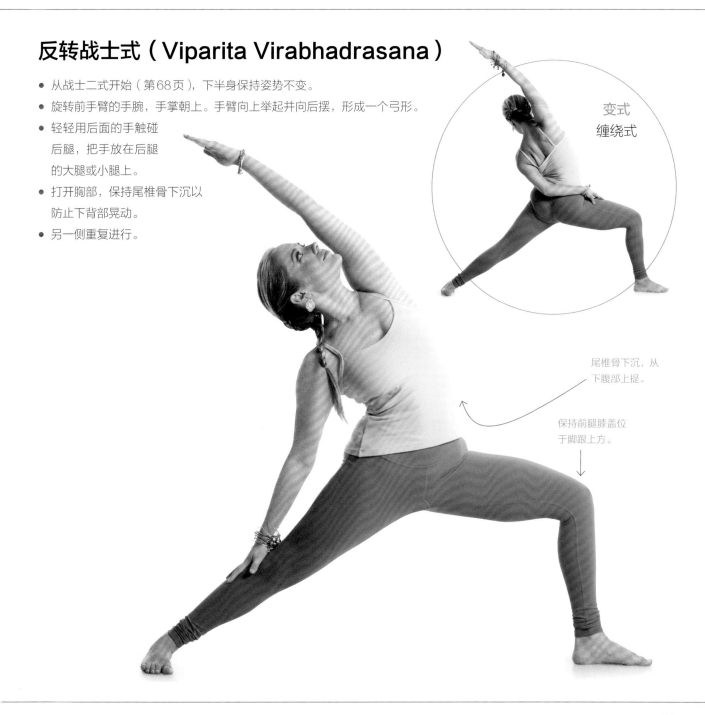

反转战士式（Viparita Virabhadrasana）

- 从战士二式开始（第68页），下半身保持姿势不变。
- 旋转前手臂的手腕，手掌朝上。手臂向上举起并向后摆，形成一个弓形。
- 轻轻用后面的手触碰后腿，把手放在后腿的大腿或小腿上。
- 打开胸部，保持尾椎骨下沉以防止下背部晃动。
- 另一侧重复进行。

变式
缠绕式

尾椎骨下沉，从下腹部上提。

保持前腿膝盖位于脚跟上方。

侧角式（Parsvakonasana）

- 从战士二式（第68页）开始。当向前腿方向伸展左侧身体时，将左手的指尖放于前腿外侧的地面上。
- 向上伸直右臂，旋转掌心向前。右臂举过头顶伸直，与后腿形成一条直线，朝身体内侧转动手臂外侧以放松上斜方肌。
- 保持胸部打开。
- 另一侧重复进行。

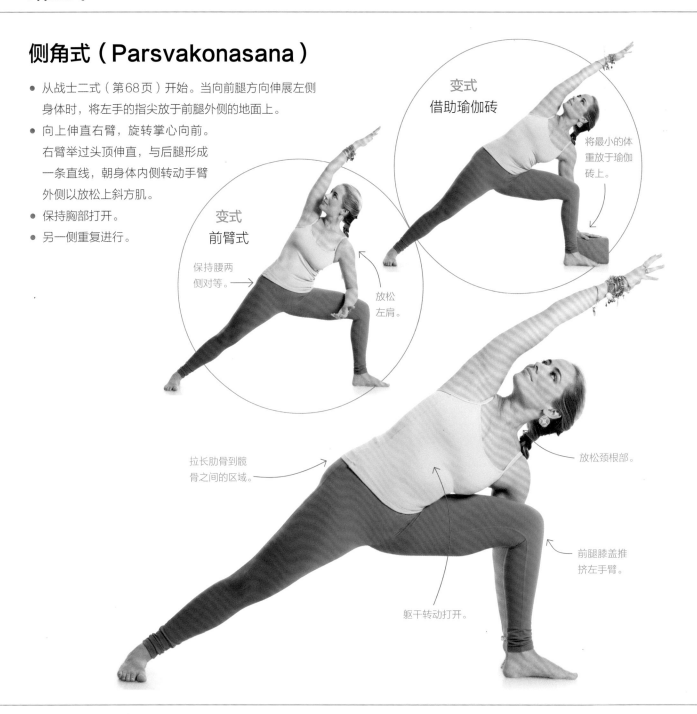

**变式
前臂式**

保持腰两侧对等。→

放松左肩。

**变式
借助瑜伽砖**

将最小的体重放于瑜伽砖上。

拉长肋骨到髋骨之间的区域。

放松颈根部。

前腿膝盖推挤左手臂。

躯干转动打开。

扭转侧角式

- 从新月式（第69页）开始。
- 后脚旋转45度，脚跟朝内，脚趾朝外。后脚脚跟应与前脚在一条直线上。
- 将右手下沉放于左脚的外侧，左臂向天空方向伸直。向前延伸位于上方的手掌，手臂上举过头顶，直到与后腿成一条直线。
- 保持后腿的外侧扎牢在垫子上，骨盆端正。
- 另一侧重复进行。

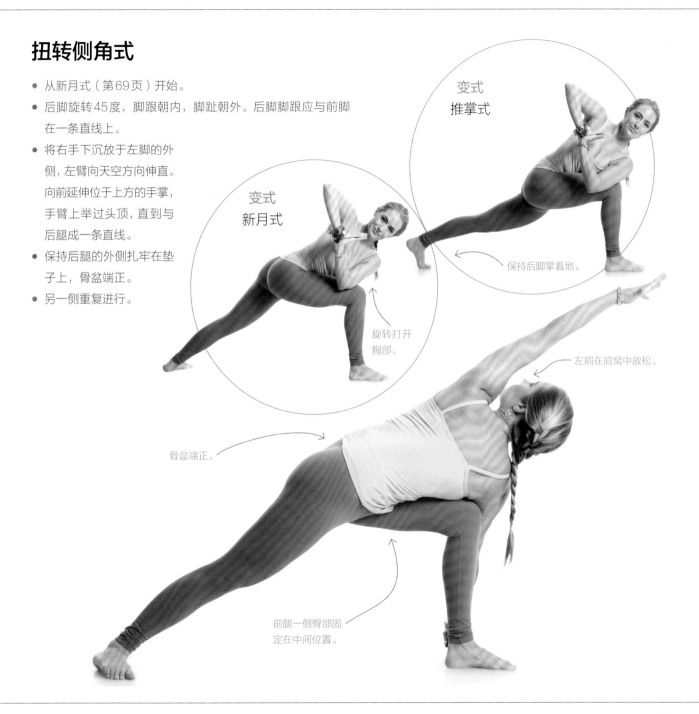

变式
推掌式

变式
新月式

旋转打开胸部。

保持后脚掌着地。

左肩在肩窝中放松。

骨盆端正。

前腿一侧臀部固定在中间位置。

三角式（Trikonasana）

- 双脚平行站立，双腿打开一条腿长的距离。
- 左脚向外旋90度，右脚向内旋45度，保持双脚脚跟在一条直线上。
- 举起双臂平行于地面，向前延伸左臂和左侧腰部，然后将左手移动至左脚踝的外侧。
- 向上伸直右手臂，右肩位于左肩的正上方。
- 旋转躯干打开身体，使腰部两侧的长度一样。
- 保持下腹部收紧、双腿伸直。
- 另一侧重复进行。

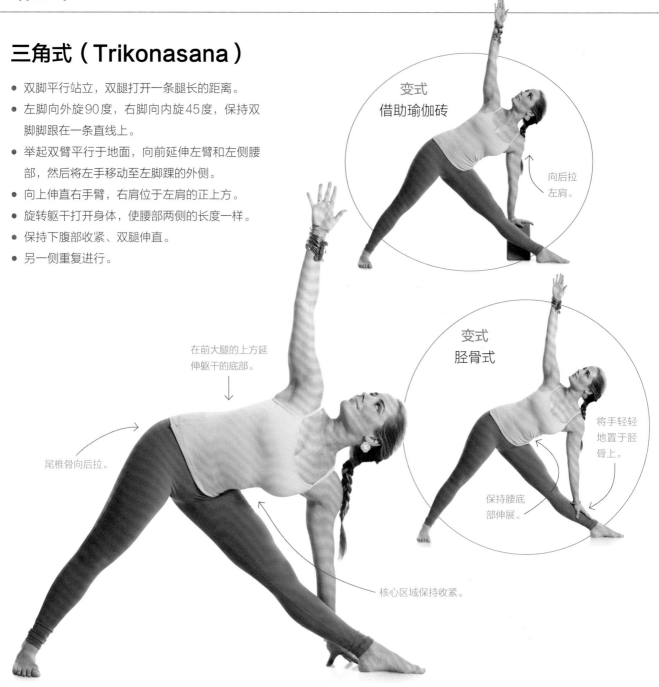

变式
借助瑜伽砖

向后拉
左肩。

在前大腿的上方延伸躯干的底部。

尾椎骨向后拉。

变式
胫骨式

将手轻轻地置于胫骨上。

保持腰底部伸展。

核心区域保持收紧。

扭转三角式（Parivrtta Trikonasana）

- 从山式（第63页）开始。左腿向后退一条腿长的距离，左脚向外旋转45度，双脚脚跟在一条直线上。
- 臀部朝前保持端正，将右手放于臀部。
- 左臂向上完全伸直，然后身体向前折叠，保持背部水平，手臂向前伸。
- 将左手放于前腿外侧的地面上。
- 扩展胸部，左手按压地面，借力旋转打开胸部。右手臂朝天花板的方向伸直。
- 肩部上下对齐，眼睛看向上方。
- 另一侧重复进行。

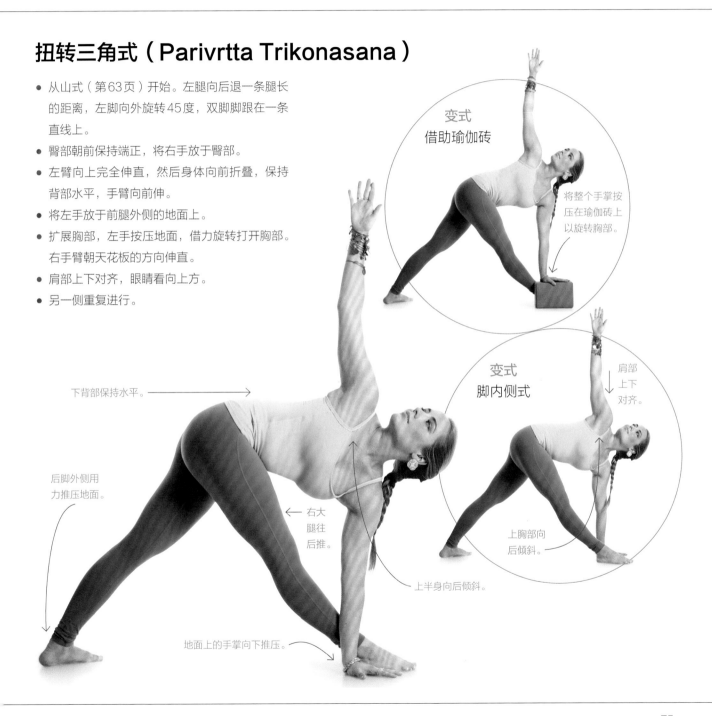

变式
借助瑜伽砖

将整个手掌按压在瑜伽砖上以旋转胸部。

变式
脚内侧式

肩部上下对齐。

上胸部向后倾斜。

下背部保持水平。

后脚外侧用力推压地面。

右大腿往后推。

上半身向后倾斜。

地面上的手掌向下推压。

半月式（Ardha Chandrasana）

- 从三角式（第74页）开始。延伸前侧手臂时眼睛向下看，屈曲前腿膝盖，将手指停放在脚趾前8英寸（20.32厘米）远的地面上。
- 抬起后腿直至与地面平行。
- 伸直前腿，左臀大肌内收以开髋。
- 向上伸直上面的手臂，双肩上下对齐。
- 眼睛看向上方，以进一步挑战平衡能力。
- 另一侧重复进行。

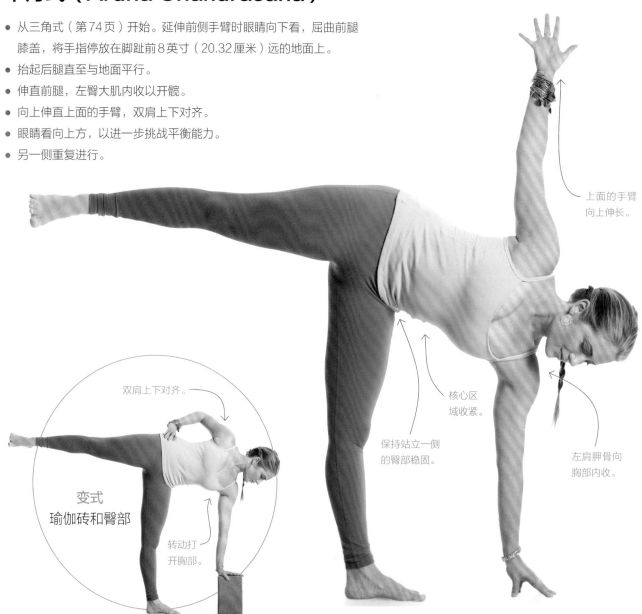

上面的手臂
向上伸长。

核心区
域收紧。

保持站立一侧
的臀部稳固。

左肩胛骨向
胸部内收。

双肩上下对齐。

变式
瑜伽砖和臀部

转动打
开胸部。

甘蔗式（Chopasana）

- 从半月式（第76页）开始。折叠抬起的腿，让脚跟靠近臀部。
- 旋转上面的手臂，轻轻抓住脚，手掌向远离身体的方向延伸。
- 向后拉脚以打开胸部。
- 为了平衡，眼睛看向地面上的某个点，或者为了更有挑战性，眼睛看向更高的地方。
- 另一侧重复进行。

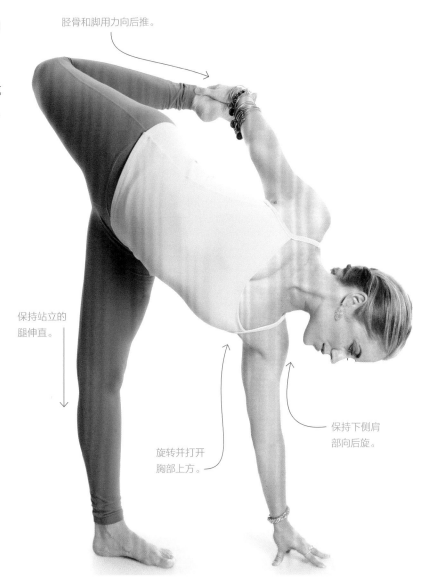

胫骨和脚用力向后推。

保持站立的腿伸直。

旋转并打开胸部上方。

保持下侧肩部向后旋。

扭转半月式（Parivrtta Ardha Chandrasana）

- 从站立半前屈式（第45页）开始。手指触碰地面，右腿向后上抬90度。
- 保持两侧骨盆高度一致，右手指位于右肩正下方，所以右臂是伸直的。
- 左手移至下背部，确认骨盆依然保持端正。
- 向左旋转胸部，右肩胛骨向内推，稳固住，缓缓打开胸部。
- 向上伸左臂指向天花板。双肩上下对齐，整个过程中始终保持两侧骨盆高度一致。
- 另一侧重复进行。

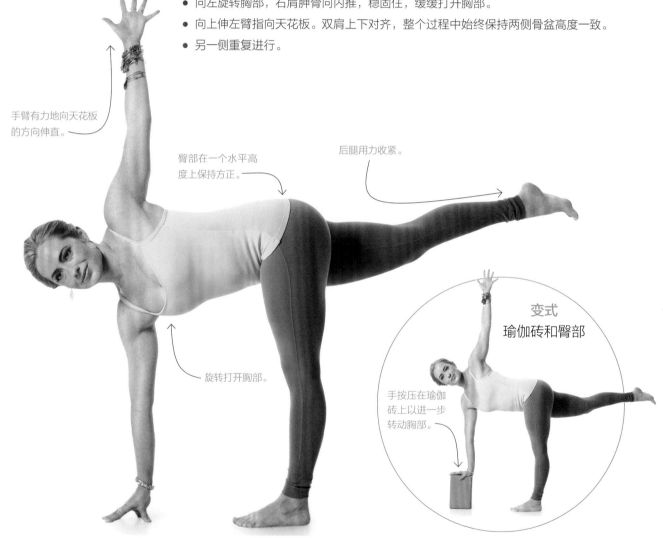

手臂有力地向天花板的方向伸直。

臀部在一个水平高度上保持方正。

后腿用力收紧。

旋转打开胸部。

变式
瑜伽砖和臀部

手按压在瑜伽砖上以进一步转动胸部。

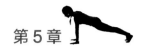

站立劈叉前屈式（Urdhva Prasarita Eka Padasana）

- 从站立半前屈式（第45页）开始。手指张开，然后向天花板的方向伸直右腿，保持臀部方正。吸气，然后延伸胸部。
- 呼气，向站立腿的方向折叠身体，左前臂靠在左小腿上。
- 收紧臀大肌将右腿抬得更高，形成双腿劈叉。
- 另一侧重复进行。

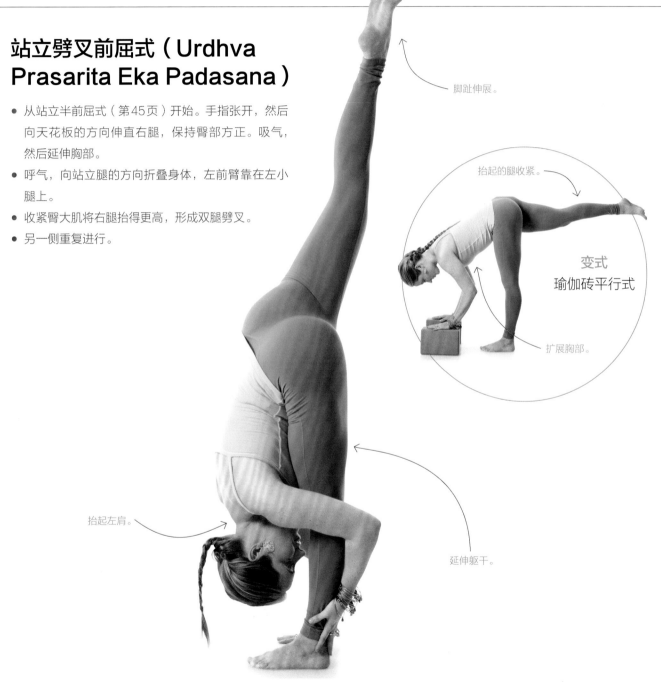

脚趾伸展。

抬起的腿收紧。

变式
瑜伽砖平行式

扩展胸部。

抬起左肩。

延伸躯干。

双角式（Prasarita Padottanasana）

- 开始时，双脚平行，并打开一条腿长的距离。
- 双手放在臀部上，收紧股四头肌。
- 从臀部向前弯曲身体时，用双脚的外侧扎牢地面稳住自己，将双手移至地面，打开与肩同宽。
- 吸气时，扩展胸部并伸直双臂。
- 呼气时，在舒适的范围内双手尽量向后移动，然后肘部屈曲90度，将头顶落于地板上（或尽可能地靠近地面）。
- 保持双手肘部位于手腕上方，肩部上提。

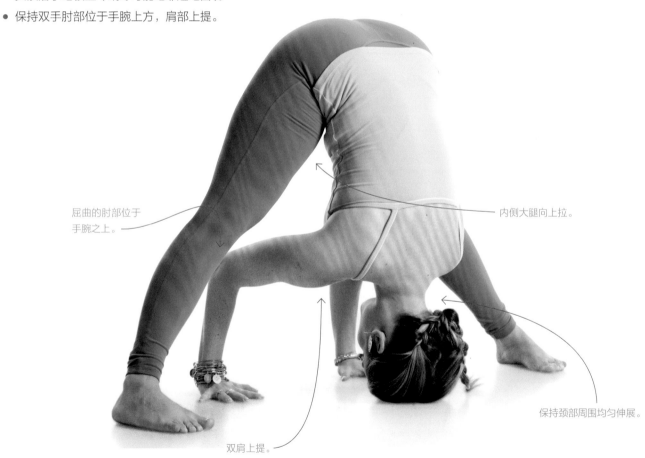

屈曲的肘部位于手腕之上。

内侧大腿向上拉。

双肩上提。

保持颈部周围均匀伸展。

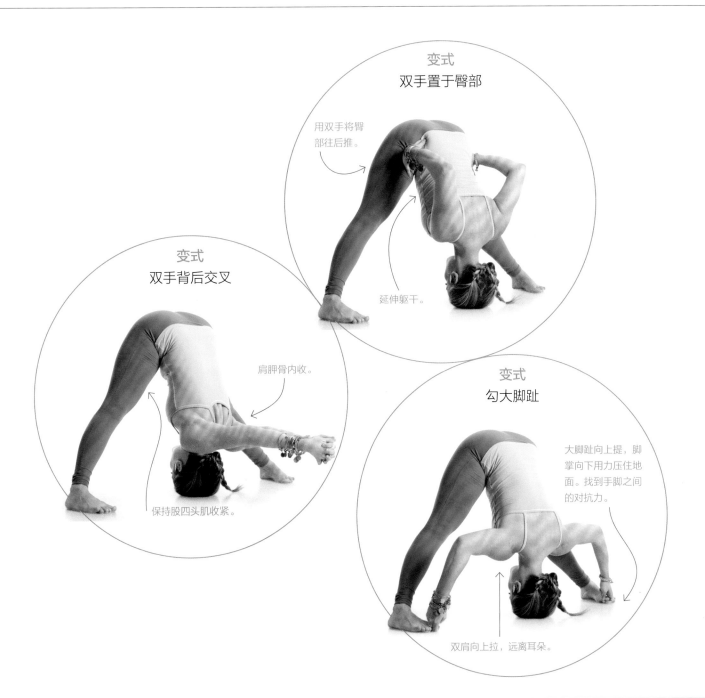

变式
双手置于臀部

用双手将臀部往后推。

延伸躯干。

变式
双手背后交叉

肩胛骨内收。

保持股四头肌收紧。

变式
勾大脚趾

大脚趾向上提，脚掌向下用力压住地面。找到手脚之间的对抗力。

双肩向上拉，远离耳朵。

站立手抓大脚趾式（Utthita Hasta Padangustasana）

- 从山式（第63页）开始。屈曲右膝，用右手大拇指、食指和中指扣住大脚趾。
- 将左手放于臀部以支撑身体。
- 放松双肩，然后在体前向外伸直右腿。
- 在能够抓握脚趾且不拉伤肩部的情况下，尽可能远地伸展腿部。
- 保持臀部水平并上提胸部，同时眼睛略微看抬起的大脚趾。
- 站立腿保持伸直。
- 另一侧重复进行。

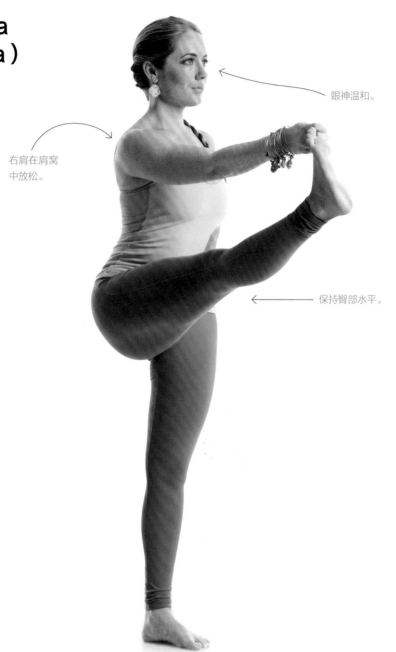

眼神温和。

右肩在肩窝中放松。

保持臀部水平。

变式

开髋式

- 从站立抓大脚趾开始，向外旋转右臀并向右侧抬腿，保持臀部水平。
- 眼睛看向左肩方向。

扭转式

- 从开髋式开始，交换双手，用左手抓住右脚的外侧。
- 在身后伸直右手臂，旋转打开胸部。
- 保持臀部水平方正，放松双肩。眼睛看向前方，或者为了进一步挑战平衡，眼睛看向侧边。

折叠式

- 从扭转式开始，保持右腿在体前抬起，与地面平行。
- 双手抓住抬起的脚，向抬起腿的方向拉伸躯干时屈曲双肘。
- 鼻子靠近胫骨。

翱翔式

- 从折叠式开始，保持抬起的腿伸向前方，双臂在肩部上方伸直。

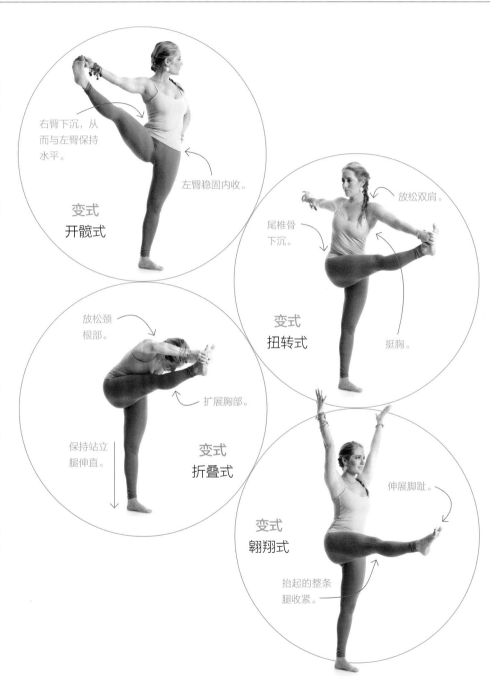

右臀下沉，从而与左臀保持水平。

左臀稳固内收。

变式
开髋式

放松双肩。

尾椎骨下沉。

变式
扭转式

挺胸。

放松颈根部。

扩展胸部。

保持站立腿伸直。

变式
折叠式

伸展脚趾。

变式
翱翔式

抬起的整条腿收紧。

幻椅式（Utkatasana）

- 从山式（第63页）开始。屈曲双膝，臀部下沉，重心位于脚跟。
- 小腿向后用力推，以便眼睛向下看的时候可以看到脚趾。
- 尾椎骨下沉，前侧肋骨向内收紧，双臂打开与肩同宽，然后向上举起。
- 保持双肩在肩窝中放松，然后双臂外侧内旋以扩展上背部。
- 眼睛朝上看。

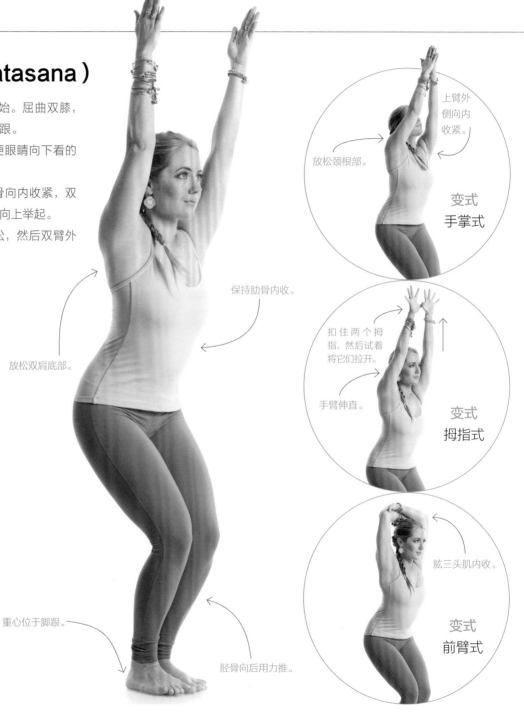

放松颈根部。

上臂外侧向内收紧。

变式
手掌式

保持肋骨内收。

放松双肩底部。

扣住两个拇指，然后试着将它们拉开。

手臂伸直。

变式
拇指式

肱三头肌内收。

变式
前臂式

重心位于脚跟。

胫骨向后用力推。

扭转幻椅式（Parivrtta Utkatasana）

- 从幻椅式（第84页）开始。把左肘或肱三头肌转向右边，靠在右大腿上。
- 双掌合十，右肘指向天花板方向。
- 保持臀部两侧高度一致，然后向后移动右肩以旋转打开胸部。
- 另一侧重复进行。

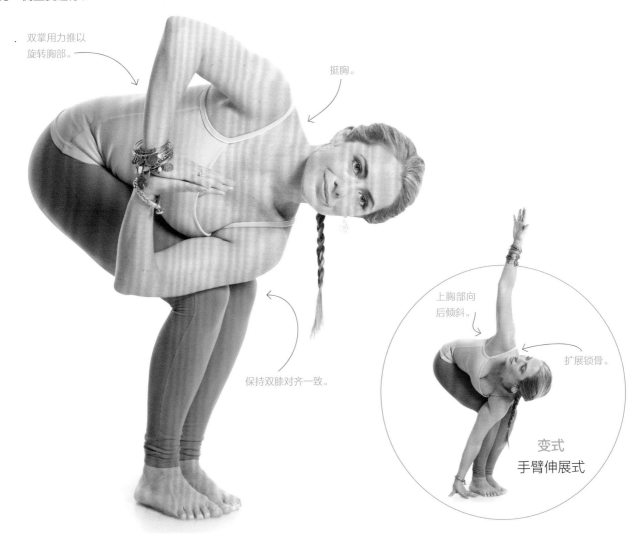

双掌用力推以
旋转胸部。

挺胸。

上胸部向
后倾斜。

扩展锁骨。

保持双膝对齐一致。

变式
手臂伸展式

树式（Vrksasana）

- 从山式（第63页）开始。提起右脚，屈曲膝盖，用右手抓住脚踝内侧。
- 把右脚放于左大腿的内侧。脚和大腿对抗用力。
- 核心区域收紧，手臂向上伸直，双臂打开与肩同宽，手臂的外侧向内旋以扩展上背部。
- 眼睛向上看以挑战平衡能力。
- 另一侧重复进行。

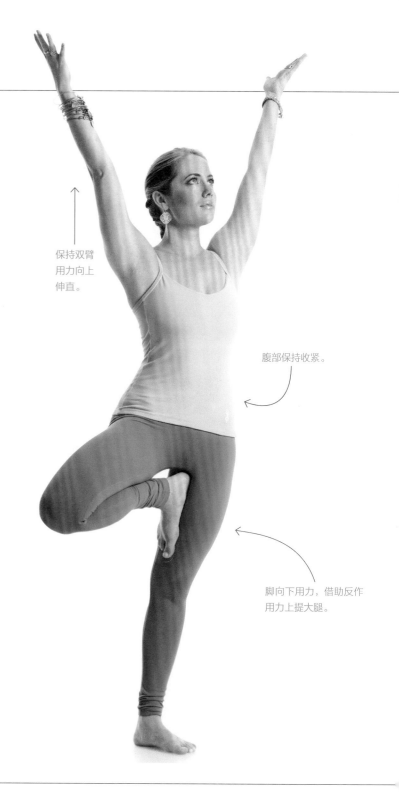

保持双臂用力向上伸直。

腹部保持收紧。

脚向下用力，借助反作用力上提大腿。

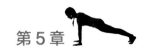

鹰式（Garudasana）

- 从山式（第63页）开始。略微屈曲双膝，左大腿缠绕右大腿（如同双腿交叉坐在椅子上一样）。
- 左脚紧靠在右小腿的外侧，或用脚趾钩住小腿。
- 双肘在体前屈曲90度，右臂位于左臂下方，缠绕双手腕至双手掌合在一起。
- 另一侧重复进行。

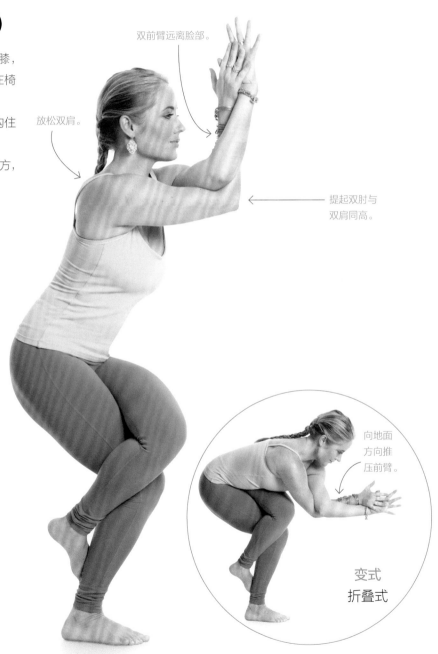

双前臂远离脸部。

放松双肩。

提起双肘与双肩同高。

向地面方向推压前臂。

变式
折叠式

坐式

  坐式和扭转式对于改善柔韧性非常有帮助——可以减少臀部的僵硬感，把这些姿势作为热身和放松动作也很好。在体式中保持8次呼吸是最理想的，最长可以保持几分钟的时间。注意，当你尝试那些开髋的姿势时，身体应该会产生一些感觉，但这不应是来自膝盖的疼痛——这是做得太过的信号。无论是使用辅助物，还是选择较为轻松的姿势，都要根据你的实际情况随时调整，以不感到疼痛为标准。

需要一点帮助吗？

如果你发现很难够到脚或是腘绳肌异常紧绷，请使用瑜伽带、瑜伽毯和瑜伽砖进行辅助，做些简单的改动可帮助你调整和适应这些姿势。在你需要的时候，请毫不迟疑地去使用这些辅助物吧！

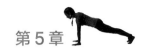

简易坐姿（Sukasana）

- 从坐姿开始，将一条腿的小腿放于另一条腿的小腿前面，脚跟位于膝盖下方，保持双脚回勾。
- 臀部扎牢地面，胸部远离腹部，保持脊柱挺拔。
- 手掌轻轻放在膝盖上。

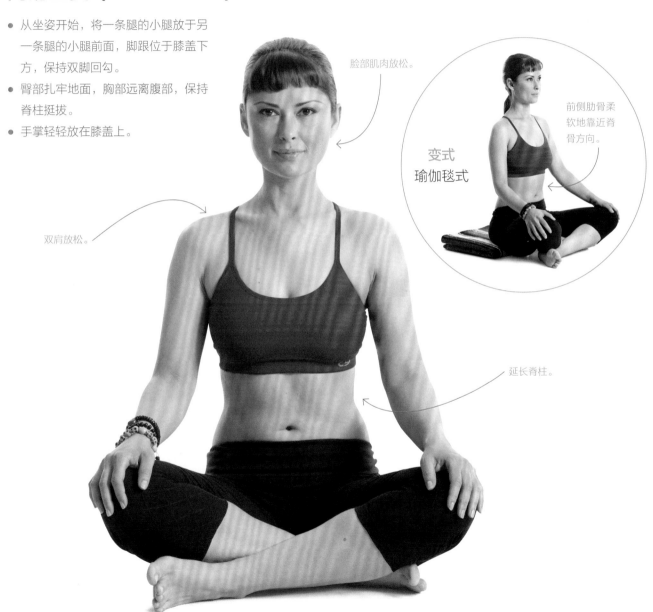

脸部肌肉放松。

变式
瑜伽毯式

前侧肋骨柔软地靠近脊骨方向。

双肩放松。

延长脊柱。

手杖式（Dandasana）

- 从坐姿开始，双腿在体前并拢伸直。
- 双脚回勾，臀部稳稳扎牢地面以向上提起脊柱。
- 双手手掌平放于靠近臀部两侧的地面，手指朝向前方。手臂向内靠拢，向后转动双肩。
- 前侧肋骨向内拉，肩胛骨下沉。
- 眼睛看向前方。

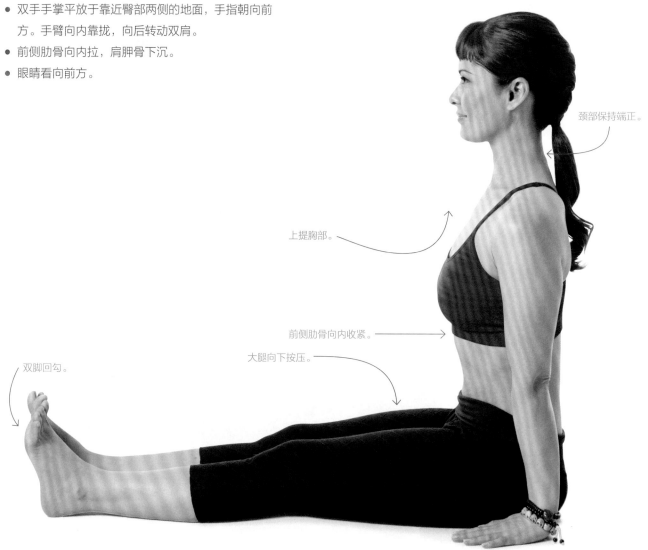

颈部保持端正。

上提胸部。

前侧肋骨向内收紧。

大腿向下按压。

双脚回勾。

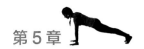

坐姿前屈式（Paschimottanasana）

- 从坐姿开始，双腿在体前靠拢伸直。
- 臀部扎牢于地面，上提胸部。
- 保持脊柱拉长，呼气，身体向前折叠，抓住脚的外侧或用左手握住右手腕。
- 吸气时，扩展胸部。
- 呼气时，向腿的方向拉长躯干，后背不要弓起。
- 放松颈部和肩部。
- 向下按压大腿，保持脚屈伸。

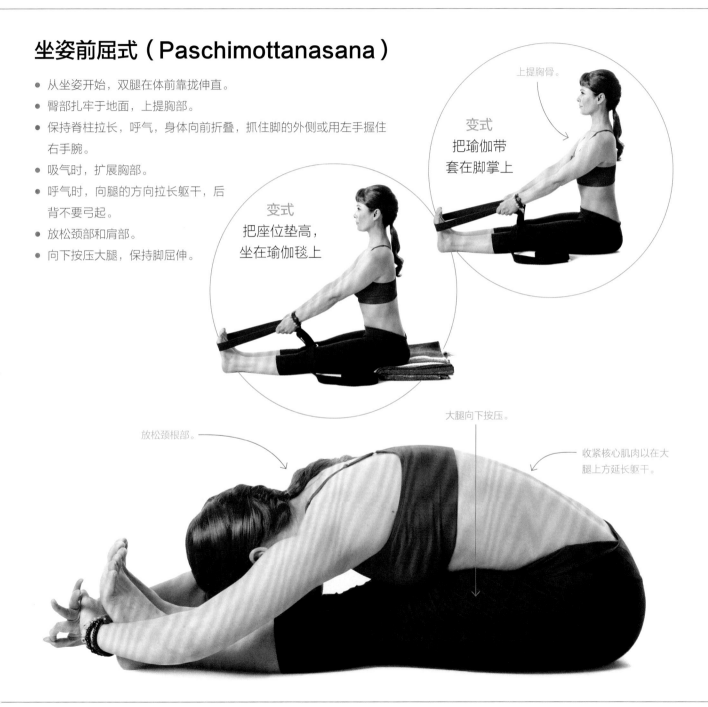

上提胸骨。

变式
把瑜伽带
套在脚掌上

变式
把座位垫高，
坐在瑜伽毯上

放松颈根部。

大腿向下按压。

收紧核心肌肉以在大腿上方延长躯干。

单腿头触膝前屈式（Janu Sirsasana）

- 从坐姿开始，伸直左腿，右膝屈曲。
- 右脚底靠在左大腿的内侧。吸气时伸展脊柱。
- 呼气时，向左腿膝盖方向转动胸部，抓左腿的外侧或用左手握住右手腕。
- 吸气时再次伸展脊柱。
- 呼气时，在伸直腿的上方折叠躯干，双肘打开向前推送，放松颈根部。
- 另一侧重复进行。

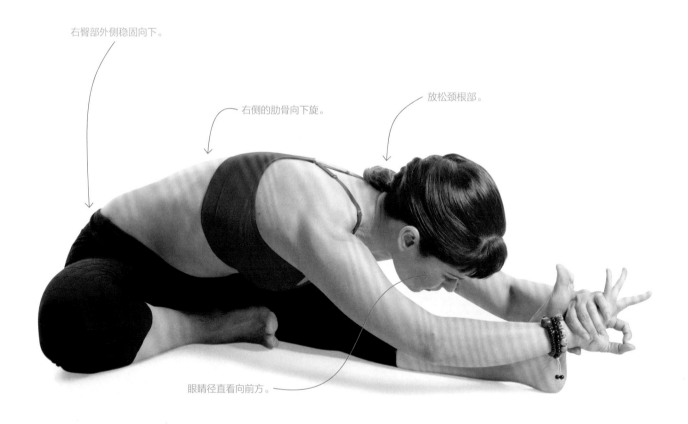

右臀部外侧稳固向下。

右侧的肋骨向下旋。

放松颈根部。

眼睛径直看向前方。

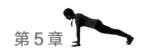

头触膝扭转前屈式（Parivrtta Janu Sirsasana）

- 从分腿坐姿开始。屈曲右膝，将右脚跟一直拉至骨盆位置。
- 把左前臂放于左腿的内侧，然后抓住左脚的内侧。向上伸直右臂，旋转打开胸部。
- 向内旋转右掌，把手移到左脚上，或握住左脚的外侧。
- 旋转打开胸部，眼睛越过右臂向上看。
- 另一侧重复进行。

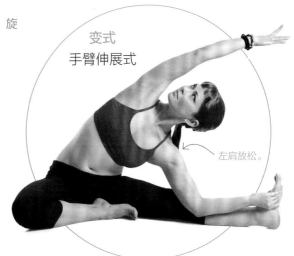

变式
手臂伸展式

左肩放松。

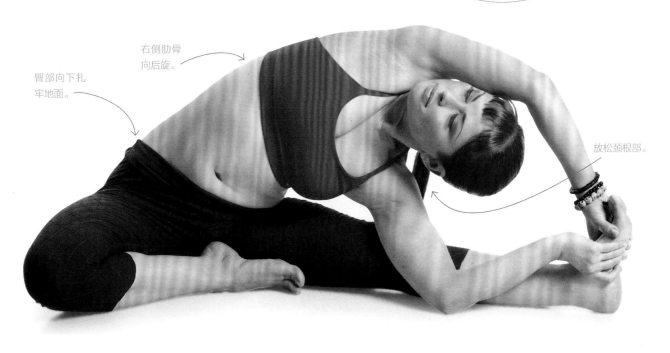

右侧肋骨
向后旋。

臀部向下扎
牢地面。

放松颈根部。

坐姿扭转式（Marichyasana C）

- 从手杖式（第90页）开始。保持左腿伸直，屈曲右膝，右脚应平放于地面，与右边的坐骨在一条直线上。
- 吸气时，坐立的身体向上拉长，然后将左臂向上伸直。
- 呼气时，向右扭动身体，然后把左臂置于右大腿的外侧。
- 屈曲左肘，手指竖起向上。
- 右肩向后旋以扩展胸部，下背部保持向上提起。
- 另一侧重复进行。

建议：确保所有扭动体式的力量都来自上背部而不是下背部。扭动下背部会压迫骶骨，导致下背部疼痛。稳固骨盆，打开胸腔呼吸，之后转动胸腔和肩部，这样可使下背部稳固而舒适。

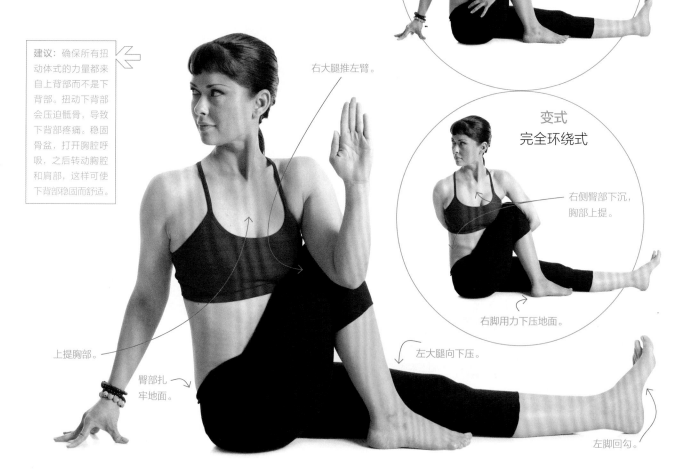

变式
手臂环绕式

扩展上胸部。

变式
完全环绕式

右侧臀部下沉，胸部上提。

右脚用力下压地面。

右大腿推左臂。

上提胸部。

臀部扎牢地面。

左大腿向下压。

左脚回勾。

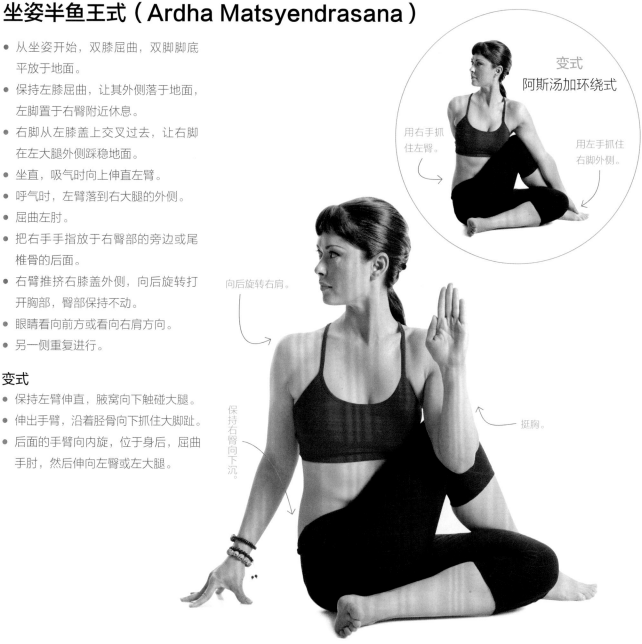

坐姿半鱼王式（Ardha Matsyendrasana）

- 从坐姿开始，双膝屈曲，双脚脚底平放于地面。
- 保持左膝屈曲，让其外侧落于地面，左脚置于右臀附近休息。
- 右脚从左膝盖上交叉过去，让右脚在左大腿外侧踩稳地面。
- 坐直，吸气时向上伸直左臂。
- 呼气时，左臂落到右大腿的外侧。
- 屈曲左肘。
- 把右手手指放于右臀部的旁边或尾椎骨的后面。
- 右臂推挤右膝盖外侧，向后旋转打开胸部，臀部保持不动。
- 眼睛看向前方或看向右肩方向。
- 另一侧重复进行。

变式

- 保持左臂伸直，腋窝向下触碰大腿。
- 伸出手臂，沿着胫骨向下抓住大脚趾。
- 后面的手臂向内旋，位于身后，屈曲手肘，然后伸向左臀或左大腿。

变式
阿斯汤加环绕式

用右手抓住左臀。

用左手抓住右脚外侧。

向后旋转右肩。

保持右臂向下沉。

挺胸。

坐角式（Upavistha Konasana）

- 从坐姿开始，双腿打开呈V形。
- 双脚回勾，双腿伸直，脚趾朝上。
- 保持骨盆扎牢地面。吸气时，拉长脊柱。
- 呼气，保持脊柱延长，双手顺着双腿向前移动，上背部不能弓起。
- 手抓住大脚趾，身体向前屈。

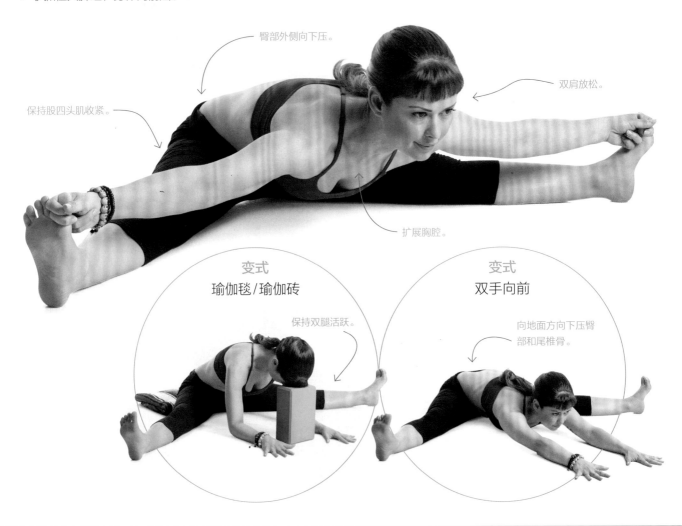

臀部外侧向下压。

双肩放松。

保持股四头肌收紧。

扩展胸腔。

变式
瑜伽毯/瑜伽砖

保持双腿活跃。

变式
双手向前

向地面方向下压臀部和尾椎骨。

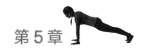

向上坐角式（Urdvha Upavistha Konasana）

- 从坐姿开始，双膝屈曲，双脚平放于地面打开，比髋略宽。
- 抓住大脚趾，向上抬双脚离开地面。
- 臀部扎牢地面，向上拉长脊柱，尾椎骨和坐骨形成三角以支持平衡。
- 开始伸直双腿，呈向上的∨形。
- 放松双肩，眼睛看向前方，或眼睛向上看以挑战平衡能力。

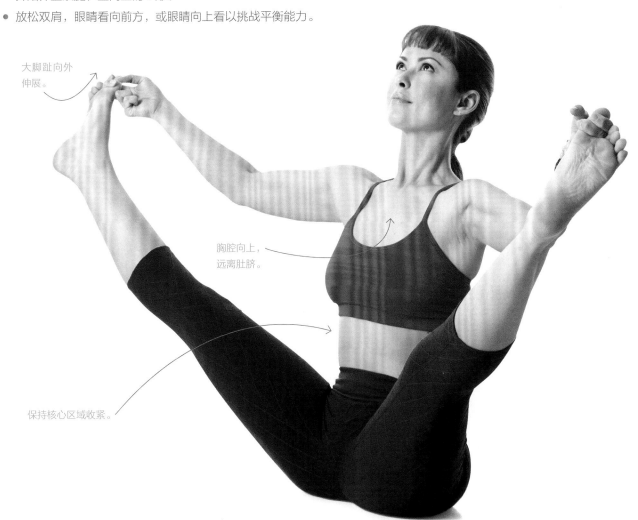

大脚趾向外
伸展。

胸腔向上，
远离肚脐。

保持核心区域收紧。

坐式

束角式（Baddha Konasana）

- 从坐姿开始。屈曲双膝，双脚脚底靠在一起，双脚脚尖朝向前方，脚跟靠近骨盆。
- 握住双脚，就像打开一本书一样分开双脚脚底。
- 当你向前折叠身体时，手继续握住脚，向脚的方向拉腹部，头部压向地面方向。
- 避免脊柱拱起。
- 用手肘把腿往下压以帮助膝盖更接近地面。

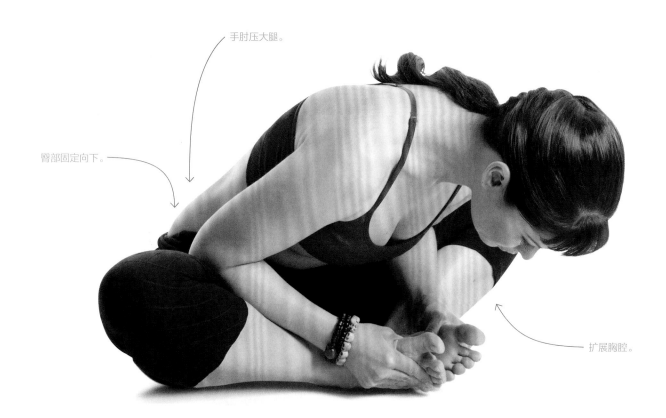

手肘压大腿。

臀部固定向下。

扩展胸腔。

牛面式（Gomukhasana）

- 从坐姿开始，双膝屈曲，双脚平放于地面。
- 右膝落于地面，然后把右脚拉向左膝下方靠近左臀位置。
- 把左腿放于右腿上面，左脚靠近右臀，双腿如同照镜子一样彼此对应。
- 膝盖上下重叠。
- 左臂向后背上方伸，右臂上举向后背下方伸。
- 屈曲双肘，双手在后背相互扣住。如果无法触碰到另外一只手，可以使用一个瑜伽带。
- 另一侧重复进行。

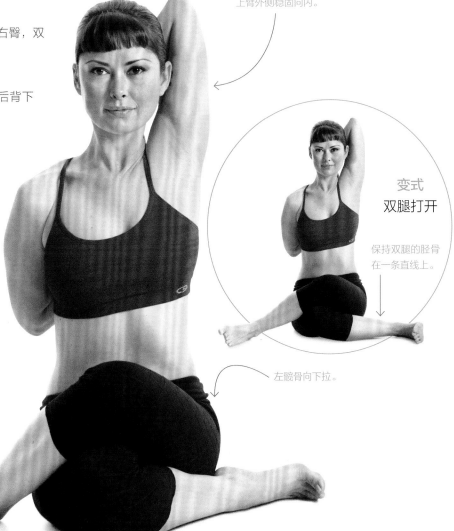

上臂外侧稳固向内。

变式
双腿打开

保持双腿的胫骨在一条直线上。

左髋骨向下拉。

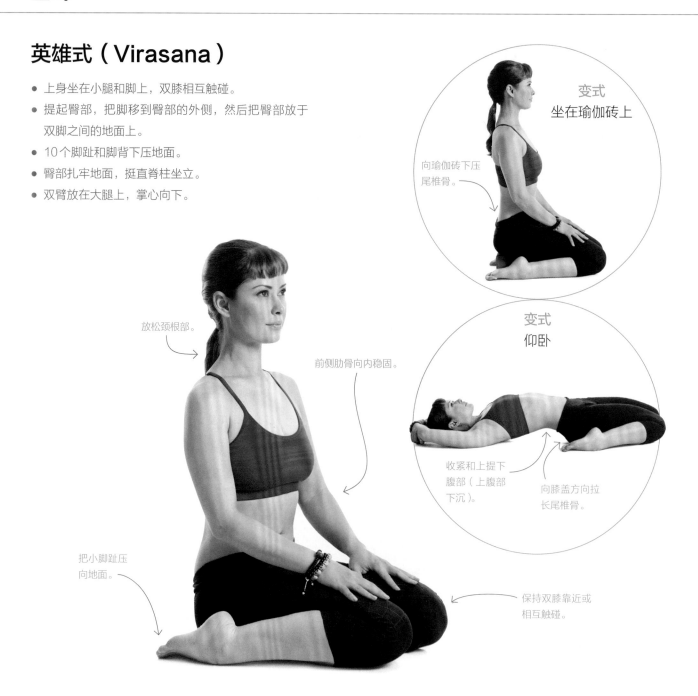

坐式

英雄式（Virasana）

- 上身坐在小腿和脚上，双膝相互触碰。
- 提起臀部，把脚移到臀部的外侧，然后把臀部放于双脚之间的地面上。
- 10个脚趾和脚背下压地面。
- 臀部扎牢地面，挺直脊柱坐立。
- 双臂放在大腿上，掌心向下。

变式
坐在瑜伽砖上

向瑜伽砖下压尾椎骨。

变式
仰卧

收紧和上提下腹部（上腹部下沉）。

向膝盖方向拉长尾椎骨。

放松颈根部。

前侧肋骨向内稳固。

把小脚趾压向地面。

保持双膝靠近或相互触碰。

神猴式（Hanumanasana）

- 从新月式（第69页）开始，右脚位于前面，后腿膝盖放于地面。
- 向后拉臀部，让后侧大腿垂直于地面，然后前腿向前推动直到伸直前腿，勾脚。
- 后脚脚趾踩地，膝盖上提，向后移动几厘米。
- 前脚跟向前推几厘米。
- 继续拉长前后腿之间的距离，直到骨盆落到地面。
- 前腿一侧的臀部向后拉，后腿的臀部向前旋，让臀部摆正。
- 后脚的脚趾伸直，脚背压向地面，然后保持手指触碰地面或者双臂向上伸直。
- 另一侧重复进行。

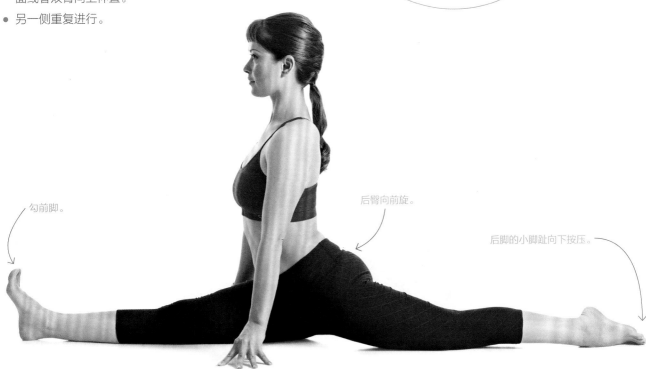

保持下腹部收紧。

右大腿骨向大腿窝的方向推。

变式
借助瑜伽砖

勾前脚。

后臀向前旋。

后脚的小脚趾向下按压。

单腿鸽王式

- 从下犬式（第64页）开始。右腿向前跨，右脚向左推，使右腿胫骨与瑜伽垫朝前的一边平行。
- 当你向地面方向落下骨盆时，保持后面的腿伸直。
- 右脚踝两侧空间一致，右腿外侧向下用力，两侧臀部保持端正。
- 保持前脚回勾。
- 另一侧重复进行。

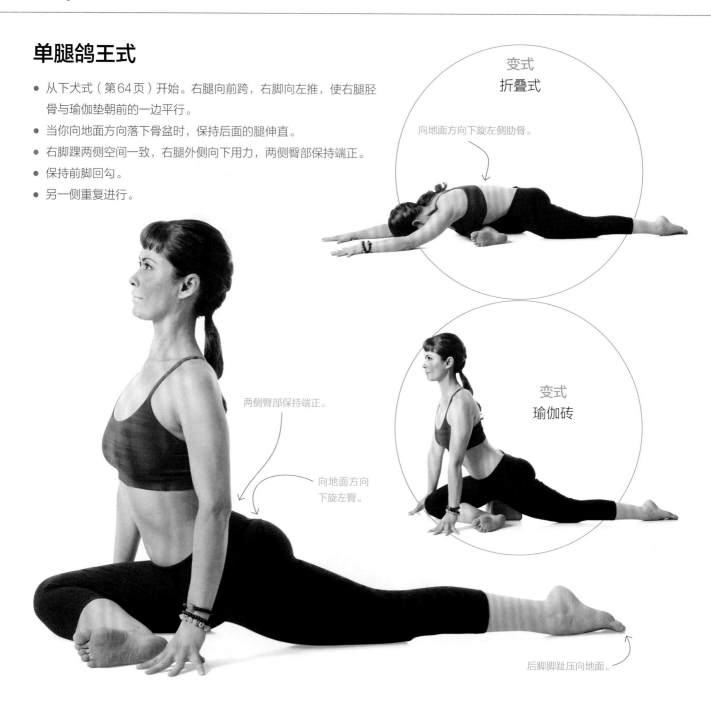

变式
折叠式

向地面方向下旋左侧肋骨。

两侧臀部保持端正。

向地面方向
下旋左臀。

变式
瑜伽砖

后脚脚趾压向地面。

双腿鸽王式

- 从简易坐姿（第89页）开始。右小腿叠放在左小腿上，右脚跟正好位于左膝盖上方，同时右膝盖叠放在回勾的左脚上面。
- 挺直坐立，保持8次呼吸（或最多进行5分钟）。
- 另一侧重复进行。

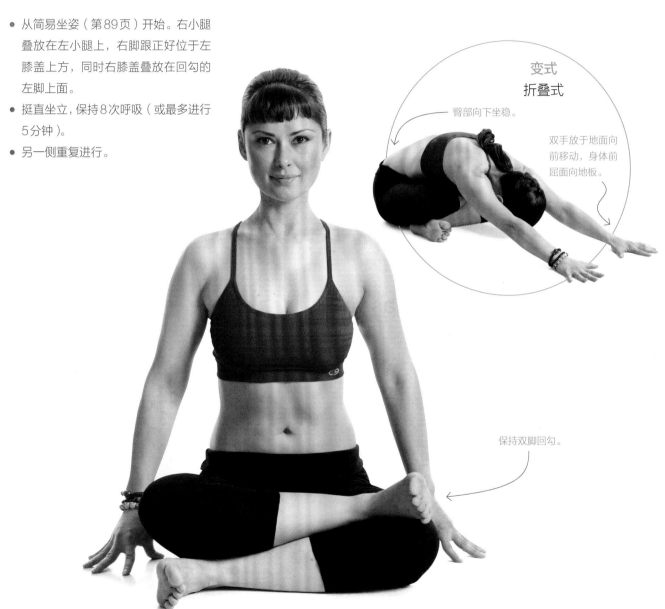

变式
折叠式

臀部向下坐稳。

双手放于地面向前移动，身体前屈面向地板。

保持双脚回勾。

穿针式

- 仰卧于地面，双膝屈曲，双脚平放于地面。
- 把左脚踝放在右膝上面的股四头肌上。
- 轻轻推压左膝远离身体，旋开臀部。
- 左臂穿过两大腿之间的间隙，握住右小腿，左臂正好位于左膝盖下方。
- 移动右手，双手手指相扣。
- 向身体的方向拉双腿以强化拉伸。
- 用左肘向头部方向推右大腿，以体会更强的拉伸感。
- 另一侧重复进行。

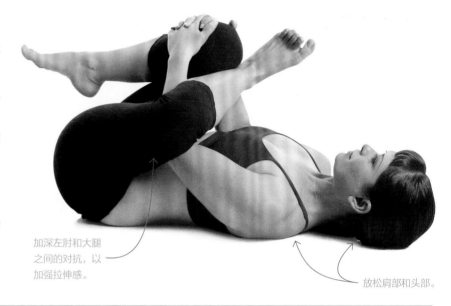

加深左肘和大腿之间的对抗，以加强拉伸感。

放松肩部和头部。

快乐婴儿式（Ananda Balasana）

- 仰卧于地面，双膝屈曲，双脚抬起，脚底朝向天花板。
- 双腿打开比髋稍宽，手抓住脚跟内侧。
- 轻轻向下推脚跟，帮助大腿更靠近你胸部旁边的地面。
- 臀部下沉，尾椎骨向前延伸。
- 放松双肩，保持后脑勺在地面上。

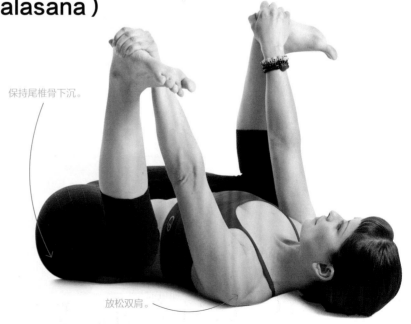

保持尾椎骨下沉。

放松双肩。

仰卧扭转式

- 仰卧于地面，双手环抱双膝于胸前。
- 双臂打开，保持膝盖屈曲靠拢，向右侧下沉双膝。
- 左肩下压，拉长下背部，头略微向左转。
- 另一侧重复进行。

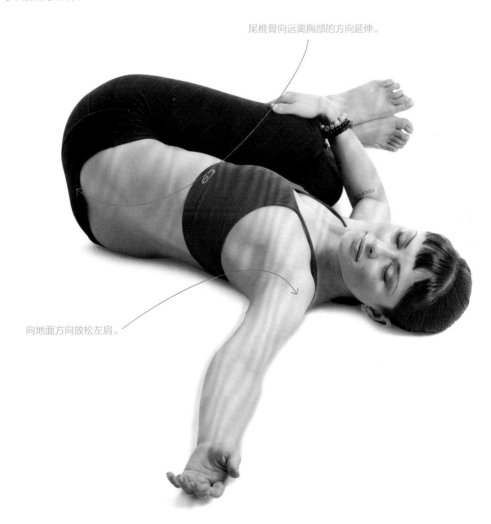

尾椎骨向远离胸部的方向延伸。

向地面方向放松左肩。

倒立式

这些姿势初看起来或许会让你望而生畏，但是你要相信自己，做到这些并不是不可能的。要让孩子学会走路，唯一的方式就是放手，不要怕他跌倒。要知道这并不是在"搞砸"事情——这是学习过程的一部分。专注地进行练习，你将逐渐掌握这些体式，很快，你会感觉自己像一个超级英雄！

需要一点帮助吗？

如果感到举起或支撑身体有困难，可以先靠着墙来练习这些姿势。

海豚式（Makarasana）

- 从手脚着地开始。前臂放于垫子上，打开与肩同宽。
- 脚趾向下卷曲，臀部向上抬起。
- 双腿伸直，尽可能地走向双手方向，保持双肩正好位于双肘上方。
- 放松颈部，眼睛略微看向前方。
- 前侧肋骨向内收紧。
- 放松颈根部。

建议：这是为倒立做的最后准备。这个姿势可以加强上背部及髋关节屈肌的力量和柔韧性。开始时在体式中保持5次呼吸，逐渐增加至固定的20次呼吸。当你觉得海豚式做起来比较舒服了，就可以开始靠着墙进行完全的倒立式了。

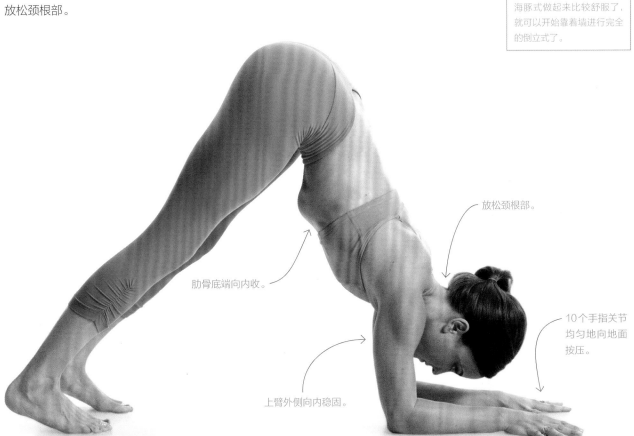

放松颈根部。

肋骨底端向内收。

10个手指关节均匀地向地面按压。

上臂外侧向内稳固。

倒立式

头倒立式（Sirsasana）

- 从跪姿开始，将小臂放于地面，肘关节的距离与肩同宽，十指交叉，最底部的小手指放于另一个小手指的前面。
- 双手手掌之间保留足够的空间，差不多可以放进一个台球。
- 手腕是稳固的而不是松弛的。
- 将头顶置于地面，用双手手掌的根部和手腕抱住后脑勺，肘关节内收，脚趾踩地，双腿伸直，然后走向脸的方向。
- 当脊柱接近或已经垂直于地面时，将一条腿屈膝靠向胸口，然后另一只脚轻轻跳到与这条腿相同的位置上（你看起来就像在进行炮弹式跳水一样）。
- 双腿向天花板方向伸直，肩部保持稳定，前臂压向地面，前侧肋骨向内收，尾椎骨上提。

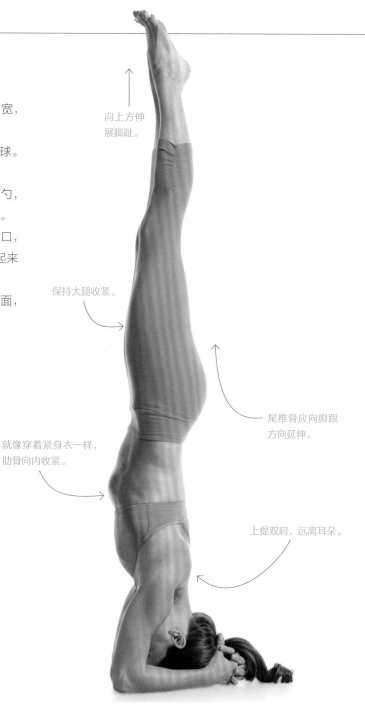

向上方伸展脚趾。

保持大腿收紧。

尾椎骨应向脚跟方向延伸。

就像穿着紧身衣一样，肋骨向内收紧。

上提双肩，远离耳朵。

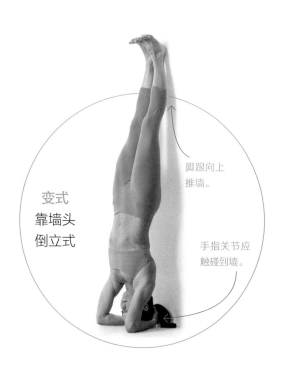

变式
靠墙头
倒立式

脚跟向上推墙。

手指关节应触碰到墙。

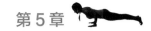

三点头倒立式（Sirsasana B）

- 从手脚着地开始，头顶下落至地面。
- 双手手掌平放于地面，双手打开与肩同宽，双肘呈90度，前臂与地面垂直。
- 脚趾踩地，膝盖上提，双腿伸直。
- 向脸的方向移动双脚。
- 把右膝放于右侧的肱三头肌，然后把左膝放于左侧的肱三头肌。
- 核心区域收紧，向上举起臀部位于肩部上方，同时双腿向上伸直，进入头倒立式。
- 保持手肘向内，双肩向上提，前侧肋骨向内收紧，尾椎骨向上，双腿收紧朝天花板方向伸。

伸展脚趾。

两条大腿靠拢在一起。

就像穿着紧身衣一样，肋骨向内收紧。

向脚跟方向延伸尾椎骨。

双肘向内拉。

上提肩部，远离耳朵。

变式
靠墙三点式头倒立

双脚回勾。

向脚跟方向上提尾椎骨。

倒立式

前臂倒立式/孔雀起舞式
（Pincha Mayurasana）

- 从海豚式（第107页）开始。
- 在不拉伤肩部的情况下，双脚尽量地向双肘的方向移动。
- 双肩保持在双肘上方，向上伸直惯用腿。
- 屈曲另一条腿并用力向上提起，让臀部竖起在肩部正上方。
- 双腿靠在一起，同时向上伸直。
- 眼睛略微看向前方（朝向地面方向）以保护颈部。

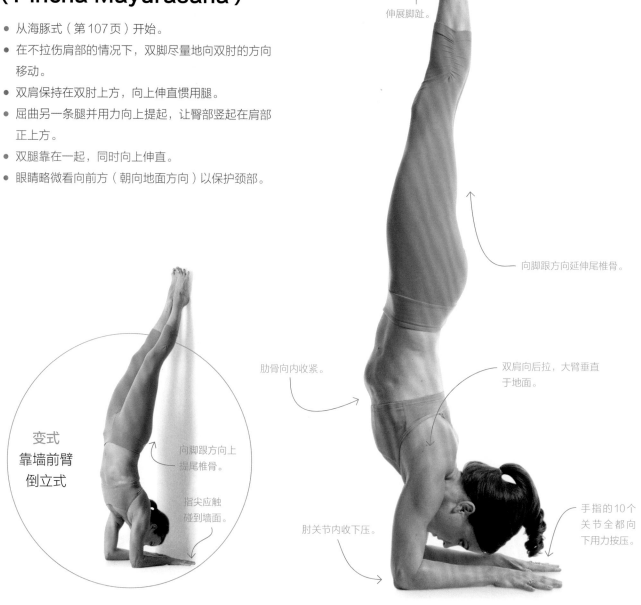

伸展脚趾。

向脚跟方向延伸尾椎骨。

肋骨向内收紧。

双肩向后拉，大臂垂直于地面。

变式
靠墙前臂倒立式

向脚跟方向上提尾椎骨。

指尖应触碰到墙面。

肘关节内收下压。

手指的10个关节全都向下用力按压。

蝎子式（Vrischika）

- 从前臂倒立式（第110页）开始。放松胸肌，从双臂中间向前移动上胸部，同时屈曲双膝。
- 保持双膝打开与髋同宽，双脚的内侧相互触碰。
- 通过收紧大腿后侧来进一步屈曲双膝，双脚向下落的同时抬起下巴，扩展视野范围。
- 用屈曲的双膝来平衡扩展的胸部，帮助你呈现出全面的平衡状态。

屈曲双膝。

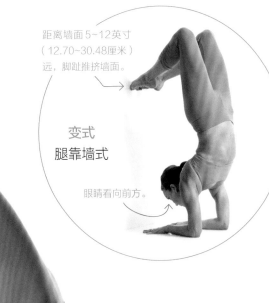

距离墙面5~12英寸（12.70~30.48厘米）远，脚趾推挤墙面。

变式
腿靠墙式

眼睛看向前方。

放松胸部。

扩展锁骨。

变式

- 从前臂倒立式（第110页）开始，手指面对墙，离墙1英尺（30.48厘米）远，双脚触碰在一面墙上。
- 放松胸肌，眼睛看向前方。
- 屈曲一条腿的膝盖，脚趾尖触碰墙面。
- 另一条腿做相同的动作，双脚对齐，这样双脚的大脚趾触碰在一起，双膝打开与髋同宽。
- 继续朝墙面的方向伸展胸部，当双脚向墙面下方伸时，轻轻上提胸部，双脚按压墙面以帮助打开胸部。

倒立式

手倒立式（Adho Mukha Vrksasana）

- 从下犬式（第64页）开始。双肩向前移动至双手腕的上方，双脚朝双手方向走几厘米。
- 向空中抬起惯用腿，眼睛看向指尖前方的位置。
- 双臂伸直，上臂外侧收紧保持稳定。
- 屈曲另一条腿并向上跳，抬起臀部位于双肩之上。
- 当臀部位于双肩之上时，上拉第二条腿以和顶部的腿会合。

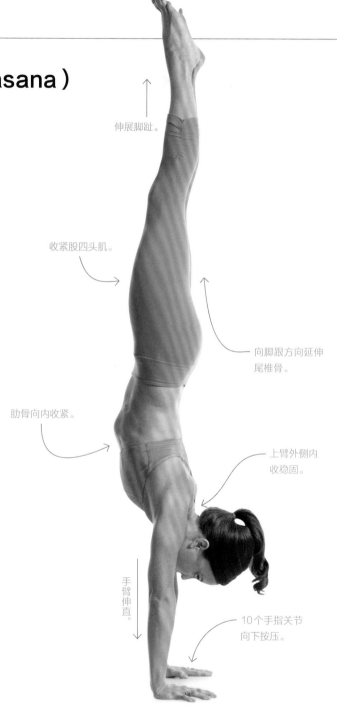

伸展脚趾。

收紧股四头肌。

向脚跟方向延伸尾椎骨。

肋骨向内收紧。

上臂外侧内收稳固。

手臂伸直。

10个手指关节向下按压。

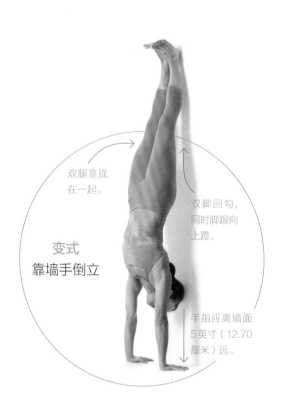

双腿靠拢在一起。

双脚回勾，同时脚跟向上蹬。

变式
靠墙手倒立

手指应离墙面5英寸（12.70厘米）远。

手倒立蝎子式

- 从手倒立式（第112页）开始。放松胸肌，从双臂中间向前移动上背部以扩展上胸部。
- 上抬下巴和视线。
- 屈曲双腿，保持双膝打开与髋同宽，双脚内侧相互触碰。
- 通过进一步屈曲双膝，向头部方向继续下落双脚。
- 保持上提尾椎骨，用屈曲的双膝来维持与扩张的胸部之间的平衡。

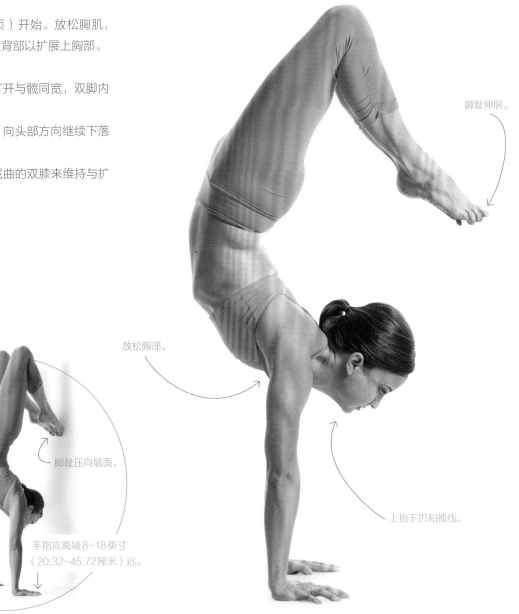

脚趾伸展。

双膝打开与髋同宽。

变式
靠墙手倒立蝎子式

脚趾压向墙面。

手指应离墙8~18英寸（20.32~45.72厘米）远。

放松胸部。

上抬下巴和视线。

犁式（Halasana）

- 仰卧于地面，双臂放在身体两侧。
- 向上抬起双腿，向后摆动至臀部位于双肩之上，然后脚趾踩在地面上。
- 双臂外侧向地面下压，以支撑双肩上的重量。
- 略微抬起下巴以拉长颈部。
- 向上推大腿使双腿伸直。

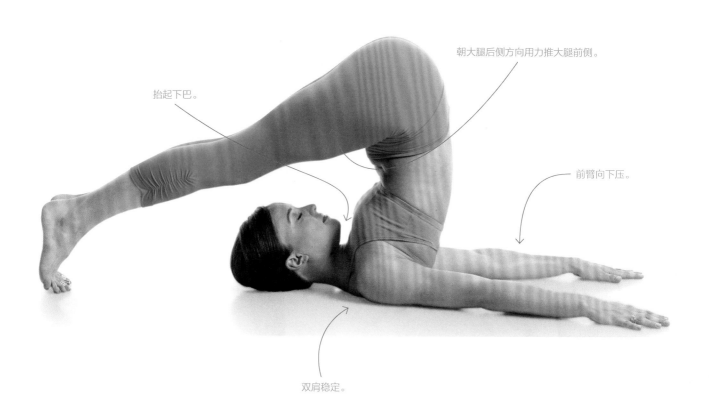

抬起下巴。

朝大腿后侧方向用力推大腿前侧。

前臂向下压。

双肩稳定。

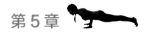

肩倒立式（Salamba Sarvangasana）

- 从犁式（第114页）开始。用力推后背下方的双肩和肱三头肌，让臀部抬起处于它们的正上方。
- 屈曲双肘，保持双肘打开与肩同宽，手支撑在下背部。
- 双腿向上空伸直，让脚跟、臀部和肩部在一条直线上。
- 双手向靠向地面的下背部移动以帮助更好地抬起臀部。
- 略微抬起下巴，眼睛看向肚脐。

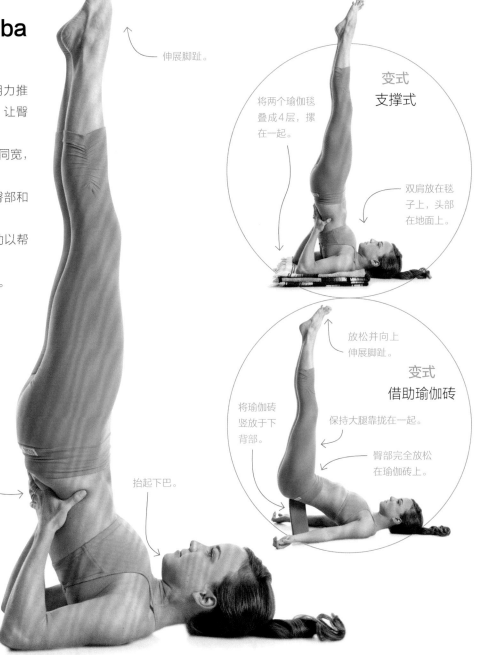

伸展脚趾。

将两个瑜伽毯叠成4层，摆在一起。

变式
支撑式

双肩放在毯子上，头部在地面上。

放松并向上伸展脚趾。

变式
借助瑜伽砖

将瑜伽砖竖放于下背部。

保持大腿靠拢在一起。

臀部完全放松在瑜伽砖上。

推后背把臀部抬起来。

抬起下巴。

上臂和双肘向内收，以增加稳定性。

手臂平衡式

结合倒立式，手臂平衡式练习让我们的背部曲线更加完美，也塑造和增强我们的双肩和核心区域。你不需要有健身背景或超强的力量也能完成这些动作！只需要耐心和不断练习的决心。这些平衡姿势教我们如何培养专注力和信任自己。这些姿势很巧妙地结合了力量和平衡，提醒我们拥有着成功所需的所有条件——而且，这些练习非常有趣！

爱丽丝："这不可能。"
疯帽子："只要你相信是就是。"
——《爱丽丝梦游仙境》

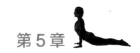

乌鸦式（Bakasana）

- 双膝打开深蹲，双脚内侧相互触碰。
- 双臂放于双腿之间，双手向前移动直到双臂伸直。
- 胸部落到大腿的水平位置。
- 当双手向后移动时保持这个姿势，把双膝放在大臂上端，靠紧。
- 向上抬起臀部并向前倾斜，在手腕正上方屈曲双肘。
- 眼睛看向水平方向，把一只脚抬起来靠近臀部。
- 用双膝紧靠双肘，有助于在第二条腿离开地面时保持根基稳固。
- 向臀部方向拉紧双脚脚跟，然后上背部弓起。

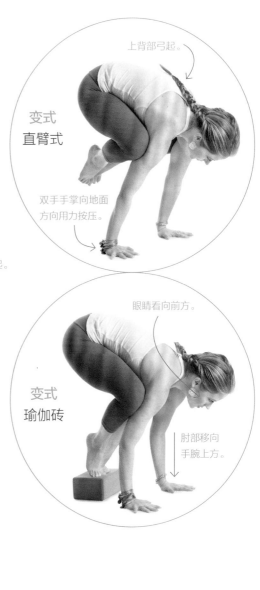

变式
直臂式

上背部弓起。

双手手掌向地面
方向用力按压。

变式
瑜伽砖

眼睛看向前方。

肘部移向
手腕上方。

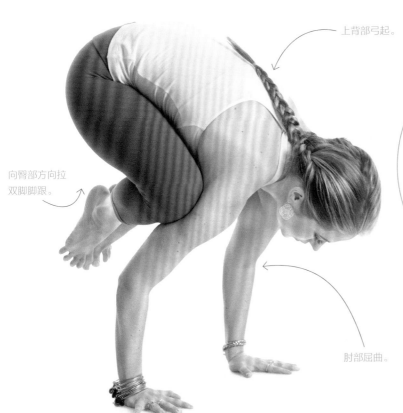

上背部弓起。

向臀部方向拉
双脚脚跟。

肘部屈曲。

侧乌鸦式（Parsva Bakasana）

- 从双腿并拢深蹲开始，用双脚的前脚掌着地保持平衡。向右侧扭转躯干，把左臂移到右大腿的外侧，保持对抗用力以帮助身体继续扭转。
- 双手手掌平放于地面，打开与肩同宽，手指指向前方。
- 略微抬起臀部，身体向前倾斜，肘部位于手腕上方。
- 继续屈曲肘部至上臂和前臂接近90度，眼睛看向水平方向。
- 双腿并拢，双脚离开地面向上抬起，直到小腿与地面平行。
- 上背部弓起，上臂向内用力收紧。
- 另一侧重复进行。

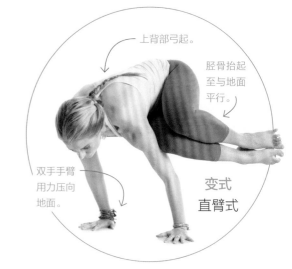

上背部弓起。

胫骨抬起至与地面平行。

双手手臂用力压向地面。

变式
直臂式

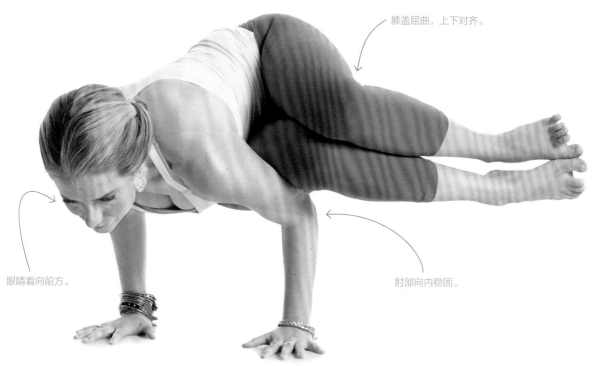

膝盖屈曲，上下对齐。

眼睛看向前方。

肘部向内稳固。

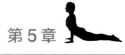

侧平板一式（Vasisthasana）

- 从平板式（第137页）开始。左掌放于瑜伽垫的中心位置，向左侧翻转身体，左脚外侧着地。右脚放于左脚上面。
- 左掌用力按压地面，肩部远离耳垂，右肩位于左肩正上方。
- 收紧腹斜肌，上提臀部，臀部上下对齐。
- 向上伸直右臂，眼睛看向侧边或上方。
- 另一侧重复进行。

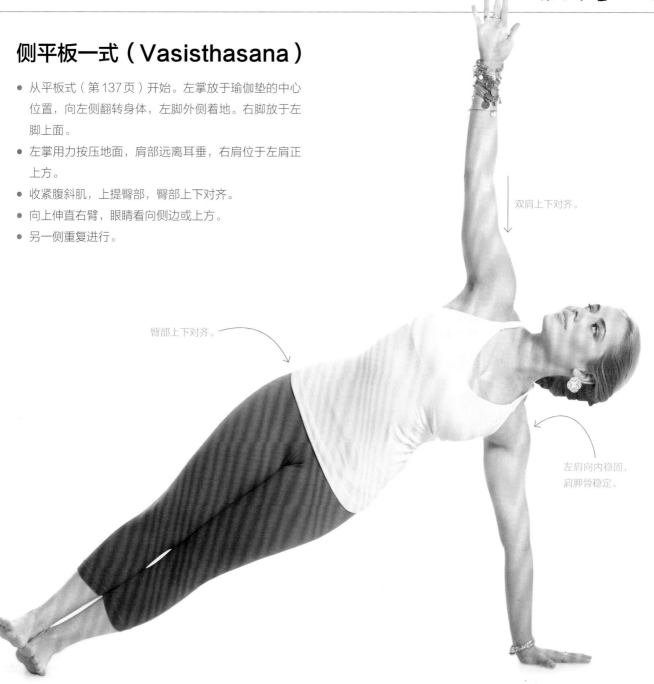

双肩上下对齐。

臀部上下对齐。

左肩向内稳固，肩胛骨稳定。

侧平板二式（Vasisthasana II）

- 从侧平板一式（第119页）开始，右手放于瑜伽垫上。
- 抬起左脚，膝盖收向胸部。
- 用左手大拇指和食指或中指钩住左大脚趾。
- 向地面按压右脚的同时朝天花板的方向伸直左腿。
- 右脚外侧扎牢地面，帮助臀部抬起，直到上面的一条腿完全伸直。
- 眼睛向上看向左脚，保持右臂伸直，肩部远离耳朵，上臂外侧向内稳固以支撑身体。

变式

- 从侧平板二式开始，屈曲左腿膝盖，左脚掌落于右大腿的内侧。左脚趾指向右脚，左脚跟指向骨盆。
- 右大腿和左脚掌相互推压形成对抗力。
- 抬起臀部，右脚外侧按压地面。
- 眼睛看向上方。

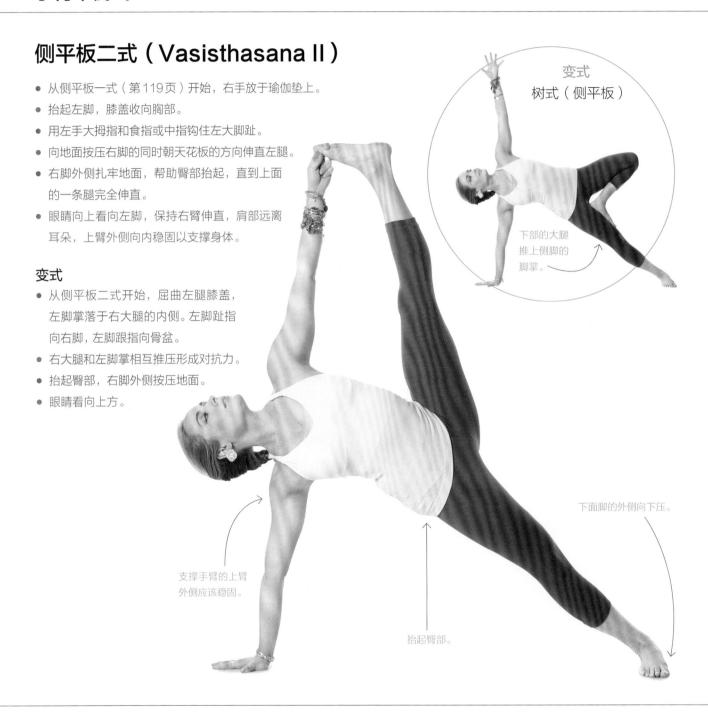

变式
树式（侧平板）

下部的大腿推上侧脚的脚掌。

支撑手臂的上臂外侧应该稳固。

抬起臀部。

下面脚的外侧向下压。

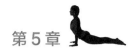

飞鸽式（Eka Pada Galavasana）

- 从山式（第63页）开始。抬起右脚，把脚踝放在左膝盖上面，回勾抬起的脚，让其悬在左大腿的外侧。

- 从臀部向前倾斜身体时屈曲左腿膝盖，把重心放在脚跟上，然后伸展躯干。

- 双手手掌平放于前方地面，打开与肩同宽。

- 右胫骨靠在肱三头肌上，绕着左臂的外侧锁住右脚。

- 眼睛看向前方，向后移动左脚，同时屈曲双肘直到与手腕呈90度。

- 左脚向上抬离地面，上背部弓起。

- 向后伸直抬起的腿，就像在推开什么东西一样。伸直脚趾。

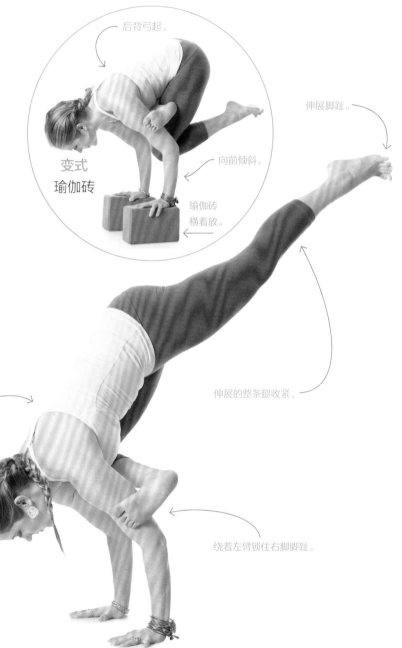

后背弓起。

伸展脚趾。

变式
瑜伽砖

向前倾斜。

瑜伽砖横着放。

伸展的整条腿收紧。

上背部弓起。

绕着左臂锁住右脚脚趾。

腿交叉双臂支撑式（Bhujapidasana）

- 从站立前屈式（第50页）开始，双脚打开，略比髋宽。
- 双膝略微屈曲，躯干向下折叠，双臂环抱住大腿。
- 用右手抓住右小腿。把肩部放到小腿后面，就像试着把背包的带子挂在肩上。左侧也这样重复进行。
- 一旦你不能舒适地继续向下折叠，就把双手平放于地面，打开与肩同宽，手指指向前方。
- 臀部下沉，好像打算坐在双臂上一样。
- 上抬脚跟，然后是脚趾，之后脚踝交叉。
- 双腿挤压双臂伸直，上背部弓起（这是这个姿势较有难度的地方）。

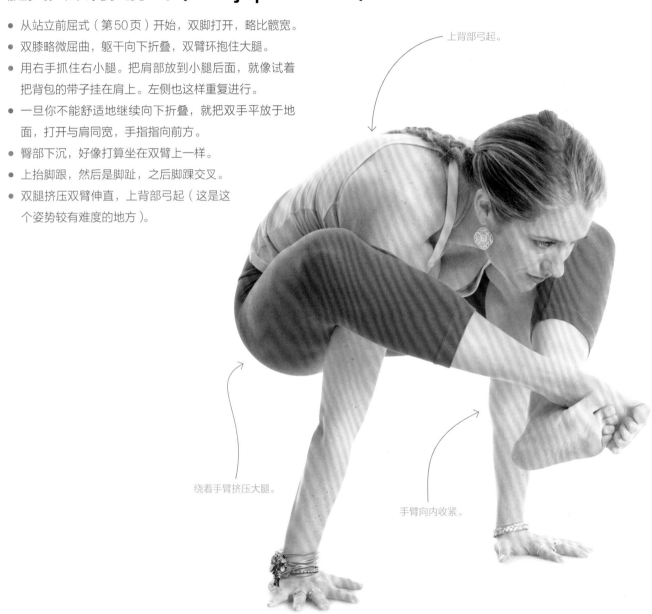

上背部弓起。

绕着手臂挤压大腿。

手臂向内收紧。

萤火虫式（Tittibhasana）

- 从站立前屈式（第50页）开始，双脚打开，略比髋宽。
- 双膝略微屈曲，躯干向前折叠，双臂缠绕双腿。用右手抓住右小腿。把肩部放到小腿后面，就像试着把背包的带子挂在肩上。左侧也这样重复进行。
- 一旦你不能舒适地继续向下折叠，就把双手平放于地面，打开与肩同宽，手指指向前方。臀部下沉，好像打算坐在双臂上一样。
- 眼睛看向前方，首先抬起脚跟，然后是脚趾。
- 当上抬的双腿内侧紧压双臂产生牢固的连接时，继续向手腕方向下沉臀部。
- 伸直双臂和双腿，双脚向天空方向延伸。
- 大腿环抱着双臂时，通过向后旋双肩来扩展上胸部。

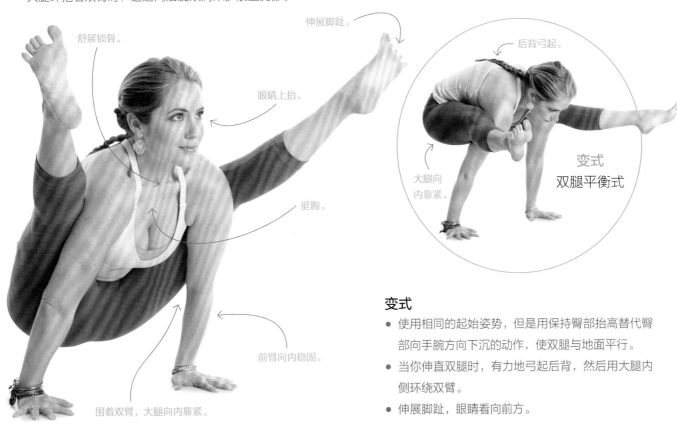

舒展锁骨。

伸展脚趾。

眼睛上抬。

挺胸。

前臂向内稳固。

围着双臂，大腿向内靠紧。

后背弓起。

大腿向内靠紧。

变式
双腿平衡式

变式

- 使用相同的起始姿势，但是用保持臀部抬高替代臀部向手腕方向下沉的动作，使双腿与地面平行。
- 当你伸直双腿时，有力地弓起后背，然后用大腿内侧环绕双臂。
- 伸展脚趾，眼睛看向前方。

123

后仰式

后仰式可加强和延长整个脊柱及其支持肌肉，并能帮助打开髋部。这些体式也被证明会产生内啡肽。内啡肽使我们心胸开阔，还能帮助减少后背多年积累的紧张压力，强化核心区域，提升平衡能力和精力。

有一点很重要：并不是需要超强的柔韧才可以练习后仰式——你只需有一定的位置感和耐心。练习这些姿势是非常自由的，进入你身体允许的深度，并学习如何在不挑战极限的情况下维持力量平衡。

建议

*在练习后仰式时是否感到下背部疼痛？不要让下背部塌陷——当你进入这种姿势时保持下腹部收紧及尾椎骨下沉。向后伸展上半身，保持脊柱底部稳固！

*颈部感到一阵疼痛吗？不要担心后仰式中头部一直向上看的动作。保持颈部四周对等，不要让颈根部缩紧。上提胸部，放松上背部。

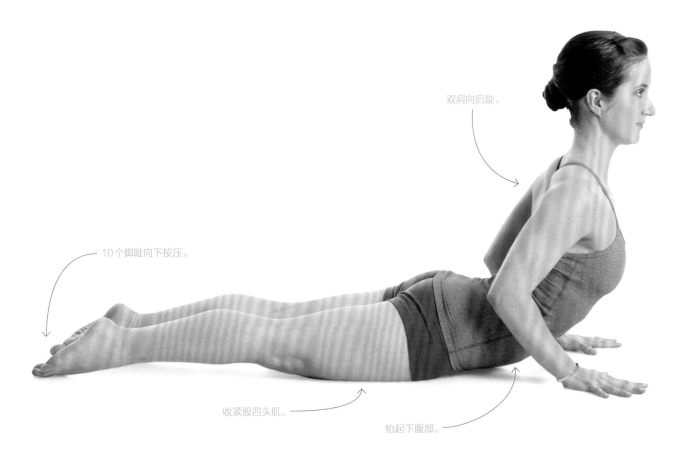

眼镜蛇式（Bhujangasana）

- 从俯卧开始，双腿打开与髋同宽。
- 双手平放于肋骨旁边的地面，双肘屈曲位于手腕后方。
- 10个脚趾按压地面，双腿收紧，大腿内侧上提以扩展下背部，
  保持臀部放松。
- 手掌推地，先抬起头部和胸部，再把肋骨和腹部推离地面。
- 当你向后拉双肩打开上胸部时，保持双肘屈曲。
- 从双臂中间向后拉上胸部，眼睛上抬看向前方或看向上方。

双肩向后旋。

10个脚趾向下按压。

收紧股四头肌。

抬起下腹部。

上犬式（Urdhva Mukha Svanasana）

- 从俯卧开始，双腿打开与髋同宽。
- 双手平放于肋骨旁边的地面，双肘屈曲位于手腕后方。
- 10个脚趾按压地面，双腿收紧，大腿内侧向上提以扩展下背部，保持臀部放松。
- 双手手掌和脚背下压，身体其他部位离开地面。
- 提起胸部时，下沉臀部，保持双腿伸直。
- 双肩向后旋，从双臂之间扩张胸部。
- 手臂伸展，把重力均等地分布在所有手指上。
- 视线向前或向上。

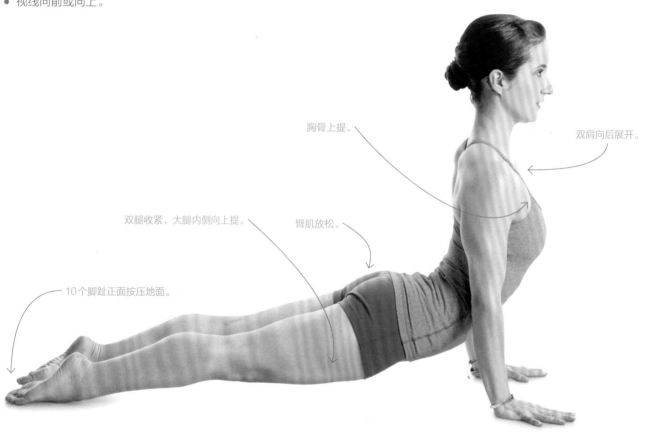

胸骨上提。

双肩向后展开。

双腿收紧，大腿内侧向上提。

臀肌放松。

10个脚趾正面按压地面。

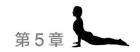

蝗虫式（Salabhasana）

- 俯卧，双腿打开与髋同宽，双臂平放于体侧，掌心向上。
- 10个脚趾压向地面，双腿收紧，向上提大腿内侧以扩展下背部，保持臀部放松。
- 收紧核心区域，肋骨和手背推向地面，抬起胸部和双腿（注意：胸部和双腿要抬到相同的高度）。
- 脚趾向后延伸，就像脚趾在试着抓东西；双肩向后旋以帮助提升胸部。

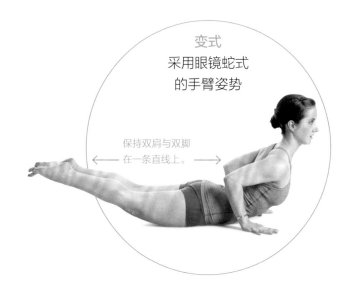

变式
采用眼镜蛇式
的手臂姿势

保持双肩与双脚
在一条直线上。

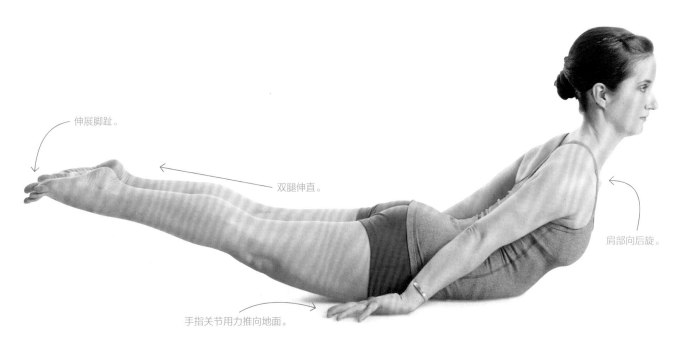

伸展脚趾。

双腿伸直。

肩部向后旋。

手指关节用力推向地面。

弓式（Dhanurasana）

- 从俯卧开始。
- 双膝屈曲，双手抓住双脚外侧或脚踝外侧，大拇指向下。
- 当你向后推压双腿以抬起胸部时，保持膝盖屈曲、双脚打开
  与髋同宽。
- 用力保持大腿向上拉，向垫子按压肋骨以帮助提升胸部。
- 使用双臂上抬双膝和大腿，使其离开地面。

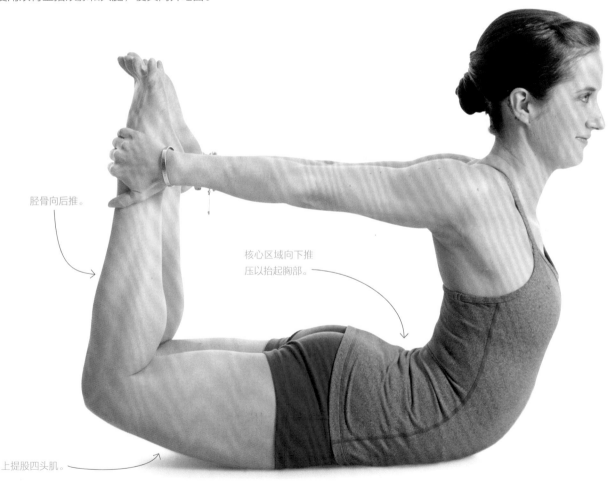

胫骨向后推。

核心区域向下推
压以抬起胸部。

上提股四头肌。

骆驼式（Ustrasana）

- 从双膝屈曲开始，双脚打开与髋同宽，脚背平放于地面。
- 保持骨盆位于双膝上方，尾椎骨下沉，然后上提下腹部。
- 双手放于胸前进行祈祷式（anjalimudra），双肩向后旋，双肘向内收紧。
- 向后弯曲脊柱打开胸腔，但是臀部要位于双膝上方。
- 当你不能更加向后弯曲时，释放双臂然后抓住脚跟。
- 放松头部，打开喉部。

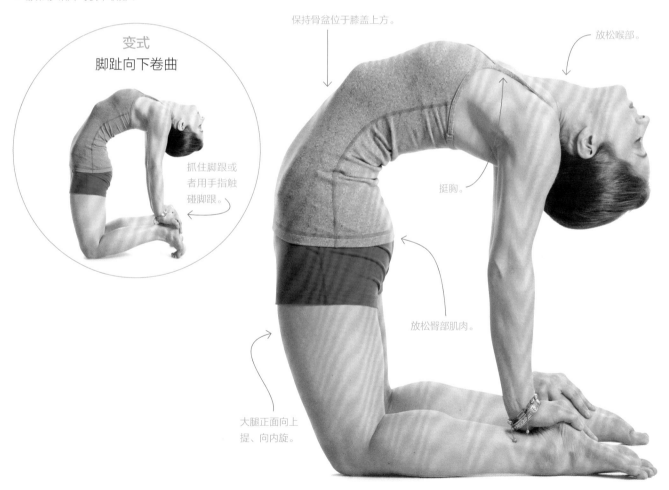

变式
脚趾向下卷曲

抓住脚跟或者用手指触碰脚跟。

保持骨盆位于膝盖上方。

放松喉部。

挺胸。

放松臀部肌肉。

大腿正面向上提、向内旋。

后仰式

桥式（Setu Bandha Sarvangasana）

- 平躺于地面，双膝屈曲，双脚平放于地面，双脚打开与髋同宽。
- 抬起臀部离开地面，在下背部双手十指交叉。
- 双肩下压，双脚压地，抬起臀部至膝盖的高度。
- 下巴略微上抬，臀部放松。
- 膝盖与臀部保持在同一个高度和宽度上，向内旋大腿内侧以扩展下背部。

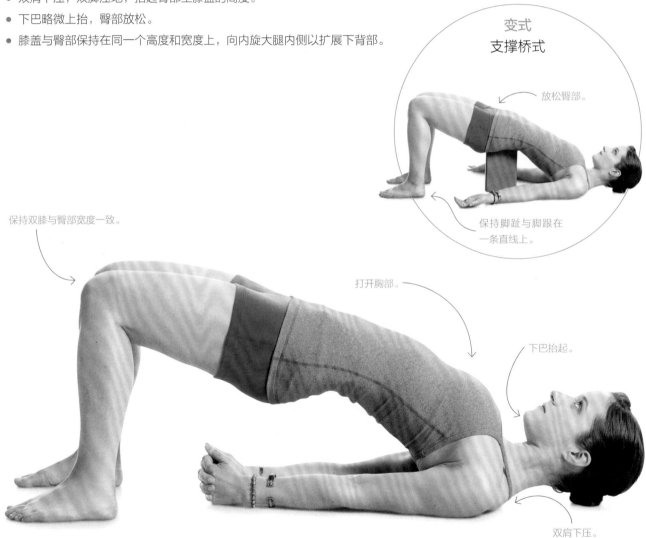

变式
支撑桥式

放松臀部。

保持脚趾与脚跟在
一条直线上。

保持双膝与臀部宽度一致。

打开胸部。

下巴抬起。

双肩下压。

上弓式（Urdhva Dhanurasana）

- 平躺于地面，双膝屈曲，双脚平放于地面，打开与髋同宽。
- 翻转手掌朝向肩部方向，手掌向下按地，指尖指向肩部，肘部朝上。
- 向上提起臀部和头，然后轻轻把头顶放于垫子上。
- 当双肘有向外分开的倾向时，要向内收紧，然后向肩窝拉双肩以防止双肩内扣。
- 双手推地，双臂伸直，头部离开地面，伸展上胸部。
- 双脚向双手方向移动，把双肩带入手腕正上方的位置，或是尽可能地靠近手腕。
- 双脚脚掌着地，双腿上提，帮助你抬起骨盆。
- 朝膝盖方向下拉尾椎骨以延长下背部。
- 保持臀部位于这个高度，脚跟稳固地踩在垫子上。
- 向内稳固上臂的外侧，向下旋大腿上端的内侧。

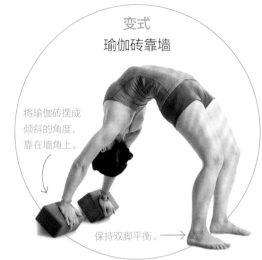

变式
瑜伽砖靠墙

将瑜伽砖摆成倾斜的角度，靠在墙角上。

保持双脚平衡。

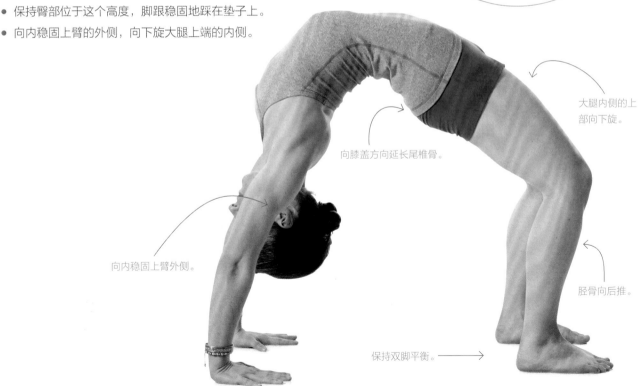

大腿内侧的上部向下旋。

向膝盖方向延长尾椎骨。

向内稳固上臂外侧。

胫骨向后推。

保持双脚平衡。

后仰式

狂野式（Camatkarasana）

- 从下犬式（第64页）开始。右腿向上空抬起，膝盖屈曲时向外旋开臀部。
- 胸部和骨盆向身体左侧旋转，朝向天花板。
- 右脚落于身后的地面上，落地时整个脚着地或仅仅是脚掌着地，以便更深地向后弯曲背部。
- 拱起胸部，向上提起右臂，向前伸直，手臂内侧转向地面。
- 抬起臀部，让头部悬空。

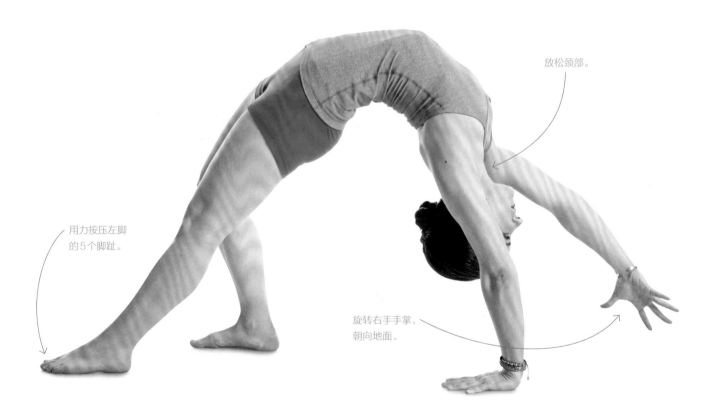

放松颈部。

用力按压左脚的5个脚趾。

旋转右手手掌，朝向地面。

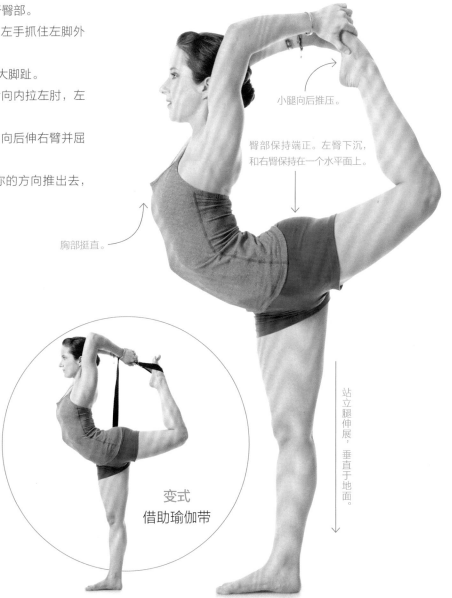

舞王式（Natarajasana）

- 从山式（第63页）开始。把左手放于臀部。
- 屈曲左膝，在身体后侧提起左腿。用左手抓住左脚外侧的脚趾。
- 慢慢移动手指与脚趾，直到抓住你的大脚趾。
- 抬起大腿，向外并向上旋左肘，然后向内拉左肘，左肘指向天花板。
- 保持站立的腿伸直，右臂上举伸直。向后伸右臂并屈曲右肘，用手抓住左脚。
- 一旦双手握住脚，就把小腿向远离你的方向推出去，收紧大腿前侧向上抬，胸部上提。
- 另一侧重复进行。

变式

- 从山式（第63页）开始。用瑜伽带做一个大环套住左脚前脚掌。
- 左手放于臀部上以维持平衡，用右手握住瑜伽带，在舒适的情况下尽可能在靠近脚的位置握住瑜伽带，掌心向上。
- 肘部向外向上旋，上提大腿远离地面。
- 左臂向上伸直，屈曲肘部，然后用左手抓住瑜伽带。
- 脚推挤着瑜伽带，上提大腿。
- 当脚继续推挤瑜伽带时，双手向瑜伽带下方移动，直到手碰到脚为止。

小腿向后推压。

臀部保持端正。左臂下沉，和右臂保持在一个水平面上。

胸部挺直。

站立腿伸展，垂直于地面。

变式
借助瑜伽带

核心区域

通常情况下，瑜伽体式中包含很多强化核心区域的动作，以下这些动作直接作用并提升核心力量。瑜伽中大多数核心力量的训练已经附带强化双肩和上背部的特点。（提醒：定期练习这些姿势可使你感到强壮、自信并充满魅力。用你自己的最佳状态持续练习这些动作！）

建议

在训练核心区域时是否感到下背部不舒适？在进行任何腿下落的动作时，比如在船式中，可以允许双膝略微屈曲，也可以用前臂在身后做支撑。

船式（Paripurna Navasana）

- 从坐立开始，双膝屈曲。
- 保持脊柱延长，身体向后倾到双脚可以悬离地面。
- 从双腿一起伸直开始，身体呈 V 形。保持手臂向前伸直并与地面平行。
- 用尾椎骨和两个坐骨这三点维持身体平衡，胸部上提，眼睛看向前方。

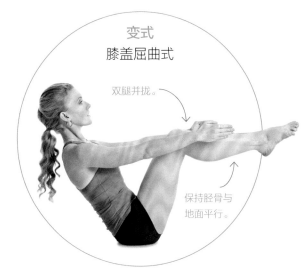

变式
膝盖屈曲式

双腿并拢。

保持胫骨与地面平行。

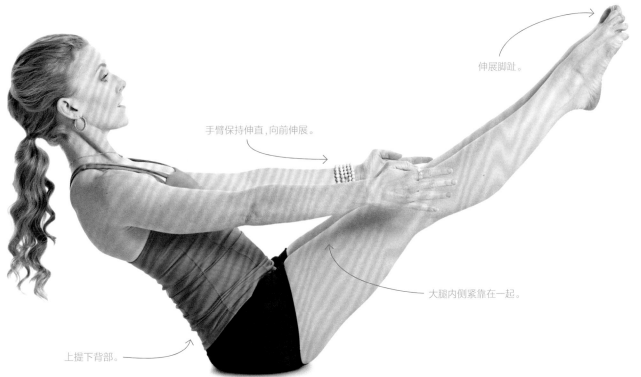

伸展脚趾。

手臂保持伸直，向前伸展。

大腿内侧紧靠在一起。

上提下背部。

核心区域

半船式（Ardha Navasana）

- 从船式（第135页）开始。
- 身体向下落，直到双腿和胸部悬在地面上方，几乎在一条直线上。
- 保持肩胛骨远离垫子，大腿紧靠在一起。
- 手臂伸直，眼睛看向脚趾。

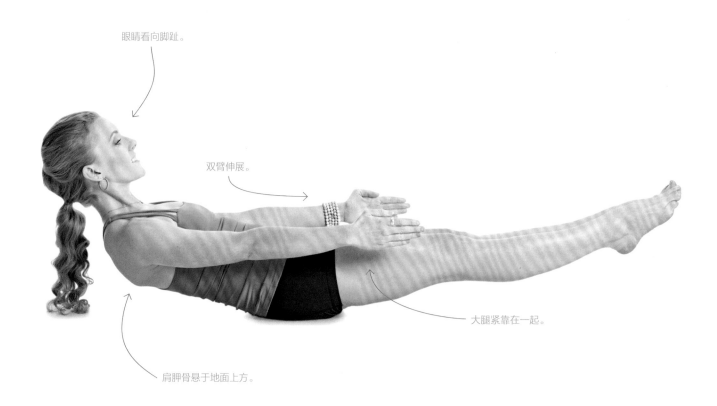

眼睛看向脚趾。

双臂伸展。

大腿紧靠在一起。

肩胛骨悬于地面上方。

平板式

- 从四肢着地开始，双臂伸直，双肩垂直于手腕上方，掌心平放于地面。
- 向下回勾脚趾，双脚后退直到双腿伸直，双脚打开与髋同宽。
- 保持肩部、臀部和脚跟在一条直线上，核心区域和股四头肌收紧。
- 向内稳固上臂外侧，放松颈根部，伸展胸部，将重心均匀分布在所有指关节上。
- 眼睛看向前方。

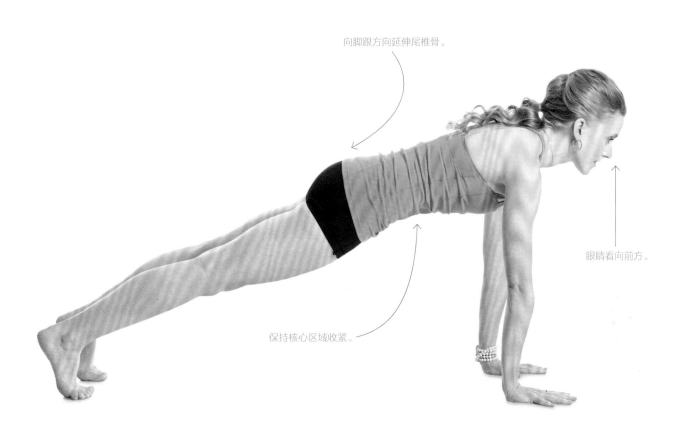

向脚跟方向延伸尾椎骨。

眼睛看向前方。

保持核心区域收紧。

前臂平板式

- 从四肢着地开始，小臂放于地面，相互平行，与肩同宽。
- 脚趾踩地，双脚向后退直到双腿伸直，双脚打开与髋同宽。
- 双肩垂直于双肘正上方。肩部、臀部和脚跟应保持在一条直线上。
- 保持前侧肋骨内收，尾椎骨向脚跟方向延伸。
- 眼睛看向指尖前面的地面。

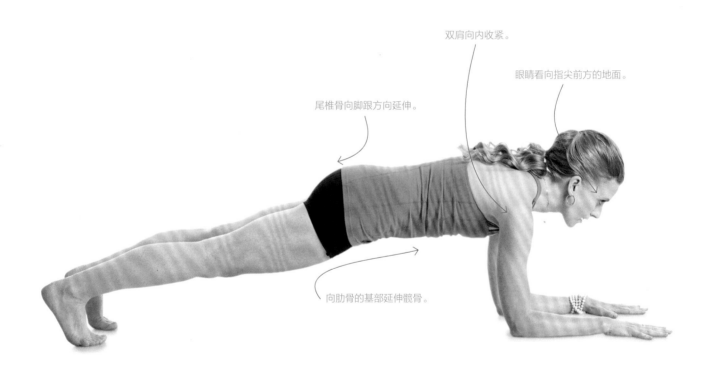

双肩向内收紧。

眼睛看向指尖前方的地面。

尾椎骨向脚跟方向延伸。

向肋骨的基部延伸髋骨。

四柱支撑式（Chaturanga Dandasana）

- 从平板式（第137页）开始。
- 眼睛向前看，当双肘屈曲90度时保持前侧肋骨向内收。
- 肘部向内，垂直于手腕上方，肩部下沉到与肘部在一条直线上。
- 眼睛看向前方，肩部上提。
- 上背部打开，不要耸肩，肩胛骨向后背下拉。

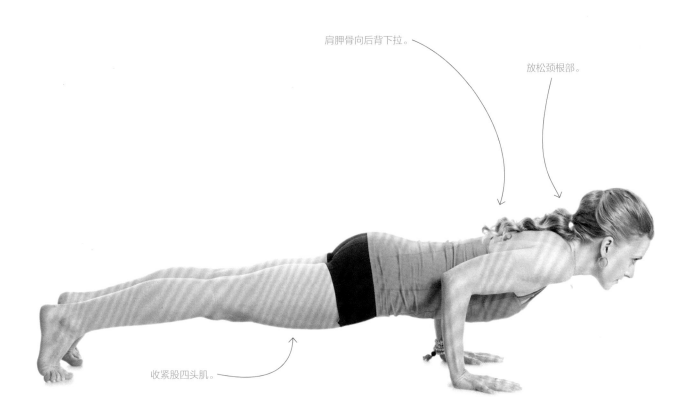

肩胛骨向后背下拉。

放松颈根部。

收紧股四头肌。

修复体式

瑜伽中最基本的一个内容是从容呼吸。修复体式可以帮助我们调整大脑的波动，找回内在的平静。练习时为了达到最佳效果，需要保持5分钟（如果感觉舒服可保持得更久一些）。请闭上眼睛，让头脑平静下来。如果你正需要摆脱压力、补充精力、放松和平静下来的话，那么这些姿势正是你所需要的。

建议

使用越多的瑜伽辅具，练习效果会越好。不要嫌麻烦，在练习时使用你所需要的任何东西——瑜伽毯、抱枕、瑜伽砖、瑜伽带……让你的修复体式成为一个最舒服的姿势。

靠墙的倒箭式（Viparita Karani）

- 开始时与墙面垂直而坐。
- 屈曲双膝，仰躺于地面。
- 旋转躯干，躺在地上，臀部靠近墙角，双腿靠着墙面向上伸直，与身体呈90度（可用一条瑜伽带把双脚绑在一起，这样可以使双腿得到更大程度的放松）。
- 双臂放于身体旁边，掌心向上，或双肘屈曲90度。

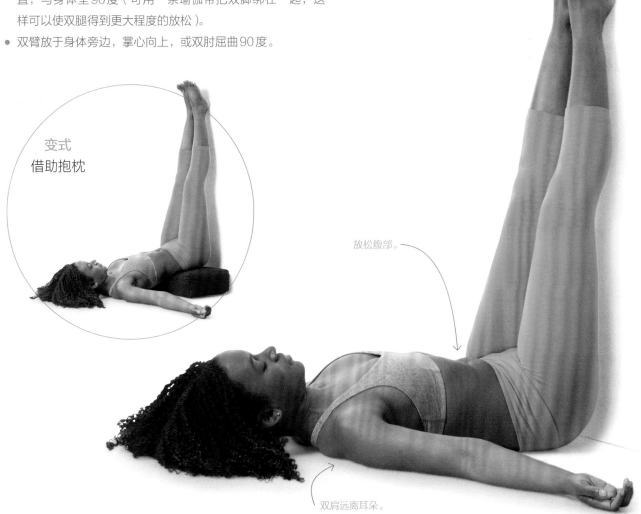

变式
借助抱枕

放松腹部。

双肩远离耳朵。

仰卧手抓大脚趾腿伸展式（Supta Padangusthasana）

第一步：

- 从仰卧开始。
- 屈曲右膝，用食指和中指勾住脚大拇指，或使用一条瑜伽带套在脚掌上。
- 朝天花板的方向伸直右腿，脚超过臀部的位置。
- 向地面放松右肩，向下延长右坐骨。
- 保持至少8次呼吸。

右膝后侧伸展。

放松右肩。

左大腿向下推压。

第二步：

- 向外侧旋右脚脚趾，向侧面打开右侧腹股沟。
- 把左手放在左臀上，帮助左侧髋部固定。
- 右臀在其臀窝中向内旋转，眼睛看向左肩或保持自然。
- 保持至少8次呼吸。

左臀稳固向下。

右脚跟向上旋，脚趾向下。

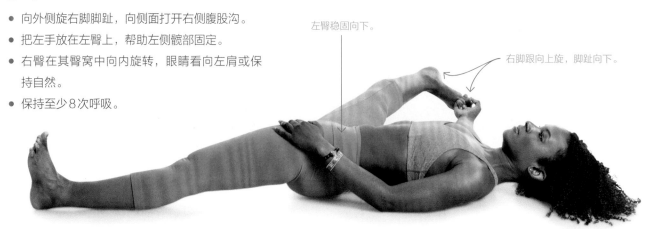

第三步：

- 拉右腿回到身体中间位置。
- 用左手抓住或用一条瑜伽带套住右脚外侧，右臂平放于地面，与肩部在一条直线上。
- 向左边拉右腿，让右腿悬在地面上方。
- 保持右肩朝地面方向固定或肩部落在地面上。
- 保持至少8次呼吸。

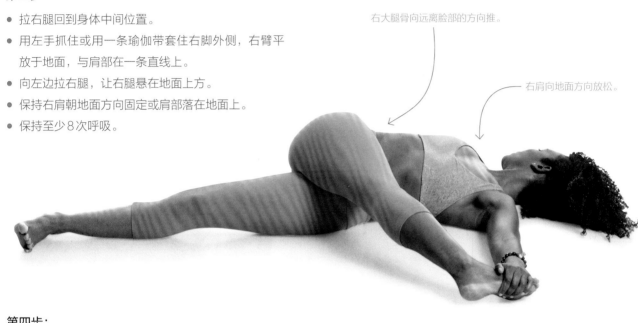

右大腿骨向远离脸部的方向推。

右肩向地面方向放松。

第四步：

- 抬起右腿回到身体中间位置，用双手抓握小腿或脚。
- 把腿轻轻向头的方向拉，放松双肩。
- 头部放于地面，右腿尽量伸直。
- 至少保持8次呼吸。
- 另外一侧分别重复这四个部分。

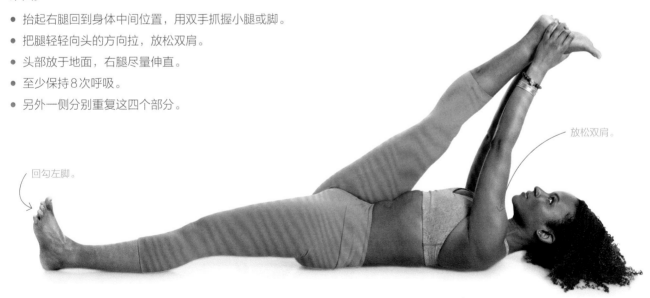

回勾左脚。

放松双肩。

修复体式

仰卧束角式（Supta Baddha Konasana）

- 仰躺于地面，双膝屈曲向两侧打开，双脚脚底合在一起。
- 在感觉舒适的情况下，脚跟尽可能近地靠近骨盆。
- 上提胸部，肩胛骨向地面上拉以延长颈部。
- 双臂打开放于地面，掌心向上。

变式
借助一个抱枕、两条
瑜伽毯和一条瑜伽带

放松大腿内侧。

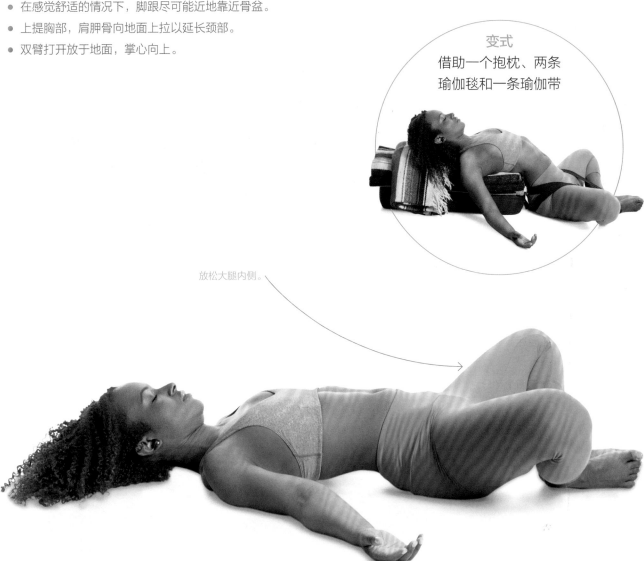

婴儿式（Balasana）

- 坐在小腿上，膝盖和脚着地。在大腿上方折叠躯干，前额靠在地面上。
- 双臂分别放于体侧，掌心向上。
- 放松双肩和颈部。

建议：如果双脚感觉太紧，可以分开双膝与髋同宽，但要保持脚相互触碰，这会给你的胸部腾出空间。你也可以在双脚和臀部之间放一条毯子以缓解来自臀部的紧张。

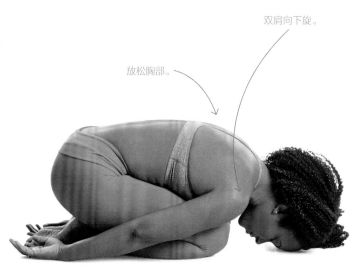

双肩向下旋。

放松胸部。

摊尸式（Savasana）

- 仰躺于地面。
- 双腿、双臂打开放于地面，双手掌心向上。
- 打开胸部，让肩胛骨放松。释放你身上所有的紧张。
- 闭上眼睛（或用一块布遮住眼睛更好），然后让呼吸回到正常状态。
- 清空大脑，放松休息。

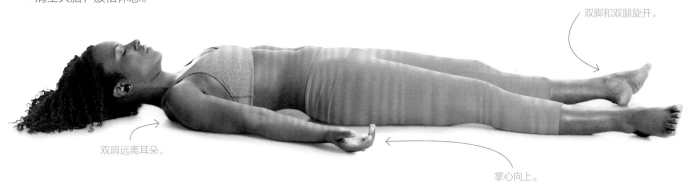

双脚和双腿旋开。

双肩远离耳朵。

掌心向上。

更多的基本姿势

除了本章中的传统瑜伽姿势，我还额外增加了一些动作序列。我把一些姿势（比如仰卧雨刮式）设计为一个动态模式的小组合，而有些姿势（比如手指伸展式）的目的是训练一些常用的具体部位。可在每天的训练计划中任选其中的某个姿势作为序列的一部分或是单独进行练习。练习应是一个很自由的事情，根据需要在练习中改动姿势或插入其他的元素——这使你可以轻松有趣地进行练习，一点也不会觉得枯燥！

建议

记住，每一个姿势都有一个变式可满足练习需要。听从身体需要，放下自大。这让我想起阿尔伯特·爱因斯坦的话："每个人都是天才，但是如果你用爬树的能力来评判一条鱼，那它一生都会觉得自己很笨。"

仰卧举腿式

- 仰卧于地面，双腿向天空伸直。
- 双臂平放于身体两侧，掌心向下，双肩放松。
- 呼气时，臀部向上抬，离开地面几厘米。
- 吸气时，向下落下下背部。

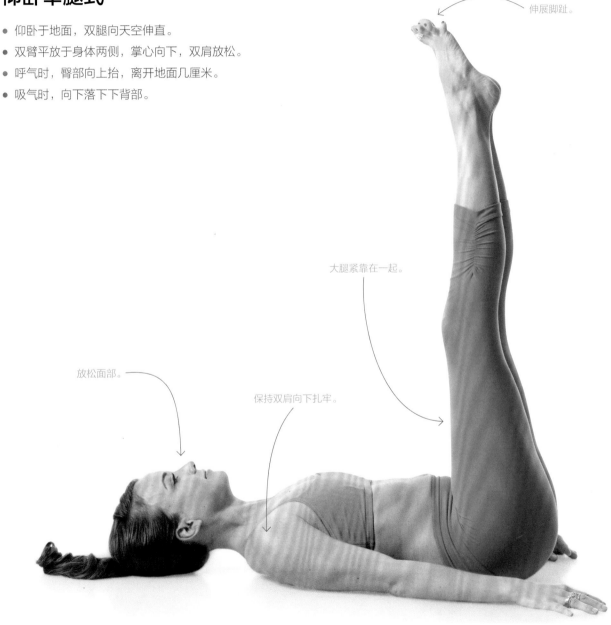

伸展脚趾。

大腿紧靠在一起。

放松面部。

保持双肩向下扎牢。

仰卧雨刮式

- 仰卧于地面，双腿向上伸直。
- 手臂与肩部在一条直线上并向侧面打开放在地面上，掌心向下。
- 呼气时，保持双腿伸直靠拢并倒向一侧。
- 吸气，双腿回到中间位置，然后换另外一边。

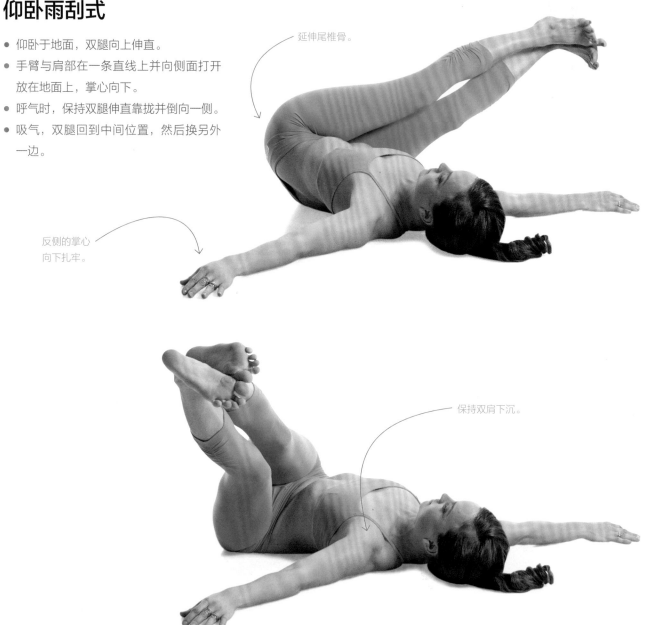

延伸尾椎骨。

反侧的掌心向下扎牢。

保持双肩下沉。

指尖收腹式

- 仰卧于地面，双腿向上伸直。
- 保持右腿向上，左腿伸直，向下落直到悬在地面上方。
- 呼气时，抬起头和上背部离开地面，双臂向前伸直。
- 保持这个姿势，如果可以，双手手指在右大腿后侧相对。

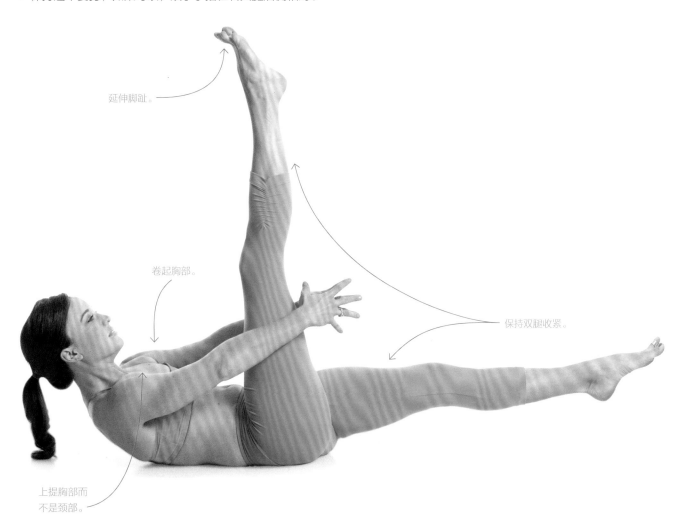

延伸脚趾。

卷起胸部。

保持双腿收紧。

上提胸部而
不是颈部。

下腹扭动式

- 仰卧于地面，双腿向上伸直。
- 保持右腿向上，左腿伸直，向下落直到悬在地面上方。
- 呼气时，抬起头和上背部离开地面，向右大腿的外侧伸展双臂，双手手指交叉。
- 呼气时，保持身体的扭转角度，上面的腿落下和下面的腿靠在一起。
- 吸气时，上提右腿回到原来的位置。

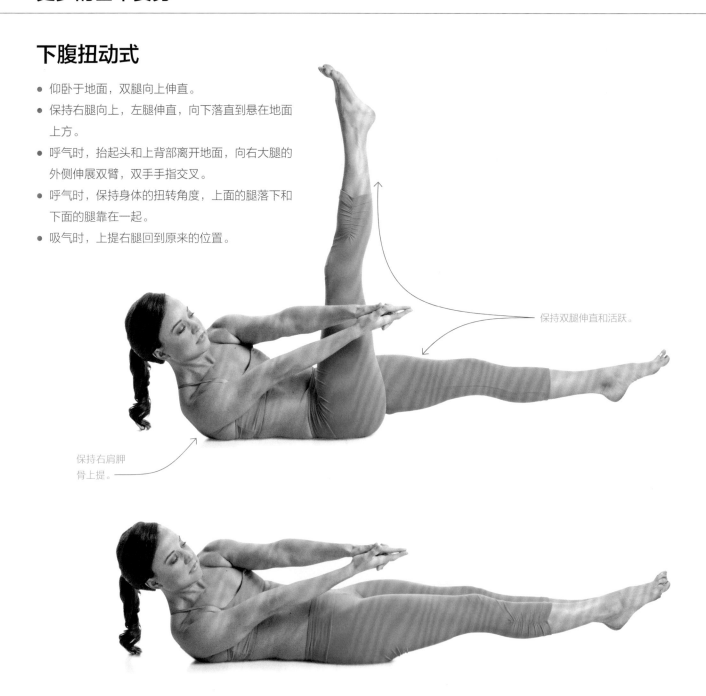

保持双腿伸直和活跃。

保持右肩胛骨上提。

抱膝触胸式

- 仰卧于地面，双膝拉向胸部。
- 抱住胫骨，拉紧双腿靠向胸部，然后向双膝方向拉前额或鼻子，使头部离开地面。
- 双肩放松。

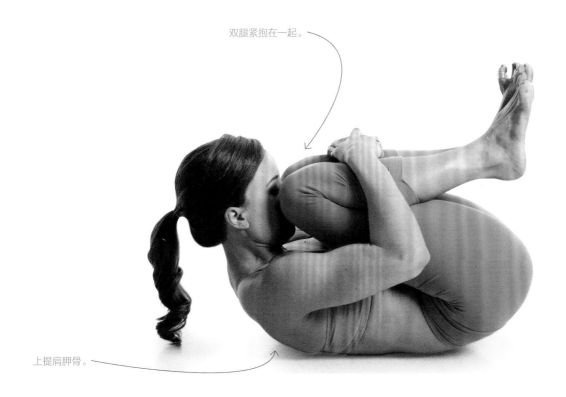

双腿紧抱在一起。

上提肩胛骨。

更多的基本姿势

简易坐姿扭转式

- 从简易坐姿（第89页）开始。右手手指放于尾椎骨后面，帮助支撑你向上坐直。
- 左手手腕向大腿外侧延伸。
- 轻轻向腿上按压左手腕，让胸部向后旋转。

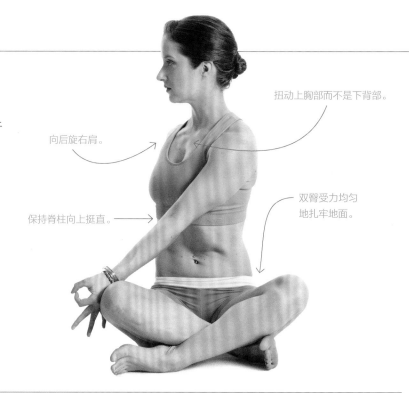

扭动上胸部而不是下背部。

向后旋转右肩。

保持脊柱向上挺直。

双臀受力均匀地扎牢地面。

小狗式

- 从四肢着地开始，双膝打开与髋同宽，双手打开与肩同宽。
- 臀部在膝盖上方，向身体前侧移动双臂，保持手臂伸直。
- 向地面方向放松腹部、胸部和喉部。
- 大臂外侧向内收紧，双手手掌相互推压。
- 额头触地。

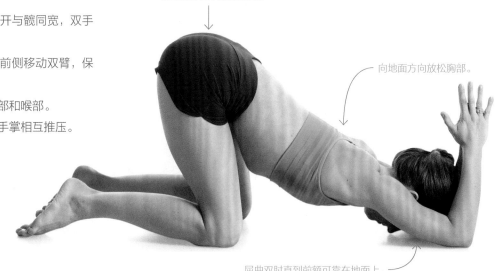

保持臀部位于膝盖上方。

向地面方向放松胸部。

屈曲双肘直到前额可靠在地面上。

女神式

- 开始时，双脚打开一条腿长的距离，双脚保持平衡。
- 脚跟向内旋，脚趾朝外，膝盖与脚趾指向一个方向。
- 屈曲膝盖，骨盆在身体中间位置向下落。
- 双臂上举，双肘略微屈曲，掌心向上。
- 你可以做一个手印（第290~293页）或让掌心打开。

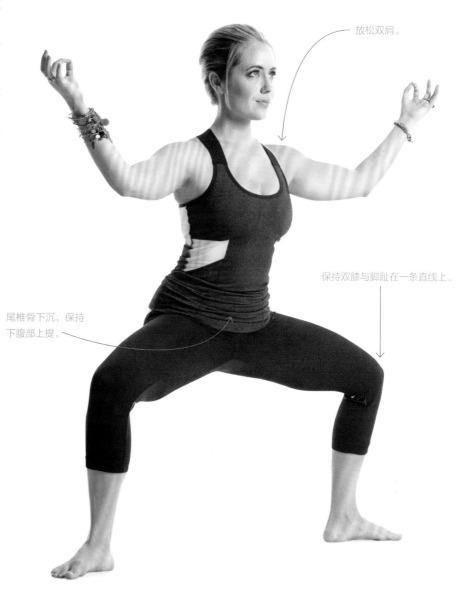

放松双肩。

保持双膝与脚趾在一条直线上。

尾椎骨下沉，保持下腹部上提。

更多的基本姿势

鼻触膝式

- 从下犬式（第64页）开始，向上空伸直右腿。
- 双肩位于双手手腕上方，保持手臂伸直，然后向胸部拉紧右膝。
- 当左脚用力推地面和弓起后背时，试着亲吻膝盖。

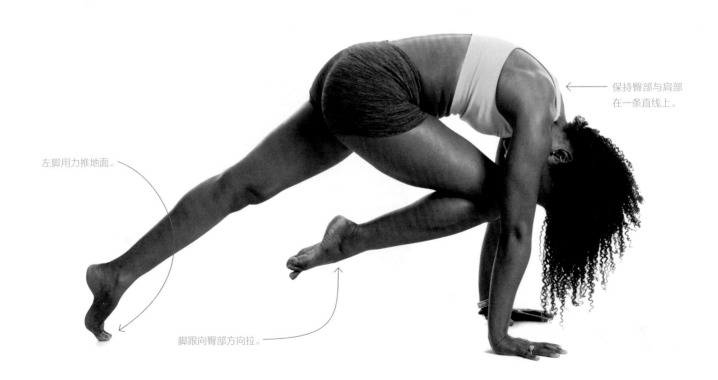

左脚用力推地面。

保持臀部与肩部在一条直线上。

脚跟向臀部方向拉。

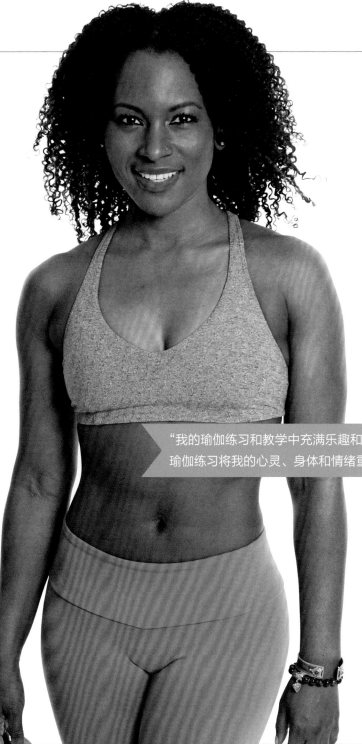

 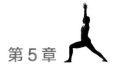

菲思·亨特

菲思·亨特在 20 世纪 90 年代早期开始练习瑜伽，也就是在那时，她的哥哥迈克尔死于艾滋病。是瑜伽给了菲思力量和信心，来应对因为哥哥的去世而带来的悲伤和负面情绪。瑜伽给予了她在困难时前行的力量，帮助她内心安宁并且专注于生活当中的积极方面。她把生活中所遭遇的一切都当作学习新事物的机会。

瑜伽可转变一个人，但是对于菲思来说，瑜伽练习并不是意味着把你变成一个完全不同的人——而是意味着提醒她最真实的自我是怎样的一个人。瑜伽帮她找回了原有的勇敢和充满活力的生活态度。她把身体作为她内在的一种延续，激励自己充实地生活。

> "我的瑜伽练习和教学中充满乐趣和冒险，我尽一切努力享受生活的一点一滴。我的瑜伽练习将我的心灵、身体和情绪重新连接在一起。"

菲思曾出现在《瑜伽》杂志的封面上，而且为英国《瑜伽和生活方式杂志》写稿。菲思是一个社会工作倡导者、作家和瑜伽播客，而且她还常年担任培训瑜伽老师的工作。她是位于美国华盛顿哥伦比亚特区的 Embrace 瑜伽工作室的老板。无论你在哪里，都可以和菲思一起练习瑜伽，你也可以到她的个人网站上联系她。

更多的基本姿势

靠墙半犬式

- 开始时，面对一面墙站立，双脚打开与髋同宽。
- 双手推墙，与肩同宽，和躯干成一条直线，与地面平行。
- 前侧肋骨向内收紧，下腹部上提，拉长下背部，不要有任何弓起。
- 当手臂上侧的外部围着臂骨（见图片中的"活动箭头"）向内收紧时，所有手指关节均匀用力按压。
- 保持双肩外侧和身体两侧延长，同时双肩内侧和颈根部放松。

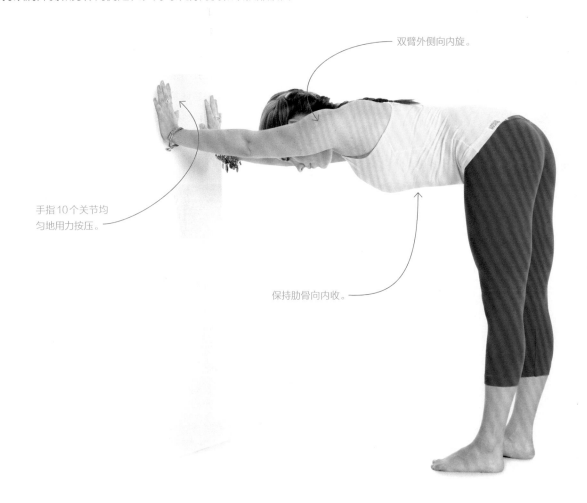

双臂外侧向内旋。

手指10个关节均匀地用力按压。

保持肋骨向内收。

手指伸展式

- 伸出右手手掌，掌心向上，屈伸手腕，手指指向地面。
- 使用左手轻轻向后拉一根手指，一次一根手指，指甲面朝手腕的方向向后折叠。
- 用足够的力量拉以带来一些感受。
- 另外一只手重复进行。

变式

- 从站立开始，屈曲双肘，在身后双手大拇指相扣，掌心相对。
- 双手向内向上旋转，直到手掌合在一起，手指尖指向上方。
- 在你舒服的前提下，双手尽可能地向脊柱上方移动。
- 手指关节靠在一起，双肩向后旋。

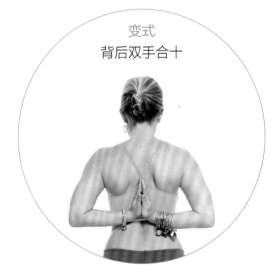

变式
背后双手合十

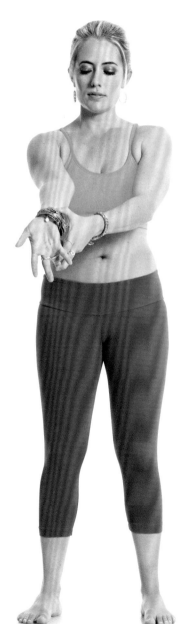
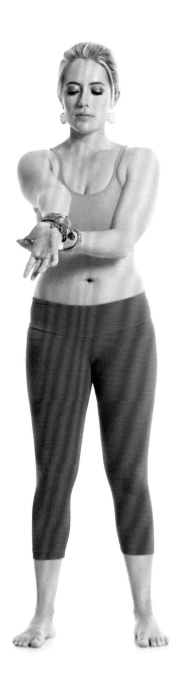

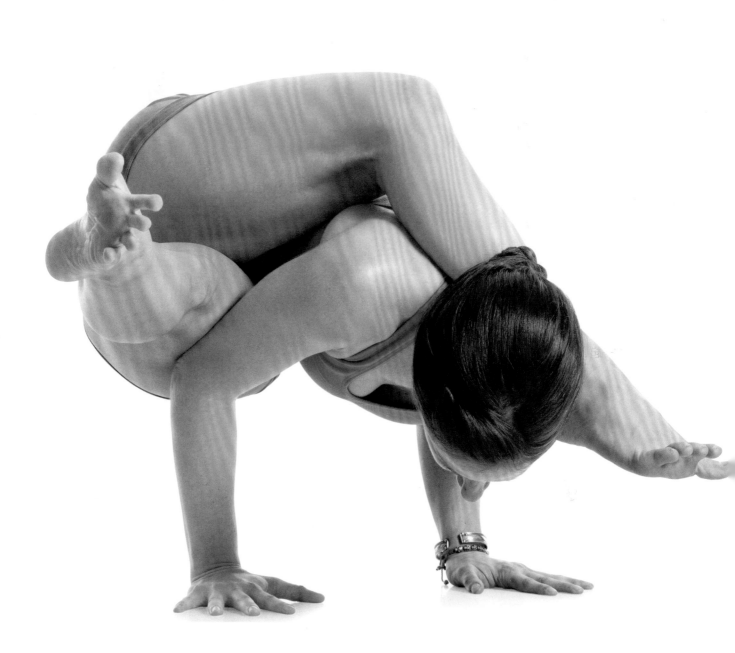

第6章

全身瑜伽

15分钟的序列，甚至更少时间的定向训练

在我们将会拥有的完美世界里。

让我们来描绘一个完美的场景。在一天当中，我们有充足的时间来安排练习，从局部到整体，从粗钝到精微，享用丰富又纯净的食物，还有时间用来放松。是的，这就是瑜伽静修——它的关键在于"退、避、静"！然而现实生活中，我们都有很多工作要完成，需要奔波于各地，行程排得满满的。那些需要花费大量时间和价格不菲的瑜伽课和静修营对我们来说既美好又奢侈！

为了让大家能在有限的时间里享受到一套完整瑜伽练习所带来的益处，我设计了几套只需花费15分钟，甚至更少时间就能完成的序列动作。这些序列作用于身体的一些特定区域，你可以选择最需要锻炼或有压力的部位，掌握这些序列后，就可以决定保持姿势的时长，甚至可以通过添加其他姿势来表达自己的理解。

掌握这些内容，就不会再因为忙碌而错过练习！无论每天有多少时间可用于练习，你都可以从中有所收获。

15 分钟序列动作

清晨瑜伽

为了避免对咖啡的过度依赖，用这个产生能量的序列作为新的一天的开始吧！这个序列包含了使人愉悦的伸展动作和强有力的站立式，用一个美好的开端让你真正从睡意中苏醒过来。最后的手倒立式提示你，用幽默开放的态度来面对每天的挑战。

建议

新的一天就从喝一大杯新鲜的柠檬汁开始。柠檬汁有清理和唤醒身体的作用，有助于保持活力，使我们精神焕发。

1

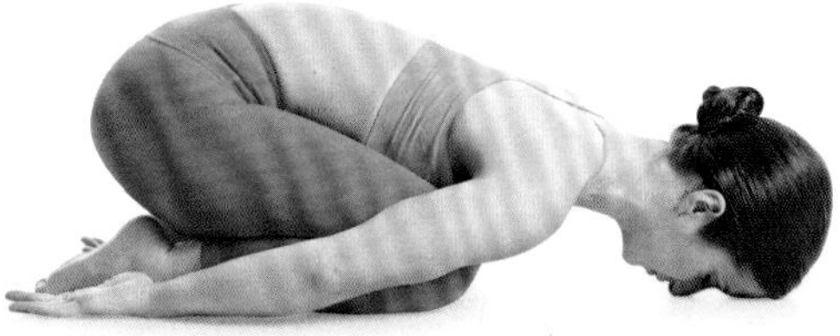

2

臀部保持在双膝上方。

向地面方向放松
胸部和喉部。

10个脚趾向
下按压。

保持双臂伸直。

婴儿式
（第145页）

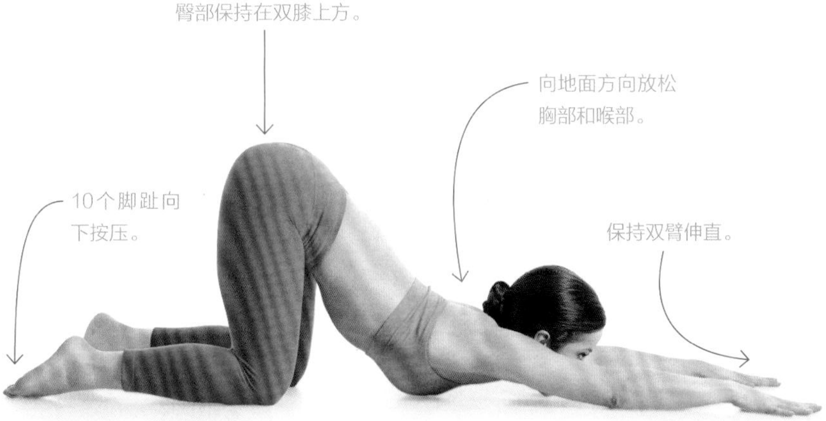

小狗伸展式
从小狗式（第152页）开始，之后做些调整。

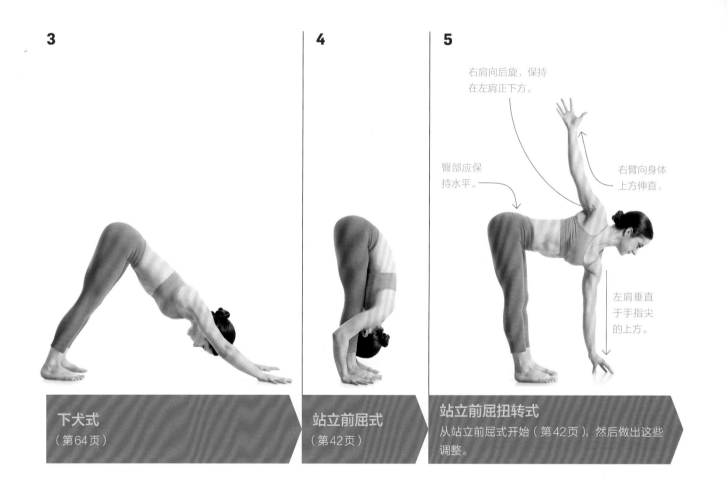

3

下犬式
（第64页）

4

站立前屈式
（第42页）

5

右肩向后旋，保持
在左肩正下方。

臀部应保
持水平。

右臂向身体
上方伸直。

左肩垂直
于手指尖
的上方。

站立前屈扭转式
从站立前屈式开始（第42页），然后做出这些
调整。

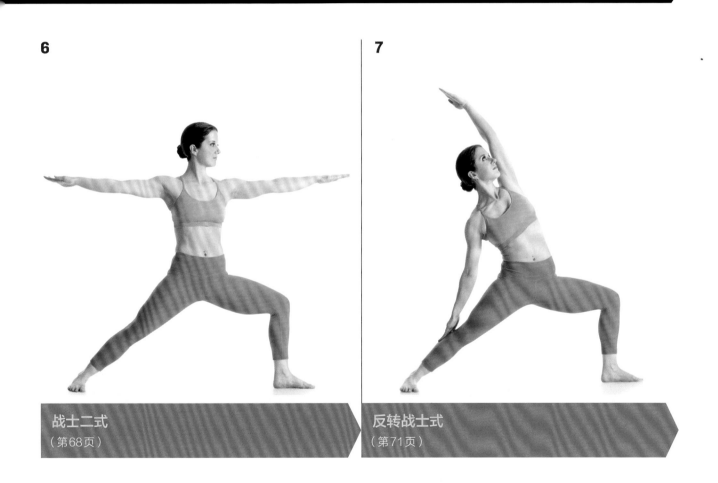

6

战士二式
（第68页）

7

反转战士式
（第71页）

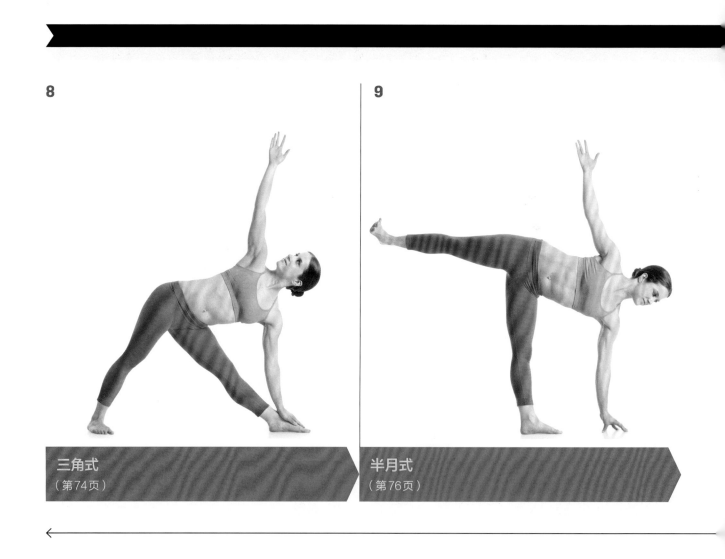

8

三角式
（第74页）

9

半月式
（第76页）

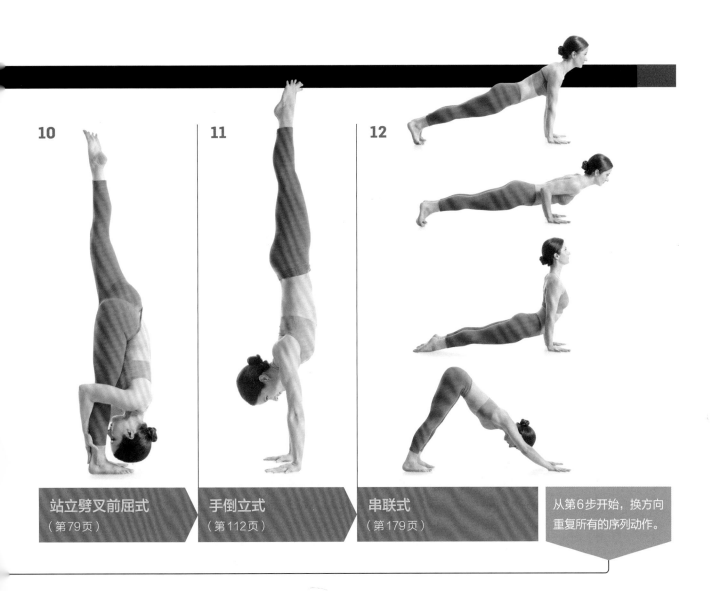

10

站立劈叉前屈式
（第79页）

11

手倒立式
（第112页）

12

串联式
（第179页）

从第6步开始，换方向
重复所有的序列动作。

傍晚瑜伽

来一次睡前瑜伽如何？在完成这些姿势之后，穿上睡衣，准备进入甜美的梦乡。这个序列动作能够减轻由于长时间站立而导致的下背部紧张，还有助于打开髋部，放松上背部以卸下一整天承受在双肩上的重量。专注于放松呼吸，你就不会再去胡思乱想。如果想要更加深入地放松，尝试保持第5步、第6步和第7步各5~10分钟。

建议

最后两个姿势各保持5分钟。试着戴上眼罩或在脸上放一条冷毛巾，这会非常有利于放松和平静下来。为了获得纯粹的愉悦和享受，在将毛巾敷在脸上之前，将毛巾在撒有几滴薰衣草精油的水中浸泡一会儿。

1

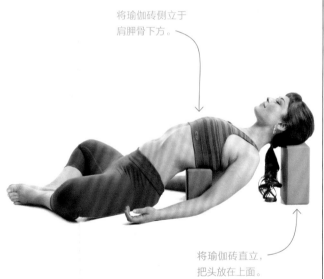

将瑜伽砖侧立于
肩胛骨下方。

将瑜伽砖直立，
把头放在上面。

开肩式
从束角式（第98页）开始，然后做些调整。

2

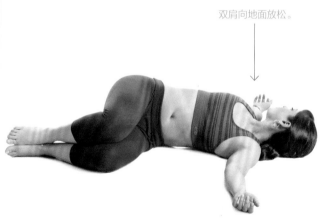

双肩向地面放松。

双腿靠拢仰卧扭转式
从仰卧扭转式（第105页）开始，然后做些调整。

3

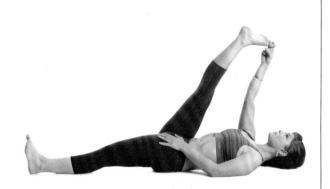

仰卧手抓大脚趾腿伸展式
（第142页）

4

保持你的脊柱延长。

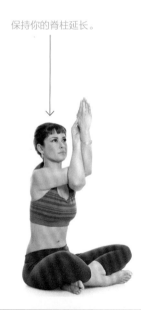

鹰式手臂式
以盘腿坐姿开始进行鹰式（第87页），然后做些调整。

5

仰卧英雄式

（第100页）

6

束角式

（第98页）

7

靠墙的倒箭式

（第141页）

手臂序列动作

　　瑜伽不仅能平复我们内在的波动，同时也能塑造出绝对漂亮的手臂！许多姿势都能够增强上背部和双肩的力量，并且不会使肌肉形态变粗。那会是一种适合你体形的修长紧实的肌肉线条，因此，你会非常自信地穿上那些露出手臂的衣服。

建议

允许并接受每一天的状态有所不同。根据实际情况对姿势进行调整和改动。感觉精神饱满就大胆尝试一下：延长保持时间或挑战变式。如果很疲惫或虚弱，就让动作变得容易些：用双膝着地减轻身体重量的方式来练习平板式和四柱支撑式。要知道有时后退一步就会海阔天空。

1

2

靠墙半犬式
（第156页）

下犬式
（第64页）

3

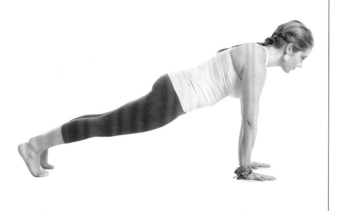

4

双脚脚踝交叉。

膝盖落靠地面。

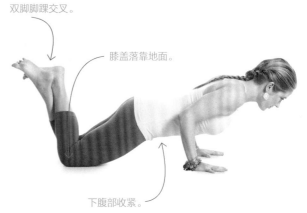

下腹部收紧。

平板式
（第137页）

膝四柱支撑式
从四柱支撑式（第139页）开始，然后做些调整。

5

双手手肘向外屈曲。

指尖向内旋45度。

旋转四柱支撑式
从四柱支撑（第139页）开始，然后做些调整。

6

四柱支撑式
（第139页）

7

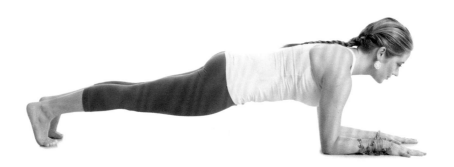

前臂平板式
（第138页）

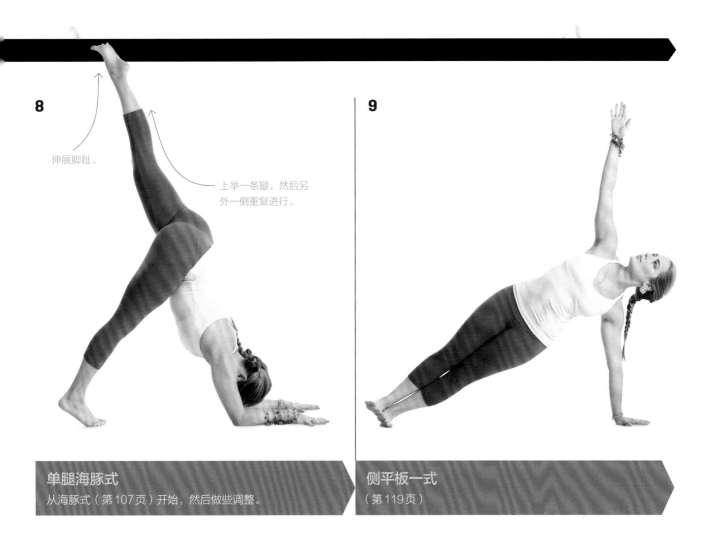

8

伸展脚趾。

上举一条腿，然后另
外一侧重复进行。

单腿海豚式

从海豚式（第107页）开始，然后做些调整。

9

侧平板一式

（第119页）

10

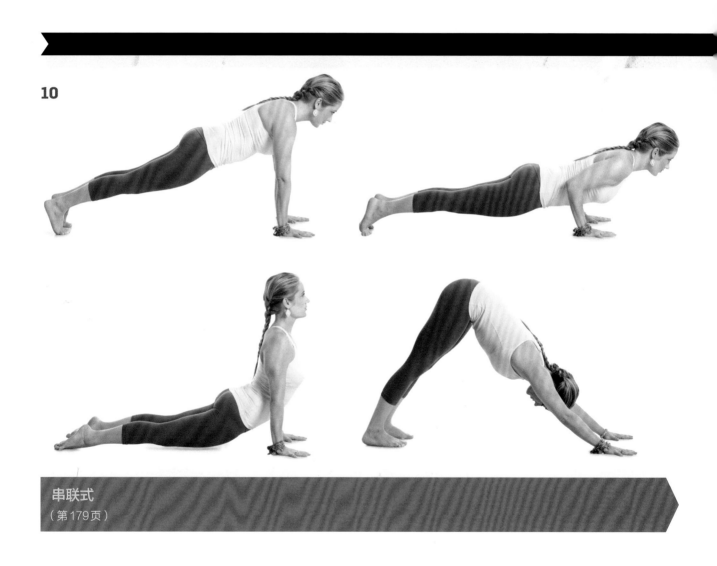

串联式
（第179页）

11

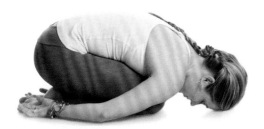

婴儿式
（第144页）

串联式（VINYASA FLOW）

"Vinyasa"意思是"呼吸与动作的连接"。在流瑜伽中，串联式是指一系列连在一起的姿势，它可以帮助身体产生和维持热量。本章中的序列串联式是指从平板式进入到四柱支撑式，然后身体向上进入眼镜蛇式或上犬式，之后臀部抬起来进入到下犬式。这套小型序列中的每个体式都可以在任何地方进行单独练习，重复1~30次。串联体式会使你快速变得强壮和灵活，但要注意在练习过程中不要太着急，以免损伤双肩和下背部。注意身体的感受，记住把呼吸和动作连接起来。对呼吸没有感知的练习只能称之为体育锻炼，而不是瑜伽。

达到熟练串联式的建议

- 在进行平板式和四柱支撑式时保持眼睛看向前方，这会有利于扩展胸部和保持背部平直。要避免上背部有任何的弓起，否则会使斜方肌过度紧张疲劳。
- 在四柱支撑式中保持双肘收紧贴靠在肋骨旁，在下落身体时收紧下腹部。如果你有下背部疼痛的现象或过于灵活的腰椎，这会对你有所帮助。
- 在四柱支撑式中不要让双肩位置低于双肘高度。有控制地下落肩部，这样不会磨损肩关节。
- 在眼镜蛇式和上犬式中，眼睛要向上看，而不是把整个头向上抬起。这样可以放松颈根部。记住，上提的是胸部而不是肩部！避免"龟颈"综合征：保持肩部下沉远离耳垂，让胸椎做上提的动作，这会让你感觉很好。

腿部序列动作

所有的站立式都因身体参与部位多而产生大量热量，这也跟保持姿势的时间长短有关。这些序列能作用于股四头肌和臀部，可以塑造出有力且苗条的双腿。可分开练习这些姿势或作为额外的训练。我把战士一式、战士二式、反转战士式和侧角式结合在一起，用于在有限的时间内最大化你的腿部训练。刚开始练习时，每个体式保持5次呼吸，然后是8次呼吸，最后增加至2分钟。

如果想增加更多的活动量，每个姿势保持1次呼吸。按照以下顺序来做：战士一式、战士二式、反转战士式、侧角式。结束后，加入一个串联式，然后换方向重复。这叫作舞蹈战士序列。

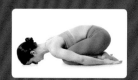

婴儿式的建议

在整个练习过程中，当呼吸失去控制或感觉过度疲劳时，可自由选择婴儿式进行放松休息。在这个体式中进行5~8次呼吸，然后回到序列动作练习中。

新月序列动作

1

2

手臂位于双耳旁边。

放松颈根部。

核心部位收紧。

腹部停悬在大腿上方。

下犬式
（第64页）

手臂前举新月式
从新月式（第69页）开始，然后做些调整。保持5次呼吸。

新月序列动作（续）

3

4

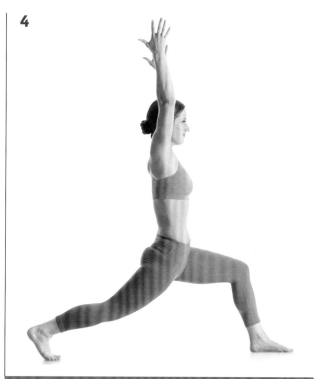

手臂保持在臀部两旁，
掌心向内。

脚跟伸展。

让重心位于脚跟。

手臂后举新月式
从新月式（第69页）开始，然后做些调整。保持5次呼吸。

新月式（第69页）
保持5次呼吸。

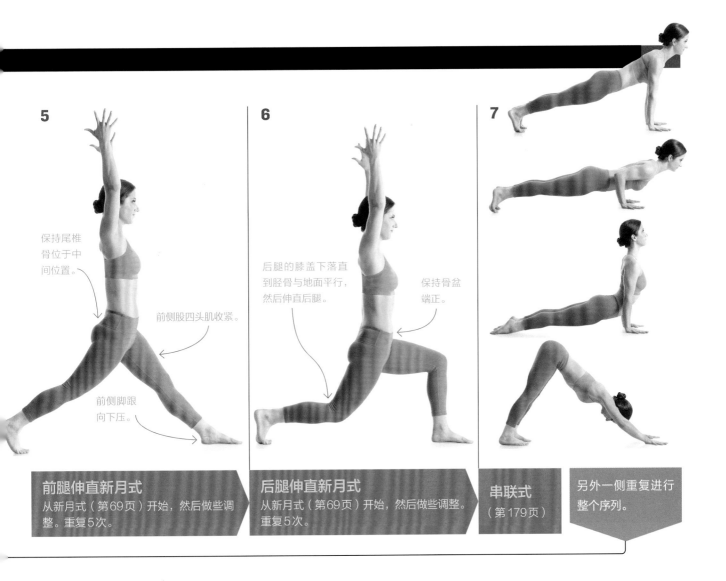

5

保持尾椎骨位于中间位置。

前侧股四头肌收紧。

前侧脚跟向下压。

6

后腿的膝盖下落直到胫骨与地面平行，然后伸直后腿。

保持骨盆端正。

7

前腿伸直新月式
从新月式（第69页）开始，然后做些调整。重复5次。

后腿伸直新月式
从新月式（第69页）开始，然后做些调整。重复5次。

串联式
（第179页）

另外一侧重复进行整个序列。

腿部序列动作

战士序列动作

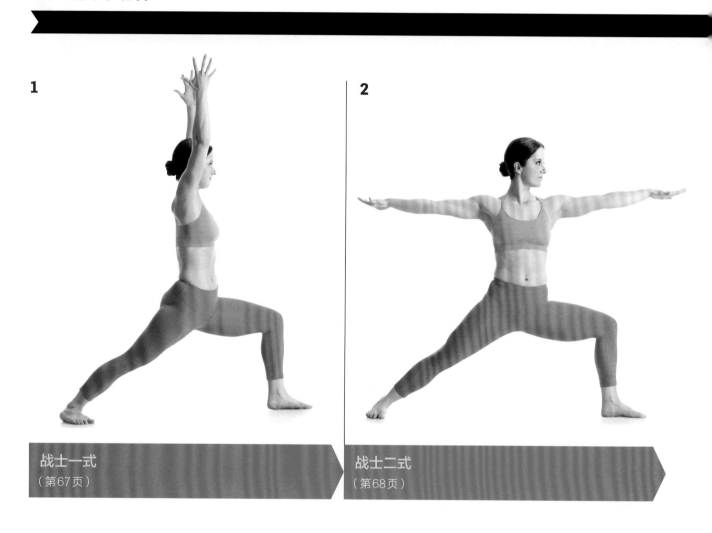

1

战士一式
（第67页）

2

战士二式
（第68页）

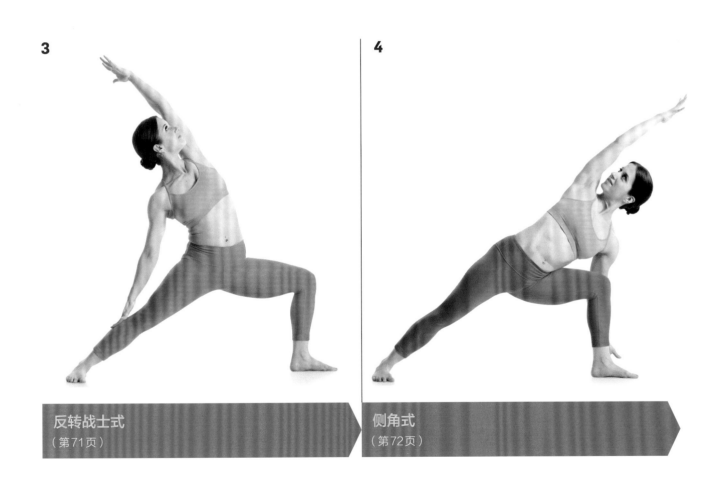

3

反转战士式
（第71页）

4

侧角式
（第72页）

战士序列动作（续）

5

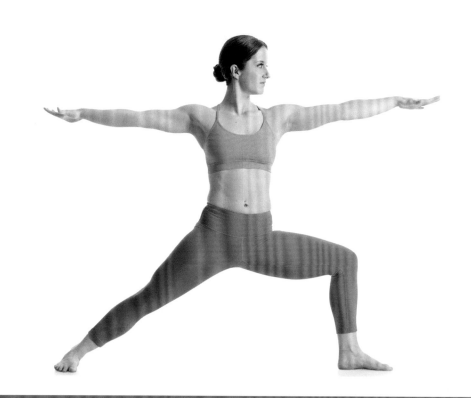

战士二式
（第68页）

6

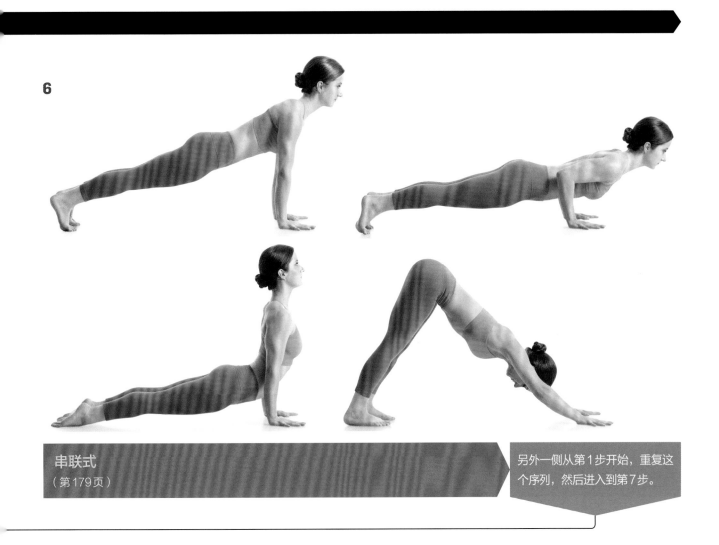

串联式
（第179页）

另外一侧从第1步开始，重复这个序列，然后进入到第7步。

战士序列动作（续）

7

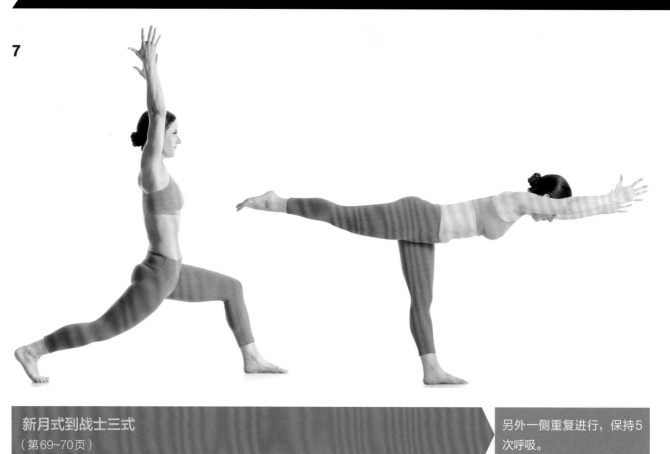

新月式到战士三式
（第69~70页）

另外一侧重复进行，保持5次呼吸。

8

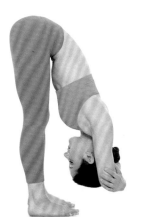

站立前屈式
（第42页）

9

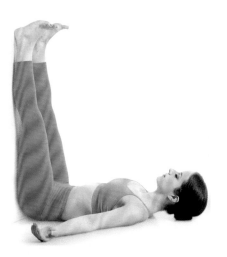

靠墙的倒箭式
（第141页）

核心序列动作

　　说实话——我们都想拥有强壮的核心肌肉，都想在穿比基尼泳装时能秀出漂亮的腹肌，但却希望没有锻炼核心肌肉时的痛苦！遗憾的是你别无选择：想拥有强大的核心肌肉必须付出努力，所以在进行有关这个区域的训练时要认真对待。练习这组序列时，把自己当成一个具有坚强、冷静特质的忍者，这会有助于你很快完成练习！记住——漂亮的腹肌能带来力量和自信，专心练习让自己拥有这来之不易的成果吧——加油！

建议

不要担心！我们的目的不是在单位时间内重复多少次，只求量而忽视质会让身体产生错误的排列和扭曲的力线，这些都是使你受伤的隐患。花点时间去调整和感受呼吸，动作是在感知之下的合理排列。有了这样的前提，才会消耗掉体内更多的废物并有效作用到你的目标位置。

1

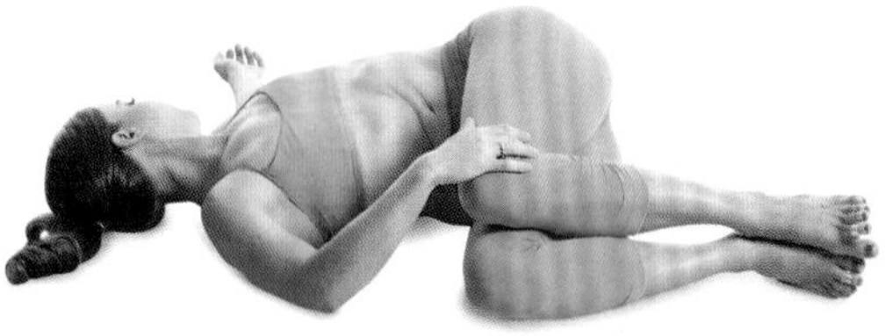

2

3

仰卧扭转式
（第105页）

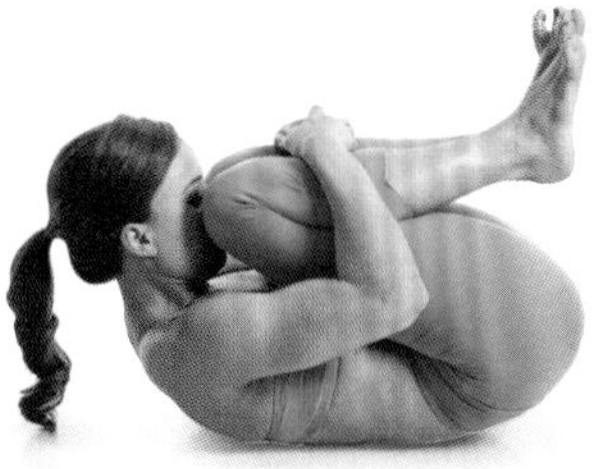

抱膝触胸式
（第151页）

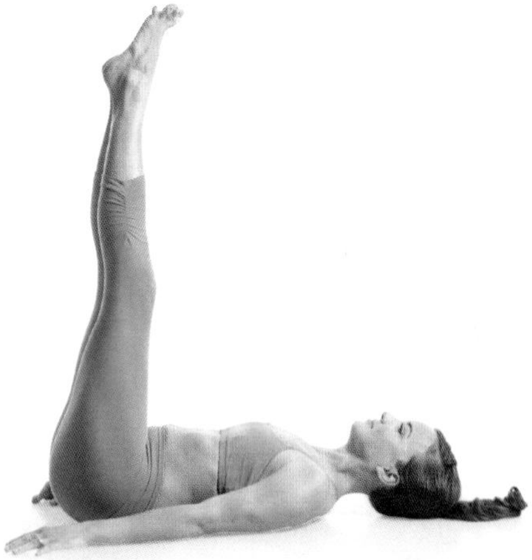

仰卧举腿式
（第147页）

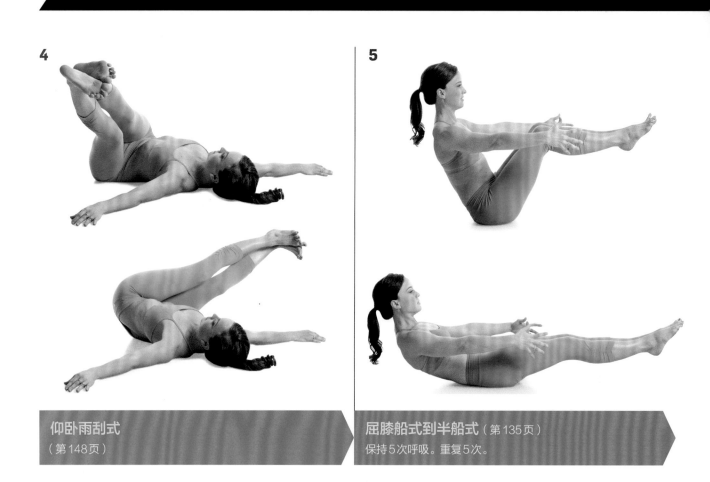

4

5

仰卧雨刮式
（第148页）

屈膝船式到半船式（第135页）
保持5次呼吸。重复5次。

跳入坐姿

串联式可用作连接站立式或坐式。在串联式与坐式的连接中，是跳着进入到一个坐式动作而不是走过去，掌握该跳跃姿势需要练习、柔韧性和耐心。因为身体类型不同，有人也许第一次尝试就学会了，而有的人却需要更多的努力。但是好在有一些技巧可以学！准备两块瑜伽砖，然后铺开瑜伽垫。

是否看到过浮在水面上的鸭子？在它们准备落地之前，会向前伸出小小的蹼后跟，这样后跟会先着落。这个技术实现零水花的、优雅的着地效果。跳入到坐立运用了相似的原理，所以把自己想象成一只鸭子，然后试一试！

另一个技巧是：从双手放于瑜伽砖上的下犬式开始。将两块瑜伽砖平放，两砖之间距离与肩同宽，以使臀部能够从两砖之间穿过，双手分别置于砖上。双脚靠拢在一起，目光专注于双脚所要穿过和脚最终着落的地方，脚掌蹬地，抬起臀部，屈曲膝盖，轻轻跃起，大腿尽可能地拉向躯干，当双脚穿过瑜伽砖时屈起双腿。保持双手压在瑜伽砖上，以给核心肌肉带来更多的力量。让脚跟先着地，然后是臀部。

有些人发现双腿伸直跳很困难。跳跃过程中的"屈腿"也许会让双脚先着地。如果你的腘绳肌很紧，没法伸直，这确实需要练习一段时间。可以在进入跳跃时先让双脚踝交叉，膝盖屈曲。

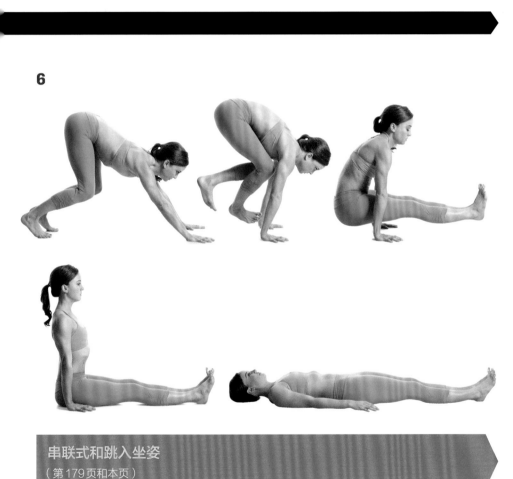

6

串联式和跳入坐姿
（第179页和本页）

核心序列动作

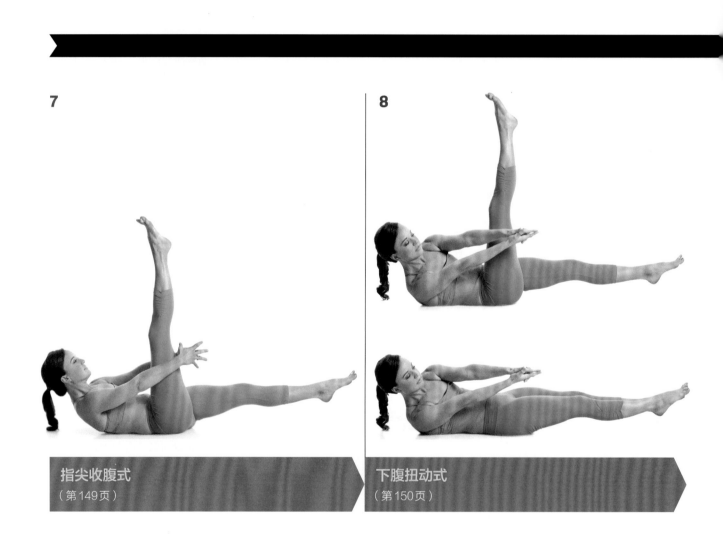

7

指尖收腹式
（第149页）

8

下腹扭动式
（第150页）

9

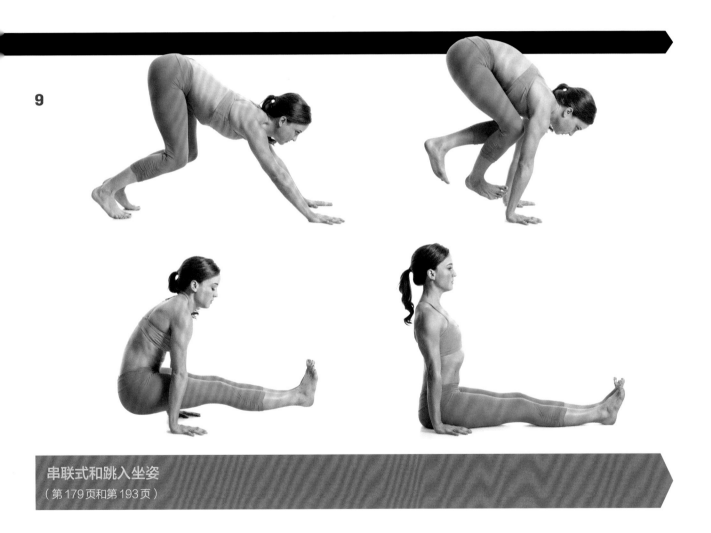

串联式和跳入坐姿
（第179页和第193页）

核心序列动作

10

11

桥式
（第130页）

摊尸式
（第145页）

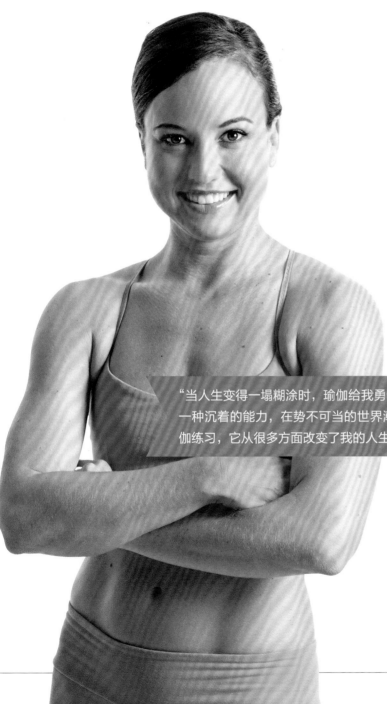

蒂芙妮·克鲁克尚克

作为一位国际知名的瑜伽老师、作家和卫生健康专家，蒂芙妮·克鲁克尚克周游全球，激励着人们充满热情地生活。她因用轻松愉快的态度对待细节和对瑜伽练习的热情投入而为人们所熟知。

蒂芙妮14岁时开始练习瑜伽，并立刻被瑜伽在体能上的挑战所吸引。她很快地注意到瑜伽练习带给她的舒适感。作为一位女性，瑜伽已经帮助她塑造了一个健康的身体形象，她对"完美中的不完美"充满感恩，这使她成为真实的自己。

蒂芙妮是位于美国俄勒冈州的波特兰耐克世界总部的一位针灸师和瑜伽老师。她在耐克、露露柠檬、瑜伽茶和基拉格雷斯品牌的影视和平面

> "当人生变得一塌糊涂时，瑜伽给我勇气和自信。当生活发生突变时，瑜伽让我拥有一种沉着的能力，在势不可当的世界潮流里永远保持一颗平静的心。我永远感恩瑜伽练习，它从很多方面改变了我的人生以及思维方式。"

广告中担任模特。在YogaGlo网站上可以找到她的瑜伽课程。蒂芙妮在MindBodyGreen网站、《起源杂志》和ElephantJournal网站上发表多篇文章，还是《活力人生的最佳健康状态》一书的作者，这本书的内容是关于瑜伽练习者30天的身体排毒。

臀部序列动作

　　瑜伽裤是那么舒适好看，在练习或日常生活中，甚至在参加鸡尾酒会时我都会穿着它，这种裤子有一个显著的特点——非常贴身。在练习时穿贴身的衣服是很方便的，从扭转到折叠再到倒立时，你都不会因为衣服的问题影响练习。有点让人不安的是臀型会完全展现出来！不要担心，我的朋友们。瑜伽和有弹性的紧身裤就是为彼此而存在的。练习这个序列，你将在穿着瑜伽裤或是紧身牛仔裤时拥有绝对的自信！

1

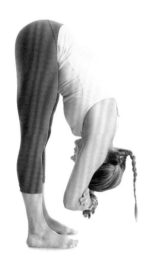

站立前屈式
（第42页）

2

臀部在腿的正上方。

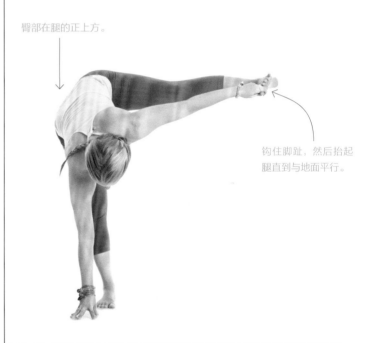

钩住脚趾，然后抬起
腿直到与地面平行。

侧抬腿式
从站立前屈式（第42页）开始，然后做些调整。

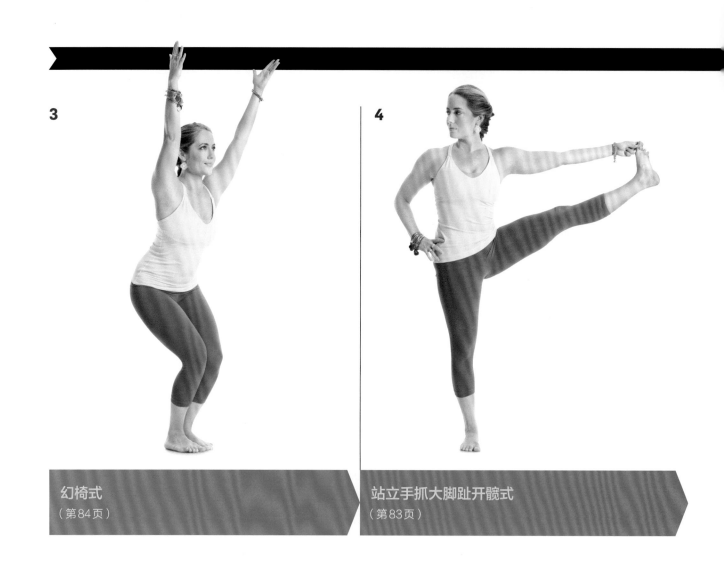

3

幻椅式
（第84页）

4

站立手抓大脚趾开髋式
（第83页）

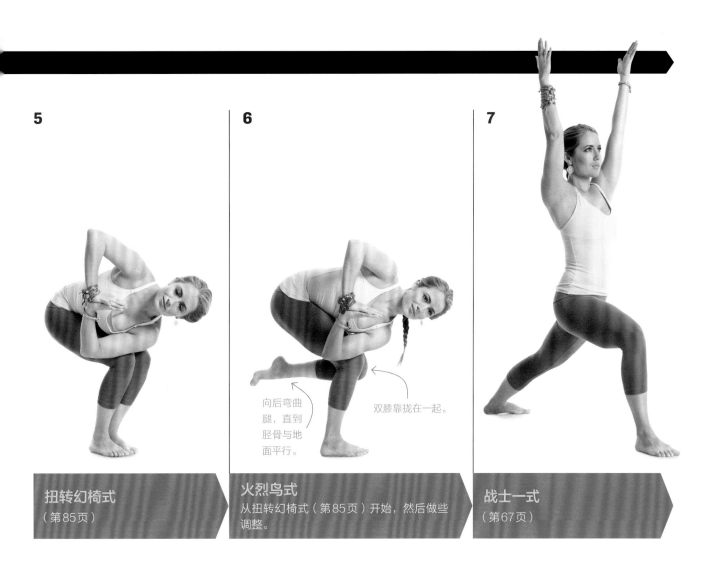

5

扭转幻椅式
（第85页）

6

向后弯曲腿，直到胫骨与地面平行。

双膝靠拢在一起。

火烈鸟式
从扭转幻椅式（第85页）开始，然后做些调整。

7

战士一式
（第67页）

8

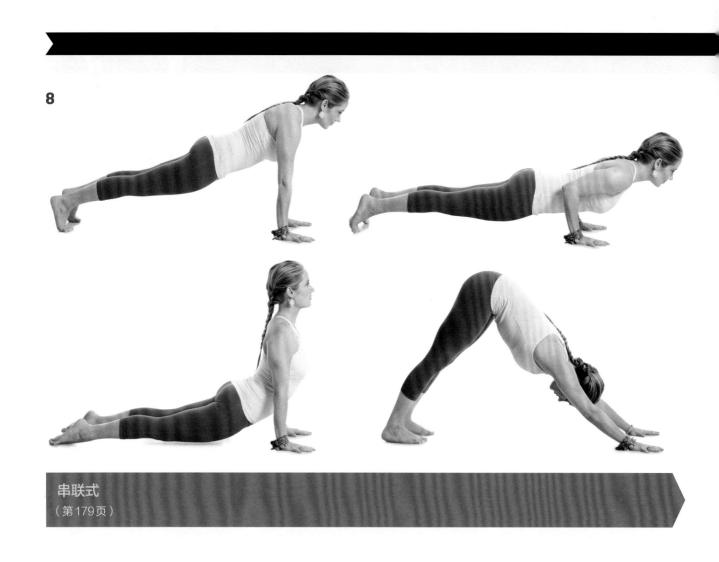

串联式
（第179页）

9

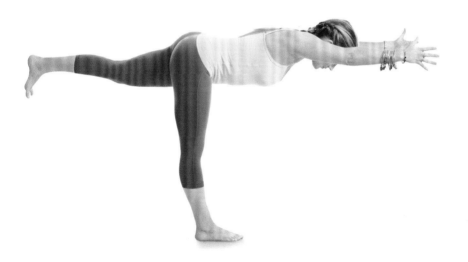

战士三式
（第70页）

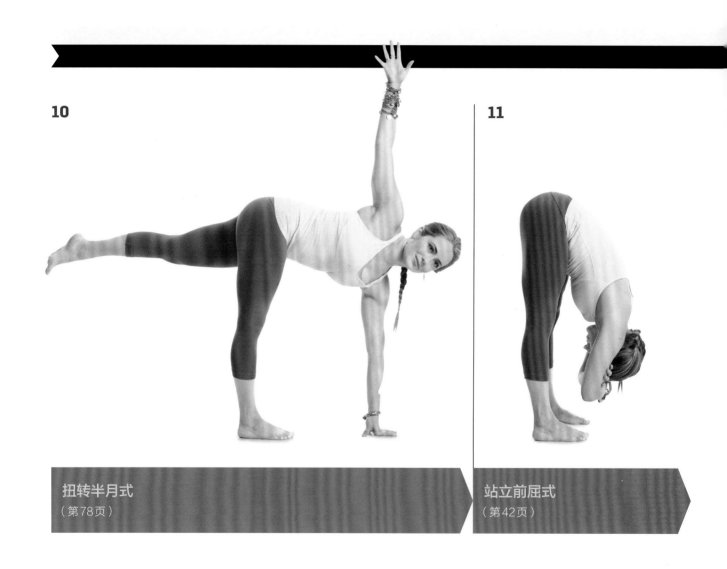

10

11

扭转半月式
（第78页）

站立前屈式
（第42页）

12

13

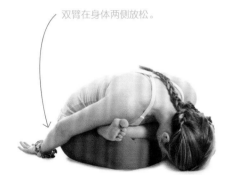

双臂在身体两侧放松。

双腿鸽王折叠双臂向后式
从双腿鸽王式（第103页）开始，然后做些调整。

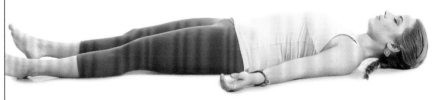

摊尸式
（第145页）

第7章
瑜伽带给我们健康
干杯！祝您健康！跟往事干杯！

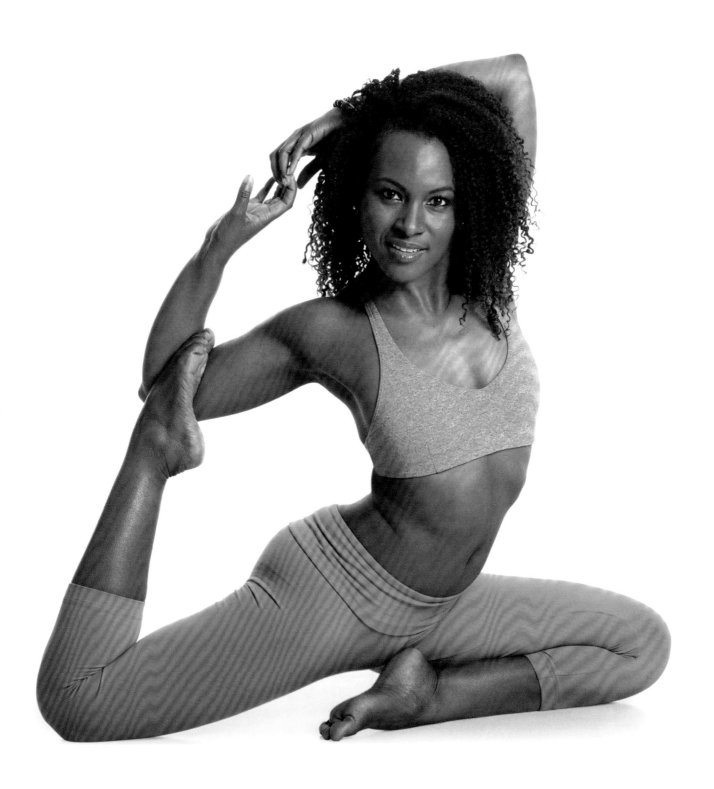

向瑜伽举杯致敬——
瑜伽是健康的基础！

本章是对最健康的自己的致敬。这是一些能使人充满活力的常规练习，目的是让崭新的能量进入身体中最隐蔽的角落，使我们感到富足、快乐和完整。这些序列动作可以改善消化问题，在我们状态低迷时给予提醒，甚至可以让你在穿上渴望已久的名牌高跟鞋后拥有优雅的步态。

一篇发表在《替代和补充医学杂志》上的回顾性研究文章的作者们进行了12项研究，这12项研究针对一系列健康问题，把练习瑜伽和一些其他类型锻炼的效果进行了对比，发现瑜伽至少在产生有益的健康变化方面和一些其他类型的锻炼一样有效，更不用说瑜伽还可以带来更多的益处，它使我们在许多方面都会感觉良好！

在下面的章节里我选择了一些常见的病痛，我向你保证这些体式会使你恢复平衡，一段时间后这些病痛会消失。记住，慢性疾病问题需要一些时间疗愈，所以请耐心一些。也许需要在一周之内练习多次，以应对反复出现的问题。

用专注于健康的序列动作拯救病痛问题

腕管综合征

　　腕管综合征会引起手或手腕产生刺痛、麻木和无力的感觉，产生的原因通常是过度使用电脑键盘（痴迷于社交网络的人们都具有"大无畏精神"！）。麻烦的是，人们现在基本上都使用电脑或手机，所以这种损伤是很常见的。好在有瑜伽可以解决这个麻烦！《美国医学协会杂志》1988年的一项研究显示，一组人连续2个月，每周2次进行11个瑜伽姿势的练习后，与没有练习瑜伽的对照组相比，有更强的抓握能力，更多地降低了疼痛感。但是不要太匆忙地进入代表战胜一切的手倒立式！先从那些基础的有手腕参与的动作开始，比如平板式和下犬式，持续进行这些练习，帮助你回到正轨上来。很快，在做侧手翻时你的手腕不会再有任何不适。

建议

如果手腕问题一直让你感到困扰，可以使用布绷带来支撑和保护手腕，或者练习时使用一个楔块以缓解压力。在做一些需要手腕承受压力的体式比如平板式和下犬式这一类的体式时，可以一直让前臂或双膝着地以减轻手腕上的负担。

1

背后合掌式
（第157页）

2

手指伸展式
（第157页）

3

延伸脊柱。

肩部抬离耳朵。

双脚打开
与髋同宽。

钩住大脚
趾，肘部
向外屈曲。

手抓大脚趾站立前屈式
从站立前屈式（第50页）开始，然
后做些调整。

腕管综合征

4

海豚式
（第107页）

5

坐在脚上面。

牛面手臂式
从牛面式开始（第99页），然后做些调整。

6

双手手掌互推并远离脸部。

保持脊柱延长。

手肘上举至与肩部在一条直线上。

坐在脚上面。

鹰式手臂式
从鹰式（第87页）开始，然后做些调整。

7

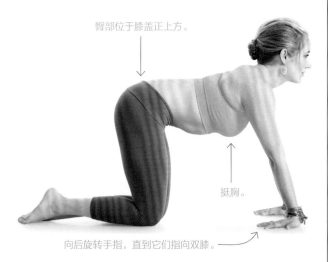

臀部位于膝盖正上方。

挺胸。

向后旋转手指，直到它们指向双膝。

反掌膝盖伸展式
从猫式和牛式（第64页）的起始姿势开始，然后做些调整。

8

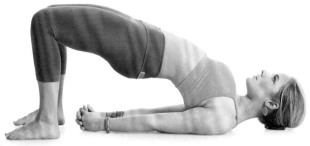

桥式
（第130页）

后背疼痛

我教过很多学生，从运动型的年轻人到老年人，他们当中背部疼痛非常常见。造成这个情况的原因是久坐造成的肌肉过度松弛或力量不足，不正确的姿势会导致缺乏核心力量。《保健与医学替代疗法》在2009年发表的一项研究中，30个患有中度至严重慢性下背部疼痛的成年人被随机分配为两组，一组参加哈他瑜伽练习，每周1次，为期12周；另一组是等待参加瑜伽课，同时接受着标准化的医疗护理。12周后，参加瑜伽练习的一组的下背部疼痛报告显示，疼痛指数从平均6.7分降到4.4分（10分为最严重），然而等待组的疼痛指数只从7.5分降到了7.1分。另外，参加组显示，药物使用量大大减少。

这些姿势有助于减少背部疼痛，甚至可以让疼痛完全消失。在进行前屈式时，略微屈曲膝盖，还要注意在任何时候都不要过度伸展！想增加身体柔韧性是每个练习者都会有的想法，但是要区分拉伸感（开始感受到肌肉的紧绷）和疼痛（强迫地过度伸展的感受）的不同。如果你平时就有斜着坐椅子的习惯，那么在进行坐式时，把一个垫子放于臀部下方垫高，然后收紧核心肌肉，坐直。

建议

使用天然的镇痛药，比如山金车——由山金车花制成的一种抗炎霜或凝胶。在练习瑜伽之前和之后使用，然后来一个泻盐浴。

1

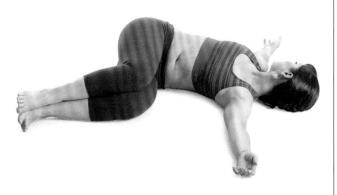

仰卧扭转式
（第105页）

2

放松前额和颈部。

双臂向前伸直。

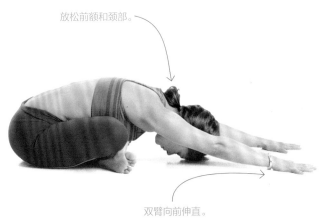

简易坐姿前屈式
从简易坐姿（第89页）开始，然后做些调整。

3

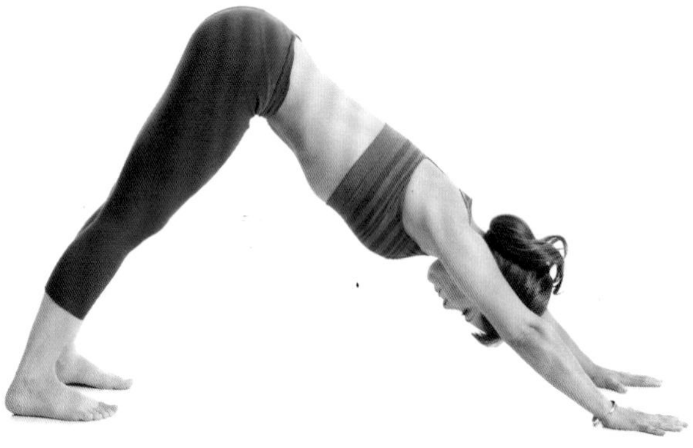

4

打开胸部。

用对侧手抓住一侧腿的
外侧或脚踝外侧。

保持另一只手
的手臂伸直。

保持大腿向后推压。

下犬式
（第64页）

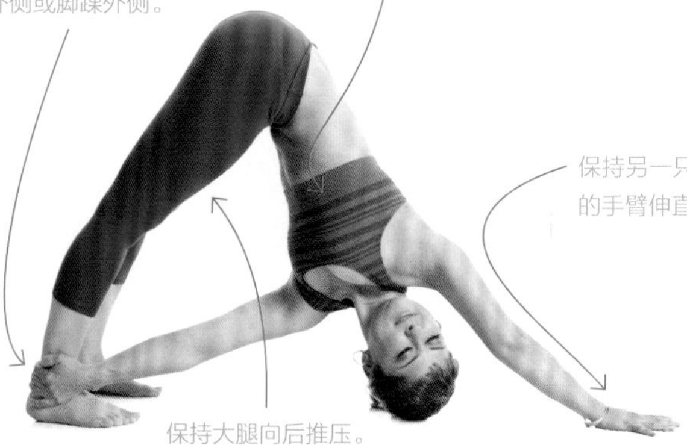

扭转下犬式
从下犬式（第64页）开始，然后进行这些调整。

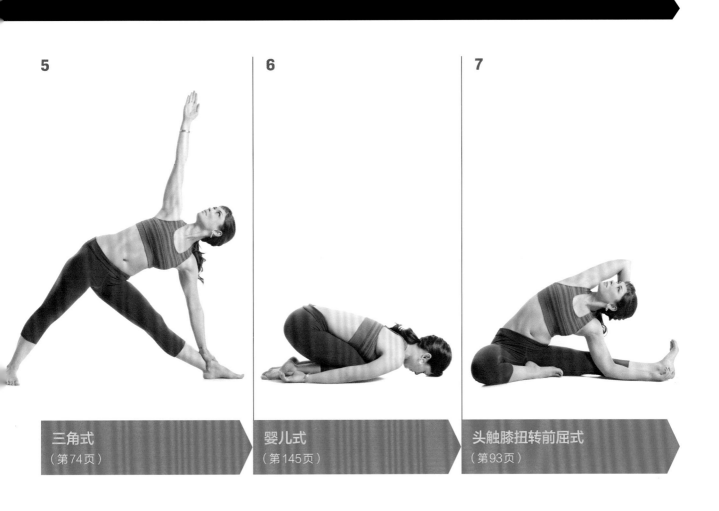

5 三角式
（第74页）

6 婴儿式
（第145页）

7 头触膝扭转前屈式
（第93页）

8

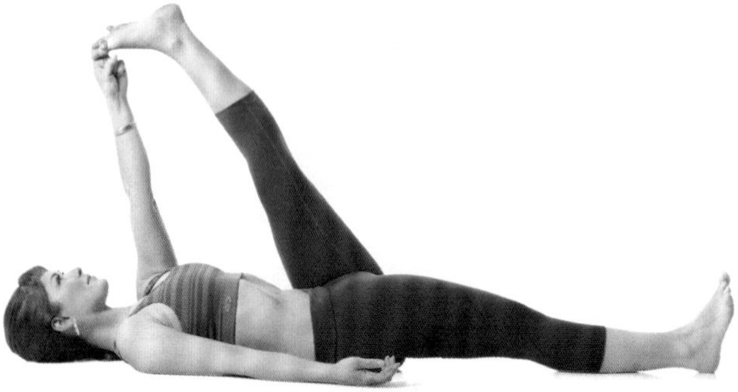

仰卧手抓大脚趾腿伸展式
（第144页）

9

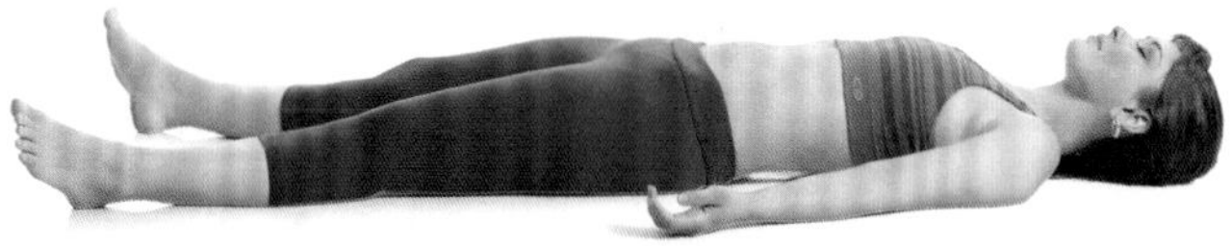

摊尸式
（第145页）

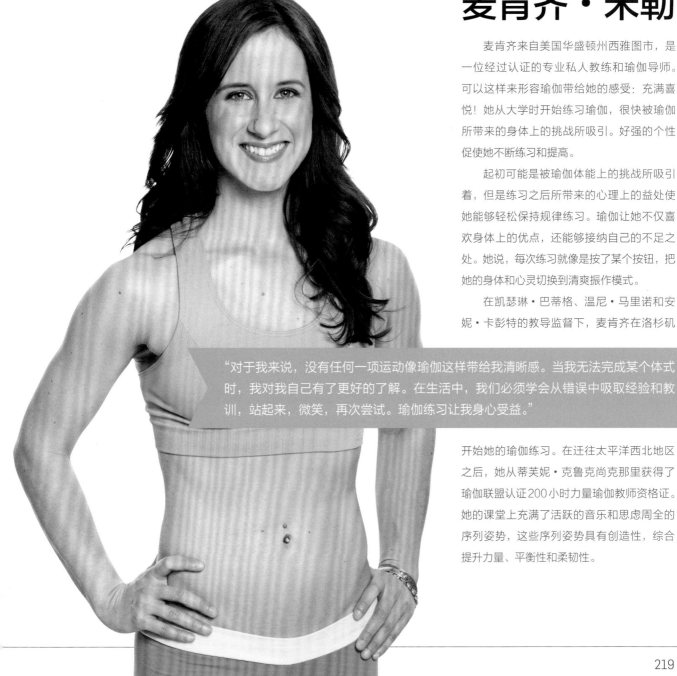

麦肯齐·米勒

麦肯齐来自美国华盛顿州西雅图市，是一位经过认证的专业私人教练和瑜伽导师。可以这样来形容瑜伽带给她的感受：充满喜悦！她从大学时开始练习瑜伽，很快被瑜伽所带来的身体上的挑战所吸引。好强的个性促使她不断练习和提高。

起初可能是被瑜伽体能上的挑战所吸引着，但是练习之后所带来的心理上的益处使她能够轻松保持规律练习。瑜伽让她不仅喜欢身体上的优点，还能够接纳自己的不足之处。她说，每次练习就像是按了某个按钮，把她的身体和心灵切换到清爽振作模式。

在凯瑟琳·巴蒂格、温尼·马里诺和安妮·卡彭特的教导监督下，麦肯齐在洛杉矶

"对于我来说，没有任何一项运动像瑜伽这样带给我清晰感。当我无法完成某个体式时，我对我自己有了更好的了解。在生活中，我们必须学会从错误中吸取经验和教训，站起来，微笑，再次尝试。瑜伽练习让我身心受益。"

开始她的瑜伽练习。在迁往太平洋西北地区之后，她从蒂芙妮·克鲁克尚克那里获得了瑜伽联盟认证200小时力量瑜伽教师资格证。她的课堂上充满了活跃的音乐和思虑周全的序列姿势，这些序列姿势具有创造性，综合提升力量、平衡性和柔韧性。

宿醉

很多人都经历过宿醉。上一分钟刚决定和朋友们最多只喝上"一两杯",结果就变成了不知不觉喝上好几杯。一场尴尬的初次约会必须多喝几杯,气氛才会稍微轻松有趣一点。在婚宴、野餐会和生日庆典上,频频举杯证明自己仍然可以像大学生一样充满活力。我相信我们都只是想玩得开心些,没有人愿意喝醉。但是谁也无法绕过第二天早上的头晕脑涨、视线模糊,以及不愿看到晨光的那种懊悔。这可真让人感到悲哀。

这种情况下我们可以有以下几种选择。

1. 拿一袋冰冻青豆,放在脸上。窝在被子里,用吸管呼吸。一整天看着糟糕的电视节目。

2. 过时的方法:油腻的食物和咖啡。(说实话,你真的会觉得这样做有用吗?)

3. 没错,猜得很对:准备排毒!通过出汗把体内的酒精排出来,使自己清爽起来。开始的20分钟会很艰难,但坚持到练习结束,你会感觉焕然一新。

下面介绍的一些简单的姿势有助于赶走宿醉带来的忧郁情绪。

建议

椰子水不仅美味可口,而且富含钾。宿醉之后,来一杯椰子水可以非常有效地补充所需水分。晚上睡觉前喝一杯或两杯椰子水,早上醒来之后喝一杯以椰子水为基础的思慕雪。头痛,再见!

1

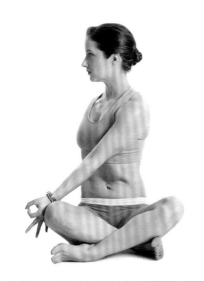

简易坐姿扭转式
（第152页）

2

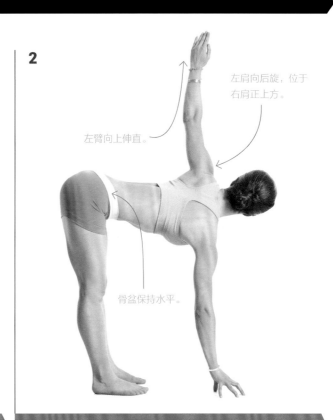

左臂向上伸直。

左肩向后旋，位于
右肩正上方。

骨盆保持水平。

站立前屈扭转式
从站立前屈式（第42页）开始，然后做些调整。

宿醉

3

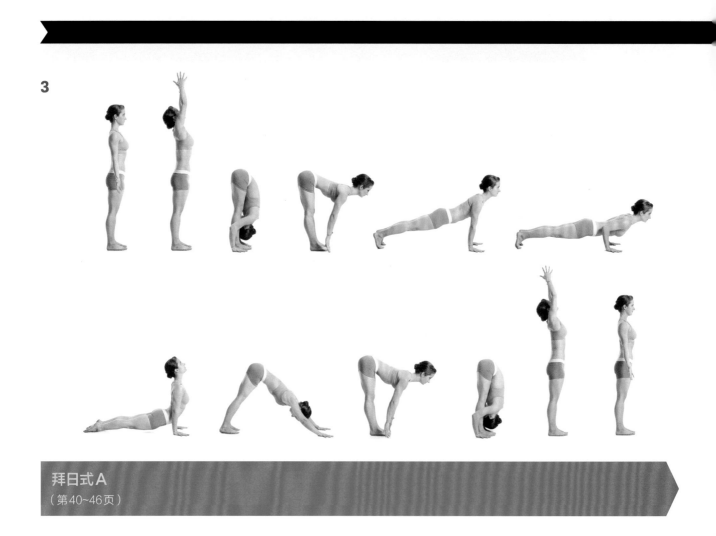

拜日式A
（第40~46页）

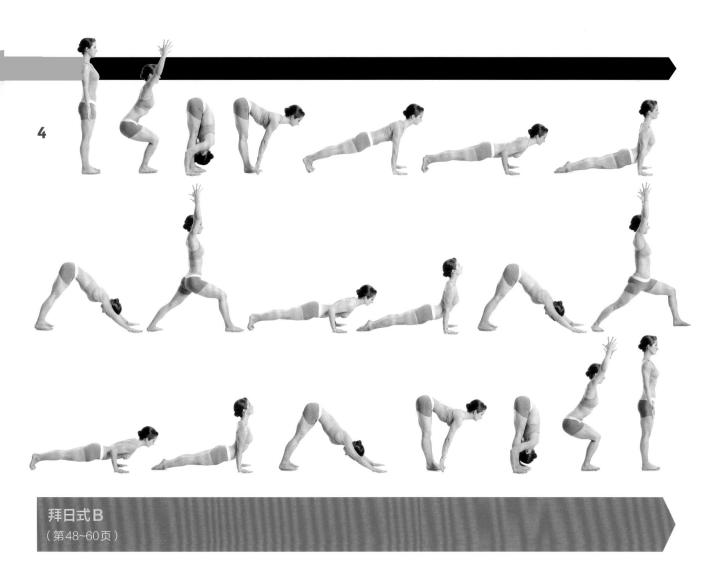

4

拜日式 B
（第48~60页）

5

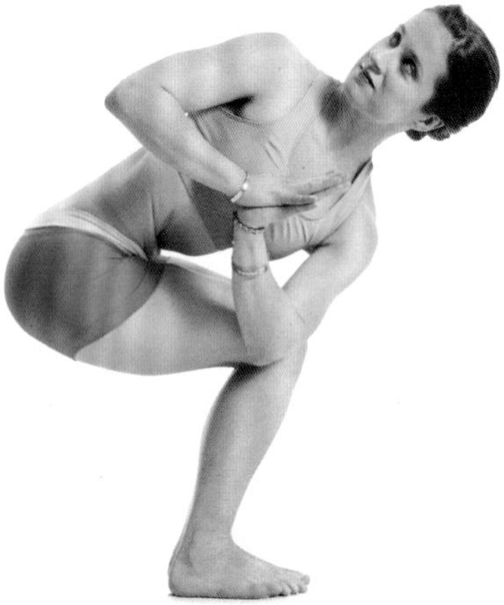

6

扭转幻椅式
（第85页）

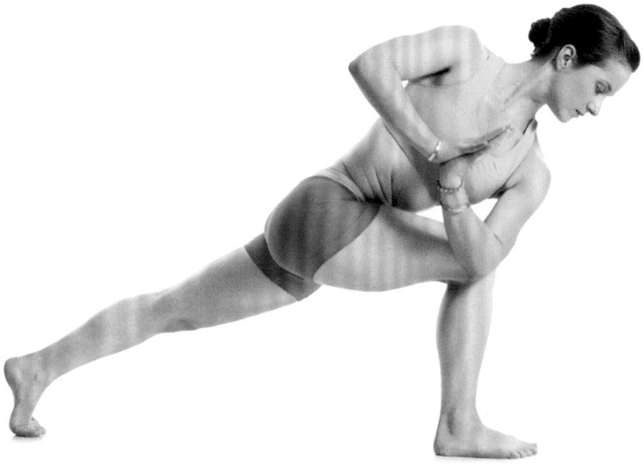

扭转侧角式
（第73页）

7

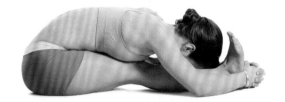

坐姿前屈式
（第91页）

8

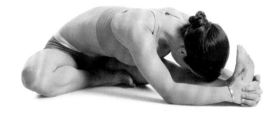

单腿头触膝前屈式
（第92页）

头痛

　　我见过一些非常优秀的人因患上偏头痛而变得行为失常。因整个头部抽痛而连眨眼都困难时，你是很难保持幸福感的。遗憾的是，应对偏头痛最常用的治疗方法是在黑暗的房间里冷敷头部，然后睡觉。要知道，练习瑜伽可以防止偏头痛发作。印度的一项研究显示，让72个患有偏头痛的病人进行为期3个月的瑜伽练习，他们的偏头痛复发频率有明显的减少。

　　因为觉得自己脾气差或是不善交际而得罪了人，就给对方发一封表示歉意的邮件，和这些事情说再见吧：练习这些使大脑平静镇定的体式，觉察力会更清晰，你会对事物做出正确的判断和选择，不会再有令人懊悔的失控言行。

建议

买一个薰衣草丝织眼罩戴上。薰衣草因具有使人平静的功能而被人们熟知。当头痛的时候，用丝织的眼罩还有助于保持头部凉爽。

1

臀部保持在膝盖上方。

10 个脚趾按压地面。

向地面放松你的胸部和喉部。

保持双臂伸直。

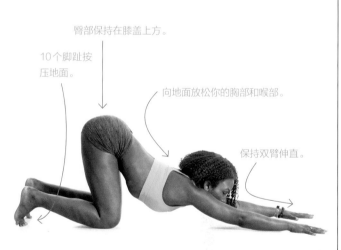

伸展小狗式
从小狗式（第152页）开始，然后做些调整。

2

根据所需要的高度，将前额靠在一块瑜伽砖上。

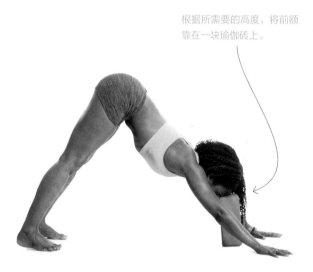

借助瑜伽砖的下犬式
从下犬式（第64页）开始，然后做些调整。

头痛

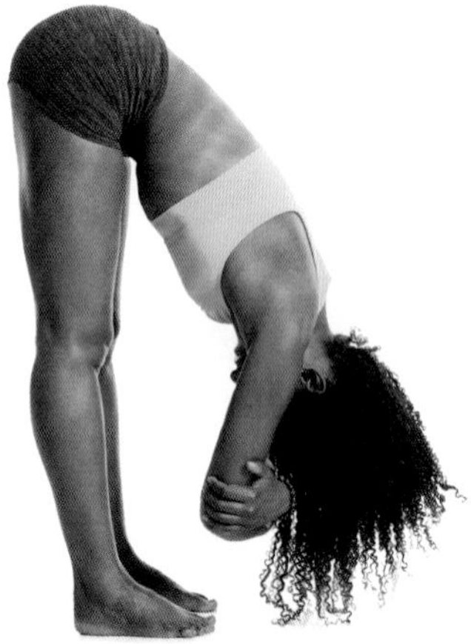

3

4

5

头不是靠在腿上，而是靠在双腿之间的瑜伽砖上。

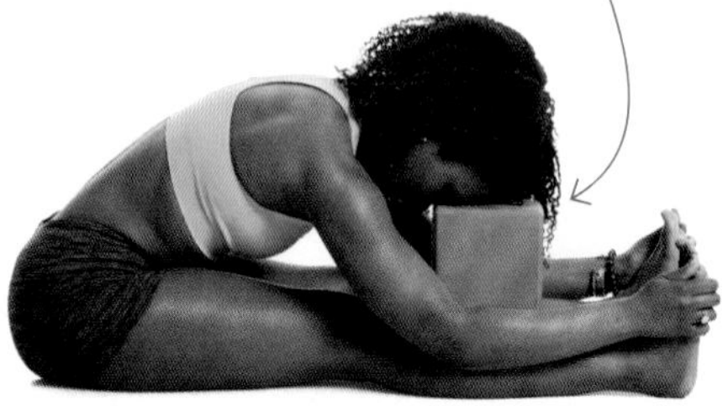

站立前屈式

（第42页）

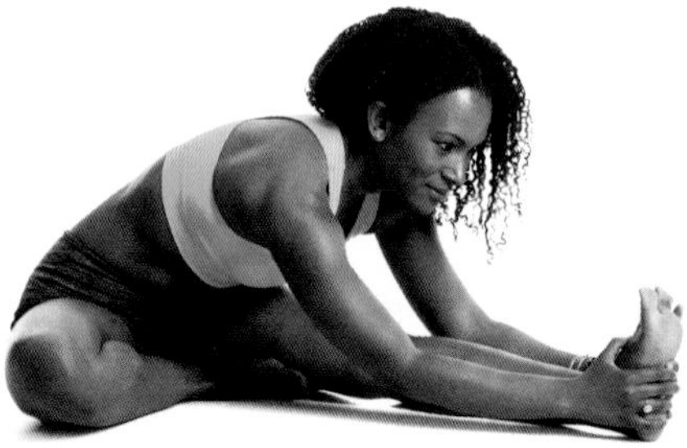

单腿头触膝前屈式

（第92页）

借助瑜伽砖的坐姿前屈式

从坐姿前屈式（第91页）开始，然后做些调整。

6

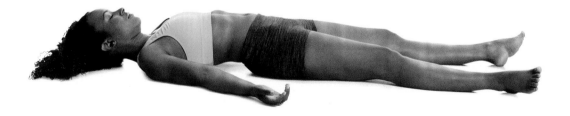

摊尸式
（第145页）

飞行时差反应

在应对飞行时差反应方面，可以叫我"小专家"。我经常在旅途中，因为几乎不知道所在的时区，所以会尽量做一些能让身体保持轻松和正常运转的事情。频繁的旅行后，很有必要踏踏实实练一练瑜伽。哪怕只是一个短程飞行，如果能在落地之后进行一项快速的瑜伽常规训练，也会是一个使身体恢复活力的非常有效的方法。

选择这些姿势是因为它们可以放松因久坐而僵硬的肌肉，舒缓因为姿势不良而出现的上背部不适。

建议

- 喝大量的水。飞机上的空气极其干燥，这可能导致脱水。在水中加入电解质补充片也可以起到帮助。
- 在飞行后，鼻腔可能会堵塞，带一个洗鼻壶清洗鼻腔通道。（洗鼻壶是一个类似于茶壶的小装置，在里面装入温热淡盐水。头稍倾斜，张开嘴呼吸，从一个鼻孔倒入水，水会从另外一个鼻孔排出来，起到清洗鼻腔的作用。）
- 可以在睡觉之前服用褪黑色素。
- 最后，飞机到达目的地后，不要小睡，无论酒店的蓬松枕头看上去多么诱人！去外面晒晒太阳，活动活动身体，然后练练这些瑜伽姿势，这样有助于恢复自然的睡眠周期。

1

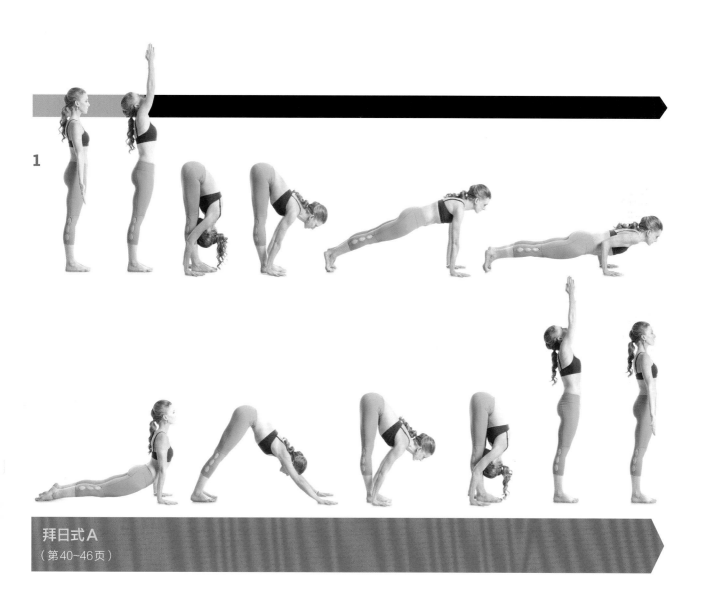

拜日式 A
（第40~46页）

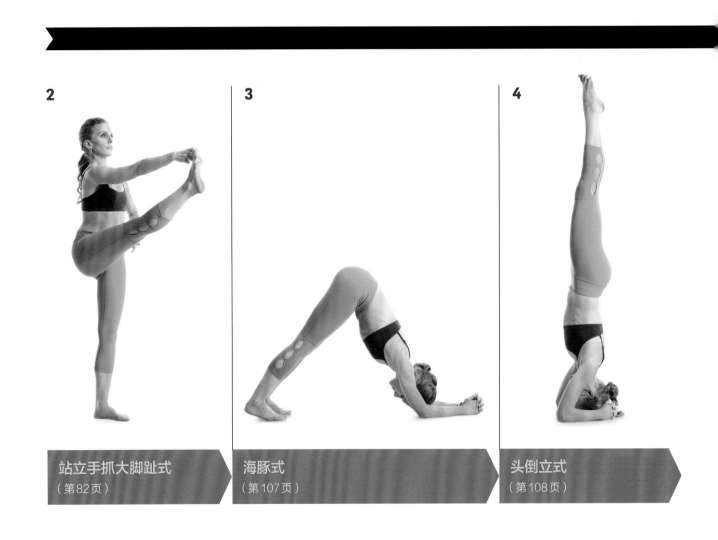

2 站立手抓大脚趾式
（第82页）

3 海豚式
（第107页）

4 头倒立式
（第108页）

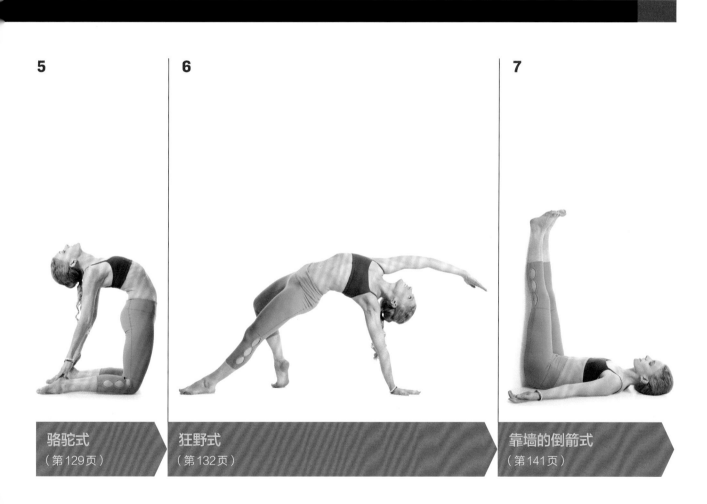

5

骆驼式
（第129页）

6

狂野式
（第132页）

7

靠墙的倒箭式
（第141页）

消化

有人说要抓住一个男人的心，就得抓住他的胃——我认为这适用于所有人！美味的食物总是能令人愉快，但是不新鲜的、刺激的食物，或者外卖食物可能会造成肠胃紧张不适。除了大量喝水排毒外，瑜伽是平复身体系统最佳的方式，可以缓解胃部不适。扭转的姿势非常有助于促进消化，就像拧海绵一样扭动着身体器官，温柔地按摩内脏器官。让我们扭动起来吧！

建议

正确喝水对良好的健康至关重要（在练习之后记得补充水分），在餐前和餐后适量喝水，不要在吃饭期间喝大量的水，这会使消化变慢，饮食要无冰，因为过冷的食物会削弱消化之火！

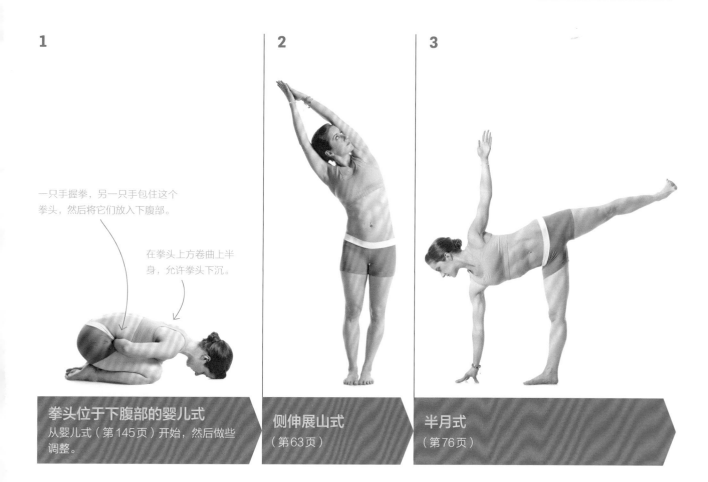

1

一只手握拳，另一只手包住这个拳头，然后将它们放入下腹部。

在拳头上方卷曲上半身，允许拳头下沉。

拳头位于下腹部的婴儿式
从婴儿式（第145页）开始，然后做些调整。

2

侧伸展山式
（第63页）

3

半月式
（第76页）

消化

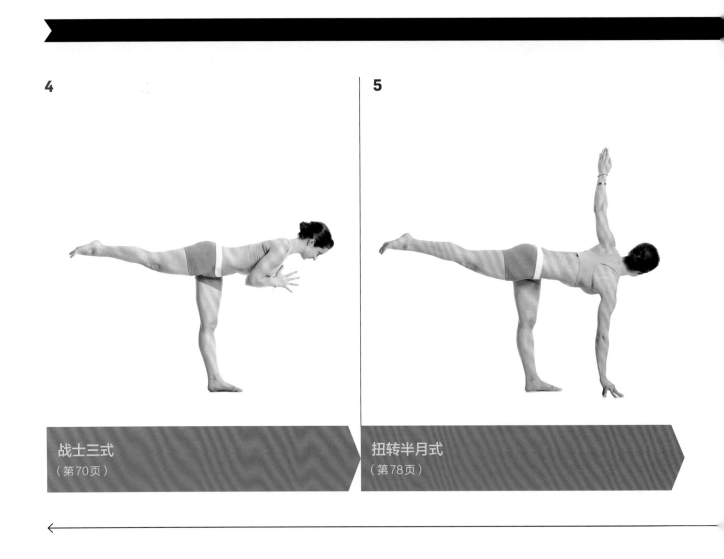

4

战士三式
（第70页）

5

扭转半月式
（第78页）

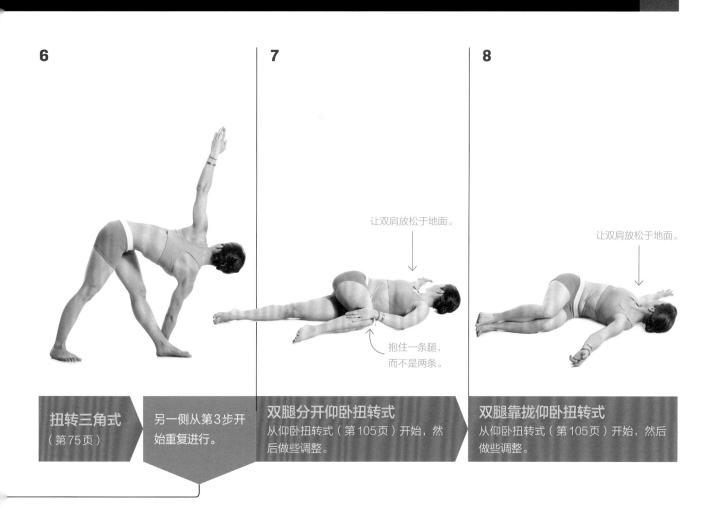

让双肩放松于地面。

抱住一条腿，
而不是两条。

让双肩放松于地面。

6

扭转三角式
（第75页）

另一侧从第3步开
始重复进行。

7

双腿分开仰卧扭转式
从仰卧扭转式（第105页）开始，然
后做些调整。

8

双腿靠拢仰卧扭转式
从仰卧扭转式（第105页）开始，然后
做些调整。

精力能量

我们都或多或少会感到精力有些不够用。因为压力、缺乏睡眠，或因要做的事情很多而感到疲惫。要知道瑜伽可以帮助我们恢复精力，调动身体系统合理运转，从身体内部释放出潜在的能量——这比喝一个超大杯加有两小杯浓缩咖啡的卡布奇诺要健康得多（也更便宜）！

昆达利尼瑜伽是通过运动和呼吸来唤醒脊椎能量。我和来自洛杉矶的瑜伽老师凯亚·米勒探讨她最喜欢的唤醒身体能量的动作，她将昆达利尼瑜伽和流瑜伽结合在一起，在这里给大家分享这套序列动作。如果你觉得动作保持的时间过长，可以根据需要调整它们，然后逐渐增加到完整的保持时间。关键是要有足够的活动量以使能量流动起来，以及在停滞不前的地方实现突破。当晨光初现时，你会自然醒来，然后精神饱满地开始崭新的一天！

火呼吸法

火呼吸法是一种从体内产生能量的呼吸方式，可以强化腹肌。从坐姿开始，用鼻子深深吸气。吸满之后，快速呼气，运用横膈膜收缩来释放体内所有的气体。呼气完成之后再次自然吸气，之后主动快速地呼气。呼吸应该足够快速，以至于吸气时不会有任何其他想法产生。这项训练的主要关注点是核心部位应略微有被击打的感觉，可以帮助我们呼吸得更为彻底。

1

2

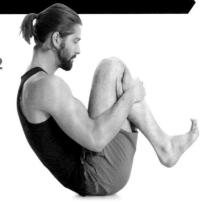

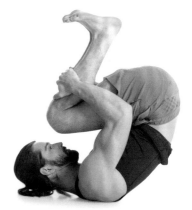

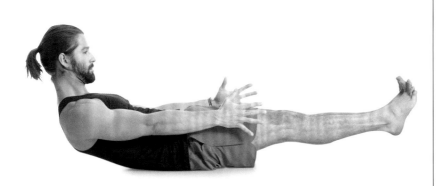

拉伸式

背靠地，仰躺于地面，然后抬起双腿和胸部，离开地面约12英寸（30.48厘米）高。手指伸向脚趾方向，然后练习火呼吸法（见第238页）2分钟。

脊椎滚动式

将双膝拉入胸部位置，然后前后滚动脊椎1分钟。

3

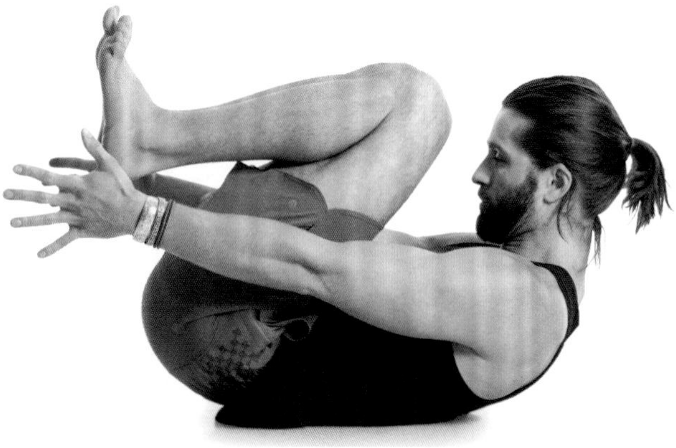

鼻触膝式

将双膝拉入胸部位置，然后双手顺着身体两侧伸直或放于颈部后方以给予支撑。练习火呼吸法2分钟。

4

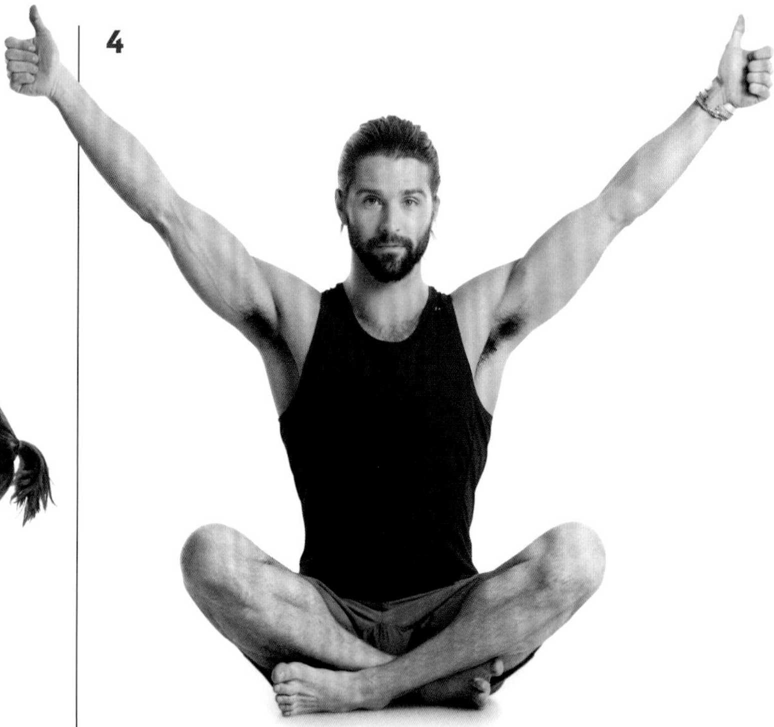

消除小我式

从简易坐姿开始，双臂向斜上方60度伸出，手握拳，大拇指伸直。练习火呼吸法3分钟。

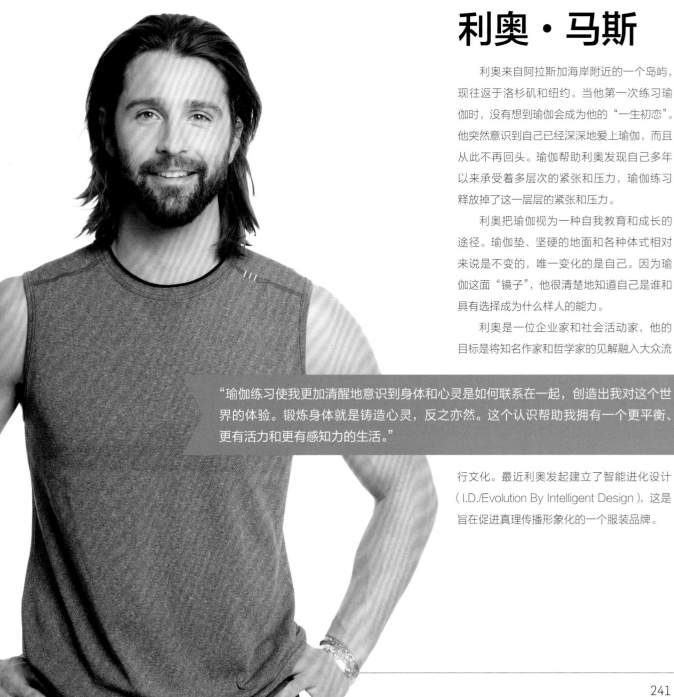

利奥·马斯

利奥来自阿拉斯加海岸附近的一个岛屿，现往返于洛杉矶和纽约。当他第一次练习瑜伽时，没有想到瑜伽会成为他的"一生初恋"。他突然意识到自己已经深深地爱上瑜伽，而且从此不再回头。瑜伽帮助利奥发现自己多年以来承受着多层次的紧张和压力，瑜伽练习释放掉了这一层层的紧张和压力。

利奥把瑜伽视为一种自我教育和成长的途径。瑜伽垫、坚硬的地面和各种体式相对来说是不变的，唯一变化的是自己。因为瑜伽这面"镜子"，他很清楚地知道自己是谁和具有选择成为什么样人的能力。

利奥是一位企业家和社会活动家，他的目标是将知名作家和哲学家的见解融入大众流

"瑜伽练习使我更加清醒地意识到身体和心灵是如何联系在一起，创造出我对这个世界的体验。锻炼身体就是铸造心灵，反之亦然。这个认识帮助我拥有一个更平衡、更有活力和更有感知力的生活。"

行文化。最近利奥发起建立了智能进化设计（I.D./Evolution By Intelligent Design），这是旨在促进真理传播形象化的一个服装品牌。

高跟鞋

因为没有大长腿，所以我一直对高跟鞋情有独钟，而且是跟很高的高跟鞋，高得越离谱越好！第一次穿上高跟鞋时，我感觉双腿看起来漂亮极了，但是脚有时会很酸疼，而且我的小腿常常会膨胀起来，轻飘飘地飞上了天。可如果在走向停车侍者时忽然被绊倒，那么无论刚才从时髦餐厅走出来时穿着小黑裙的你是多么漂亮，都已经无关紧要了。(相信我，这是我的亲身经历！) 不要在热爱细长高跟鞋的同时又有许多担忧。跟随这些简单的步骤，加强和延长小腿、脚踝和脚趾。以后无论穿多高的鞋子，你都会感到自信和平稳。

建议

晚上穿着高跟鞋出门很长时间后，坐下来用脚（用你的大脚趾）划字母的形状，这可以放松小腿和胫骨。也可以用泡沫轴来解决乳酸堆积的问题，或练习下犬式伸展和放松小腿肌肉。

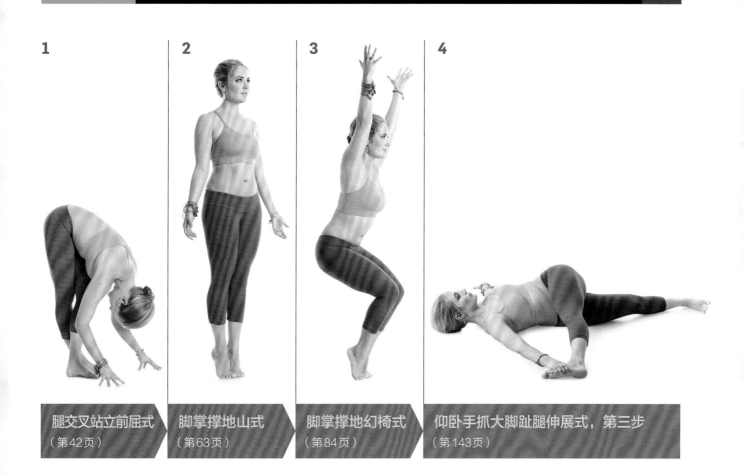

1
腿交叉站立前屈式
（第42页）

2
脚掌撑地山式
（第63页）

3
脚掌撑地幻椅式
（第84页）

4
仰卧手抓大脚趾腿伸展式，第三步
（第143页）

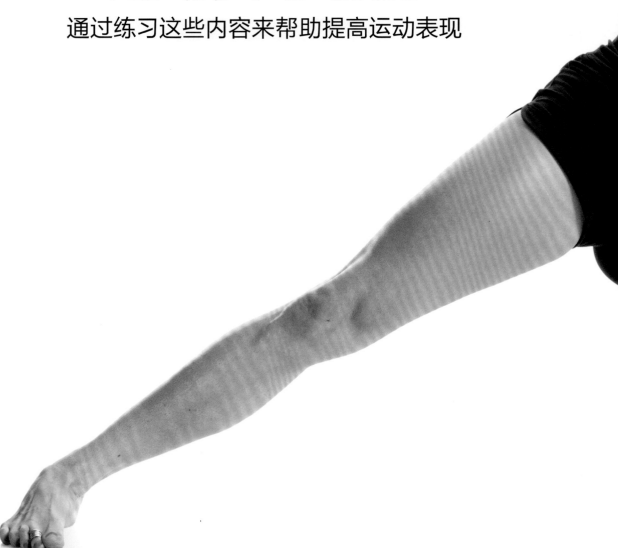

运动员与瑜伽

通过练习这些内容来帮助提高运动表现

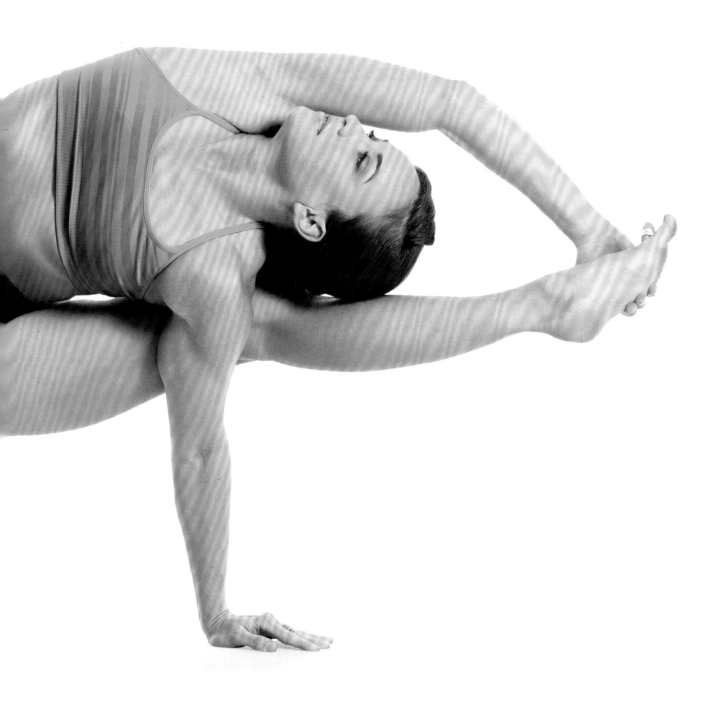

我是一个极其热爱运动的人。

小时候的我像个男孩子一样顽皮，而且是堪萨斯大学松鸦鹰队的铁杆粉丝。汗水打湿全身地痛快玩一场对我来说就像呼吸一样自然。自从"飞人"乔丹退役之后，我对篮球的兴趣有所减弱，不过看到松鸦鹰队比赛时还是会激起我的一些热情！接触瑜伽之后，我靠自己的努力成为这个领域的优秀人才。瑜伽教会我尊重身体的能力和局限，运动员只有了解自己的能力和局限，才会有更大的发展空间。

瑜伽也教会我如何呼吸——这个问题困扰了许多运动员，包括那些顶尖选手。练习呼吸控制法可以帮助加强呼吸肌，从而提升耐力。另一个重要的益处就是能给予你避免受伤和疗愈陈年旧伤的能力。瑜伽是平衡运动强度和保持身体强壮与柔软的最佳物理疗法。

作为一位注册针灸师、针灸和东方医学硕士、运动医学专家和耐克总部的瑜伽老师，蒂芙妮·克鲁克尚克说，"人们总是把瑜伽和柔韧性联系在一起，但是对运动员来说，瑜伽意味着使身体变得更有弹性，以在应对压力源时更具有适应性。瑜伽使身体肌肉更像橡皮筋，而不是吉他弦线。"她解释说，扩大肌肉的功能范围带来更大范围的肌肉收缩，这不仅能预防受伤，而且可以增加肌肉的力量。这代表着力量越大，表现越好！这可真是人人都想要的结果。

记住：没人会在瑜伽练习中"获胜"。把好胜的天性放到竞技场上吧，不要着急马上变得超级灵活。克鲁克尚克提及，"对好胜的运动员来说，瑜伽最难的部分是在练习时他们习惯性地全力以赴，去挑战自己的极限。"收获练习瑜伽带来的益处，不是试图打败瑜伽。多注意身体反应：身体有感受是对的，但是产生疼痛就不对了。你所想拥有的富有弹性的肌肉组织，在身体力所能及的练习中就能产生。任何疼痛的产生都说明正处在危险区域。

用这些常规练习提升运动表现

运动员与瑜伽

不要急于去完成某项运动，欲速则不达！保持冷静并且关注呼吸，在练习时呼吸越充分稳定，肌肉会越放松，身体表现因此也会更加从容。

瑜伽体式充满主动和被动的伸展。克鲁克尚克说："主动伸展在肌肉组织中产生热和增加灵活性，创造出更强大的功能延长机制，这正是许多运动员在他们的运动项目中所需要的。"被动伸展和长时间保持控制使身体组织更大程度地参与活动且帮助大脑放松。在放松的精神状态下，肌肉可以在灵活和稳定之间取得平衡。克鲁克尚克还说到，刚开始接触瑜伽练习时大多数运动员的肌纤维的活动范围都相对较小，这会导致能量传导受到限制，容易受伤。瑜伽结合了主动伸展和被动伸展，能释放身体压力和在安全前提下最大化提升运动表现，这样的一种状态使我们无论是在正常还是有强度的活动中都会感觉很好。

最后，除了这些身体表现上的获益，瑜伽还有助于把心理状态带入一个更高层次。我之前已经讲到过"化境"——一种高级的心理状态。定期的瑜伽练习可促进达成该状态，在这种状态下人可以全身心地投入并容易收获圆满的结果。学习如何把呼吸和瑜伽体式结合在一起，创造心和身的连接，然后将这种能力运用到你的体育项目中。克鲁克尚克说："运动心理学家说，良好的身心平衡能力是一个普通运动员和一个优秀的运动员之间的区别。"运动之前和之后练习呼吸法，花点时间热身和放松，这样可以在时机来临之时，从容不迫地全力以赴。

我和克鲁克尚克交流过，她推荐以下各种体式，这有助于从细节到整体全方位地了解具体的肌肉和运动单元。

建议

如果想把这些体式作为独立完整的练习项目，请增加拜日式作为热身，还可以加入站立式，比如战士式和侧角式。另外，我建议所有人都进行呼吸训练。鼻孔交替呼吸法在游泳序列中专门列了出来，其实任何运动员都可以通过这种呼吸训练方式来提高肺活量。

如果练习瑜伽时受伤该怎么办

瑜伽通常被公认为一种疗愈性的练习，但是如果练习时没有全神贯注，可能对肌肉、结缔组织、神经、血管、韧带和肌腱带来严重的伤害，还可能损坏关节和骨骼。哎！我们总是很难确认什么时候就超出了安全的范围，所以我询问了瑜伽生理解剖学和损伤预防方面的专家吉尔·米勒，她分享了关于如何预防和治疗损伤的建议。

米勒的基本经验法则非常简单：如果不能做一个完整的呼吸，那就是过度了。我有两个类似的经验法则：如果不能面带微笑，你就是过于紧张了。如果眼前开始出现星星，视线开始模糊，那代表着——你确实已经做得太过火了！

练习时受伤了怎么办

由瑜伽品牌Yoga Tune Up的创始人吉尔·米勒所写

□承认正处在疼痛中。

□寻求专业护理人员的帮助。

□听从专业护理人员的建议。

□在进行一项新的练习时仔细倾听来自身体的声音，避免做任何身体尚未准备好的动作。

这里有一些常见的损伤以及应对策略，有助于在练习时保持安全和健康。

腘绳肌腱

为什么会受伤： 许多人练习瑜伽都会带着使腘绳肌腱更富有弹性的目的，但是在进行站立前屈式时双手触地不应该是你理想的目标，除非你的实际能力已经很接近这个标准！在进行前屈折叠动作时，健康的臀部和柔韧的腘绳肌腱最大可达到135度的活动范围。腘绳肌腱受伤通常是身体在没有热身的情况下过度伸展导致的。起床后立刻来个大角度的坐姿前屈式？这肯定不是一个好主意。此外，要确保在练习时地面或是瑜伽垫上没有沾上水，否则可能会滑入一个根本没有心理准备的神猴式。所有的肌肉都需要慢慢练习，逐渐提高收缩和延长能力。咸美顿学院足球俱乐部的人也不例外。在进行坐式和站立式时试着对肌肉稍加控制。

如何应对：过度使用和超过一定舒适区的伸展，都有可能将腘绳肌腱从骨头上撕扯下来。如果听见臀部下面发出一声爆裂声或脚有灼热之痛，你必须尽快去看医生，而且需要停止所有的前屈动作数月（完全分离则需多至2年）。开始时可能走路或久坐都会疼，逐渐地可以开始进行蝗虫式这类收缩动作以加强腘绳肌腱，要避免在膝盖伸直的情况下进行拉伸。一些坐式，比如束角式或膝盖屈曲的仰卧扭转式，也可慢慢地改善腘绳肌腱的状态。

对那些可以像三明治一样折叠在一起的人来说，可选择桥式、蝗虫式和幻椅式等，来加强腘绳肌腱。

肩部或肩袖肌群

为什么会受伤：肩部的活动通过20多块肌肉来控制，这是身体上最灵活的关节复合体，我们的肩部很容易受伤。原因就是——反复进行错误的练习。在做平板式、下犬式、上犬式和四柱支撑式以及手臂平衡式这些由双臂承重的体式时，要注意：先单独练习，之后在动态或是具有挑战的串联式中使用这些姿势。另外，我们的日常生活也会给肩部带来影响：较差的睡姿、一整天面对电脑打字、背很重的包或是握方向盘太紧。肩部下方关节出现一些机能障碍也会造成肩部损伤：如果手腕或手肘缺乏灵活性或稳定性，会把混乱的运动生物力传

到肩部，从而产生问题。

如何应对：如果肩袖肌群撕裂，那一定不是仅仅靠休息就能解决的问题，必须马上去看医生。这些精细的肌肉控制着上臂骨骼和肱骨在各个方向上的活动，是所有肩部活动的基础。耐心一些，一旦疼痛消失了，再开始加强肩部锻炼，收紧过度拉伸的肌肉和肌腱。学习调整肱骨上端（骨骼顶部的高尔夫球形状的区域），让它回到肩窝中而不是向前。换句话说，去做一些能够拉伸到上胸部和肩部的体式，比如弓式。加强肩的后部可以通过练习战士二式和三角式之类的站立式，以及在想象中代入这样一种状态：2个50磅（约22.68千克）重的壶铃放于掌心。

看看你是否可以在进行山式手臂过头上举的姿势时，保持身体挺直和双臂向上5分钟。这是检测肩部和上背部肌肉是否足够强大到能在下犬式或手倒立式中支撑体重的最好方法。

颈部

为什么会受伤：颈部由7个椎骨组成，除前2个外，其他椎骨之间都有椎间盘。从结构上来说，颈部是脊柱中最细的部位，不是为承受太多的重量而存在。所以，当练习者身体的大部分重量放到头部而不是肩部、上背部，且核心部位也没有很好地参与进来，帮助这些易受伤的骨骼分担其所承受的压力时，颈

部就容易受伤。假如在头倒立时头部向前或向后倾斜太多，颈部都会为此付出极大的代价。骨骼和椎间盘上承受的不平衡的重力可导致组织破裂。反复用错误的姿势进行肩倒立，一段时间之后，你的颈部一定会向你提出抗议。

如何应对： 学习将头部安置在脊柱顶端，就像你被牵线木偶的线拉起来。在面对电脑打字或看电视时，甚至跟人交流时，注意头部姿势。你注意到有些人在和别人交谈时，头是怎样倾斜的吗？这是需要改掉的习惯！应对"电脑脖"有个好办法，在高背椅上坐端正，后脑勺靠着椅子的头托（也可以在车里做这个动作）。试着向后推头托10秒，休息10秒，然后再推10秒。一天做这个练习至少6次，你会发现姿态的变化以及疼痛的减少。

在做头倒立式时，可以用这样的方法让颈部承受的压力变得最小：用2条瑜伽毯和2个瑜伽垫叠成一个小台子，为前臂做一个临时的支撑平台。毯子放在瑜伽垫上，这会给手臂和肩部一点高度，以便给颈部留出更多的空间。把它们放在靠墙的地面上。前臂放在毯子上，然后双手握住后脑勺，形成一个稳固的三角形支撑。脚趾踩地，臀部向前和向上移动，进入海豚式。轻轻跳起双脚，脚跟靠在墙面上。确保是用头顶保持平衡，避免颈部的前部和后部承受任何压力。保持双肩用力，上提身体以防止重量落到头部和颈部。头部摆正，就像可以把一片纸在头顶上放平。

下背部

为什么会受伤： 下背部的问题比较棘手。它会因为一个很小的不当动作或过度劳累而受伤。腰椎最大的一个问题就是它依赖于核心肌肉给其提供稳定的力量。腹部和背部的肌肉"团队"帮助5节腰椎和椎间盘在所有瑜伽姿势和日常生活中保持处于合理位置。长时间保持深度后弯或前屈而没有核心支撑，一定会带来不平衡和倾斜的结果。不管是否练习瑜伽，保持正确的姿势是对自己的尊重。

如何应对： 为了保护下背部，需要进行腹部收缩以防止下背部椎骨错位和椎间盘损坏。简单的技巧就是激活最底部的腹部肌肉：做一个大大的呼吸使腹部扩大。屏住呼吸，然后试着向内拉腹部，仍然屏住呼吸。腹肌会感觉紧实，就像准备"受人一拳"。现在呼气，然后放松腹部。重复数次，在吸气时产生腹部的紧张，反之，呼气时放松。最终当练习某些姿势时（除了被动姿势，比如摊尸式和婴儿式），会想要通过呼气和吸气带来一些核心肌肉的紧绷感。这个技巧帮助我们学习如何运用腹肌带来身体的稳定性。

运动员与瑜伽

学习如何运用髋部和臀部肌肉来支撑脊柱。作为支撑脊柱底部的骨盆包括骶骨、髋骨、尾骨和附着在上面的肌肉。如果臀部失去平衡，下背部也将失去平衡！

如果下背部受伤，应避免脊柱在任何方向上的过度活动。最好进行轻柔的按摩，冰敷，服用异丁苯丙酸（止痛药），还可能需要咨询专业人士。如果椎间盘撕裂或破裂，或许需要几个月才能康复。当不再那么疼痛时，可开始进行难度较小的变式练习，尽可能多地运用深度腹部收缩。儿童式的后仰对缓解下背部疼痛有很好的帮助：保持脚踝位于膝盖正下方和膝盖位于臀部正下方，而且站立时不要让一侧臀部向另一侧倾斜（无论你认为自己这样看起来多么有范儿）。如果想穿高跟鞋，可以通过练习第243页的体式来加强脚踝和双腿！

膝盖

为什么会受伤：膝关节是我们身体上受到保护最少的部位。这些负责减震的关节周围除了一些韧带来防止活动过度之外，没有其他支撑。在一些瑜伽体式的练习中，尤其是需要膝关节进行各种内外旋的坐式，如果保持时间过长的话，会致使过度拉伸的膝盖韧带变脆弱。通常情况下，僵紧的臀部也会使膝关节负担较重。在坚硬的水泥地面上进行串联式的爆发性跳动也会损伤膝盖。试着在有一些铺垫物的地面上进行练习，或用一个加厚的瑜伽垫。对一些人来说，用膝盖跪着的姿势也是很令人苦恼的。可以把瑜伽垫或毯子叠起来垫在膝盖下面来减少一些压力。另外过大的体重也会增加膝关节负担，每增加1磅（约为0.45千克）体重膝关节就得多承受6倍的重量。

如何应对：如果膝盖受伤了，首先要减少所有动作的幅度，另外你可能需要停止所有的拉伸动作。休息一下，冰敷肿胀的地方，不要勉强自己。要特别注意一些比较麻烦的会使膝盖向侧面屈曲的体式，这对已经不稳定的膝关节是非常不利的。在很多站立式姿势中会出现这种情况，在练习这类姿势的时候，通过略微屈曲膝盖就可以避免膝盖向侧面屈曲。

健康的膝盖取决于膝关节与大小腿、臀部、脚踝之间的关系。这些区域中任何一块肌肉出现问题，都会扰乱膝盖的平衡。以下几块膝盖附近关键的肌肉需要特别注意。

股四头肌。确保膝盖在正确轨迹运动的主要肌群。许多膝盖问题来源于股四头肌之间韧性的不平衡。张力亢进的股四头肌阻止髌骨上下移动和使膝关节活动范围过大。太松弛的股四头肌无法阻止膝盖的过度伸展和屈曲。选择各种拉伸和强化大腿前侧的姿势，比如站立手抓大脚趾式、神猴式变式、新月式和战士三式均可改善股四头肌的表现能力。

　　大腿内外侧。内收肌和臀肌帮助协调髋部内侧和外侧的力量，向膝盖传输能量。在进行例如双角式、半月式和大腿中间夹砖的幻椅式时，确保这些肌肉能兼具良好的灵活和稳定能力。

　　注意膝盖是否经常"敲击"在一起（X型腿的倾向）或远离彼此（O型腿的倾向），造成这两种情况的一部分原因是小腿内外侧肌肉强弱不一致。想让大腿外侧的髂胫束不要太过紧绷，可以去练习仰卧手抓大脚趾腿伸展式的第三步！

跑步和自行车

过去，除非5公里外的终点有卖杯子蛋糕的小贩等在那里，不然我绝不跑步。但是最近我喜欢每周跑上几次。瑜伽结合跑步和骑自行车是保持身体健康的完美搭配。在训练中增加几个瑜伽姿势不仅能提高平衡能力，而且还会提升身体的感知力和拉长肌筋膜组织，从而增加步幅和提升关节活动度。可以通过练习以下体式来释放在蹬踏和跨步中反复使用的屈髋肌、腘绳肌、臀大肌和髂胫束的紧张。

建议

如果发现自己很嫉妒地看着他人练习，花一点时间告诉自己：瑜伽不是关于赢或输！你不知道那个人正在经历着什么，他拥有怎样的身体特点，或者他战胜了什么困难。专注于自己的目标和成绩，你所要超越的只是你自己。

1

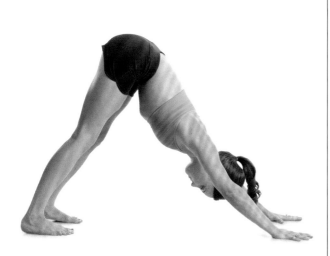

下犬式
（第64页）

2

双肩向后拉。

臀部下沉。

指尖着地。

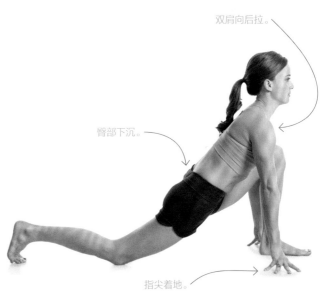

低冲刺式新月式变式
从低冲刺式新月式（第69页）开始，然后做些调整。

3

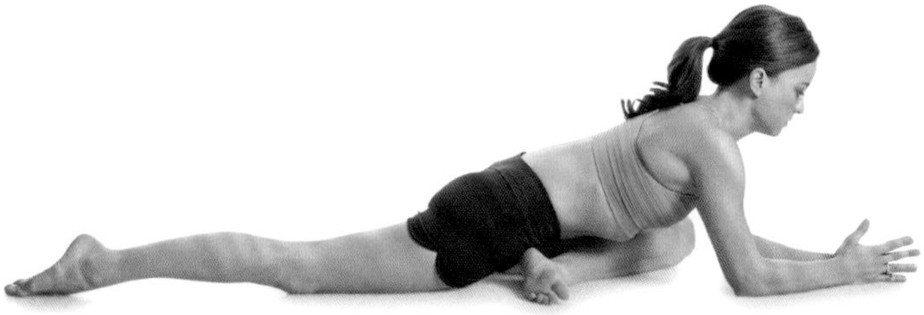

单腿鸽王式
（第102页）

4

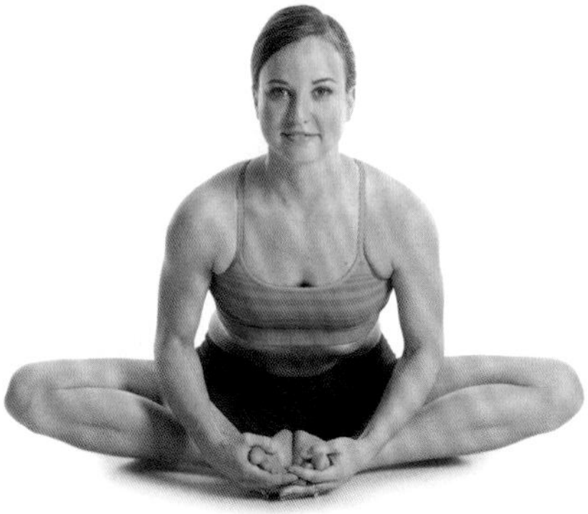

束角式
（第98页）

5

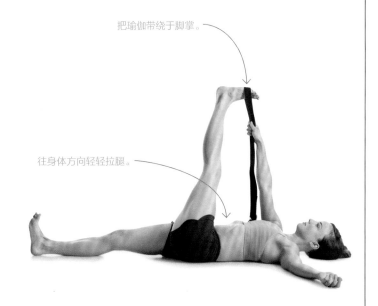

把瑜伽带绕于脚掌。

往身体方向轻轻拉腿。

借助瑜伽带的仰卧手抓大脚趾腿伸展式，第三步
从仰卧手抓脚趾腿伸展式的第三步（第143页）开始，然后进行这些调整。

6

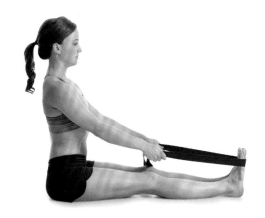

借助瑜伽带的坐姿前屈式
（第91页）

网球

　　网球运动员需要有敏捷的下半身和强健的双肩。瑜伽可以帮助你学习身处当下，向内感知，由此，你会从一些微小的变化开始，逐层深入，直到激发出你的最大潜能。因为球对球拍的冲击力很大，所以网球运动员可能会有身体两侧不对称的问题。只需要用几个简单的瑜伽动作，就可以加强核心力量，改善身体的平衡能力，你将会拥有新的力量来应对对手的每一次击球。这部分体式解决脊柱、臀部和肩袖肌群以及肩关节的问题。

建议

不要去强迫你的身体。如果在长跑过程中腘绳肌已经拉伤了，你是否会因为担心在训练中落后而咬牙坚持跑完全程？当需要时间养伤时，别灰心丧气，想一些办法让自己保持活跃。可以只做些局部练习，选择那些让受伤的部位休息和心情放松的姿势。

1

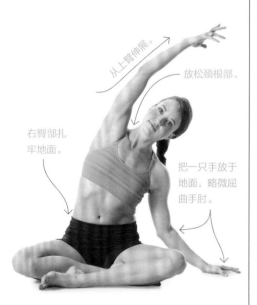

从上臂伸展。

放松颈根部。

右臀部扎牢地面。

把一只手放于地面，略微屈曲手肘。

简易坐姿侧伸展式
从简易坐姿（第89页）开始，然后做些调整。

2

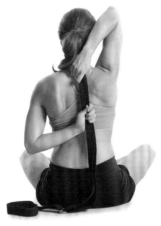

借助瑜伽带的简易坐姿牛面手臂式　使用简易坐姿（第89页），从牛面式（第99页）开始，增加使用一条瑜伽带。

3

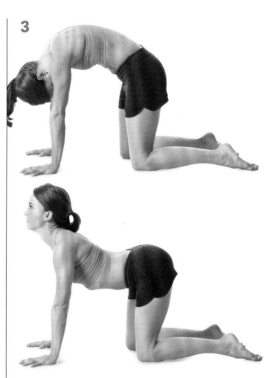

猫式和牛式
（第65页）

4

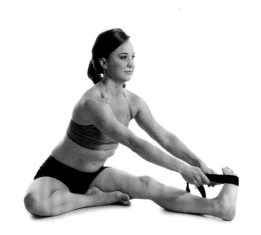

借助瑜伽带的单腿头触膝前屈式
从单腿头触膝前屈式（第92页）开始，增加使用一条瑜伽带。

5

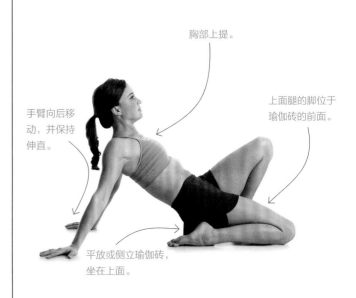

胸部上提。

上面腿的脚位于瑜伽砖的前面。

手臂向后移动，并保持伸直。

平放或侧立瑜伽砖，坐在上面。

借助瑜伽砖的半仰卧英雄式
从英雄式（第100页）开始，然后做些调整。

保持注意力在你的瑜伽垫上

如果你想学习更多内容和方法，需要参加集体课程，和其他人一起练习瑜伽可能是一件令人紧张的事，也可能会激励你。旁边的那个灵活的芭蕾舞演员可能会让你产生自卑情绪，我们都非常希望自己能看上去"很不错"。当被持续的自我怀疑淹没时，嫉妒的种子慢慢变成一个带刺的大怪兽，将你从内到外撕得粉碎。不管旁边是老奶奶还是《黑天鹅》的主演，都不重要——重要的是你正在做着的事情。记住，保持情绪的稳定才能保证身体的安全，提醒自己没有必要去羡慕任何人。你是独一无二的——你只需要做你自己！

6

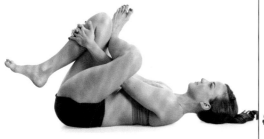

穿针式
（第104页）

7

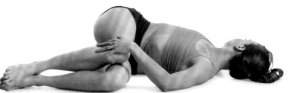

仰卧扭转式
（第105页）

高尔夫

在打高尔夫球时，所有的动作都是通过脊柱转动来完成挥杆。就像网球运动员一样，高尔夫球手通常也会感到身体的一侧出现问题，时间长了会造成脊柱和肩部的不对称。瑜伽的对称性练习方式可以改善这个状况，此外，练习瑜伽还带来专注力的提升，这些都有助于提高运动的整体表现。下面这些体式专注于肩袖肌群、脊柱和臀部的训练，用来帮助维持平衡。

建议

为了增加专注力和头脑的清醒，请回看第 30 页，然后尝试 3 天的身体清理排毒计划。内在的洁净能影响身体的外在表现，仅仅 3 天，这将比成为超级英雄的感觉还要好。

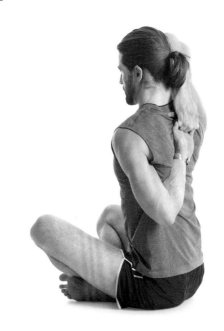

1

保持臀部位于膝盖正上方。

脸的一侧和同侧肩靠在地面上。

手掌推地面以转开胸部。

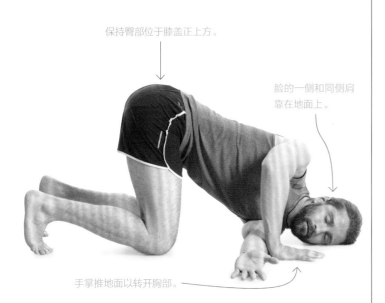

肩部穿针式

从穿针式（第104页）开始，然后做些调整。

2

简易坐姿牛面手臂式

使用简易坐姿（第89页），从牛面式（第99页）开始。

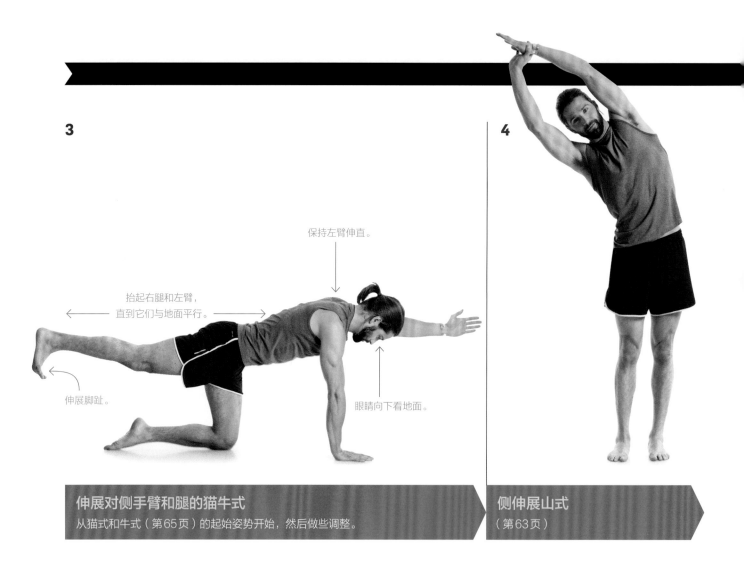

3

抬起右腿和左臂，
直到它们与地面平行。

保持左臂伸直。

伸展脚趾。

眼睛向下看地面。

伸展对侧手臂和腿的猫牛式
从猫式和牛式（第65页）的起始姿势开始，然后做些调整。

4

侧伸展山式
（第63页）

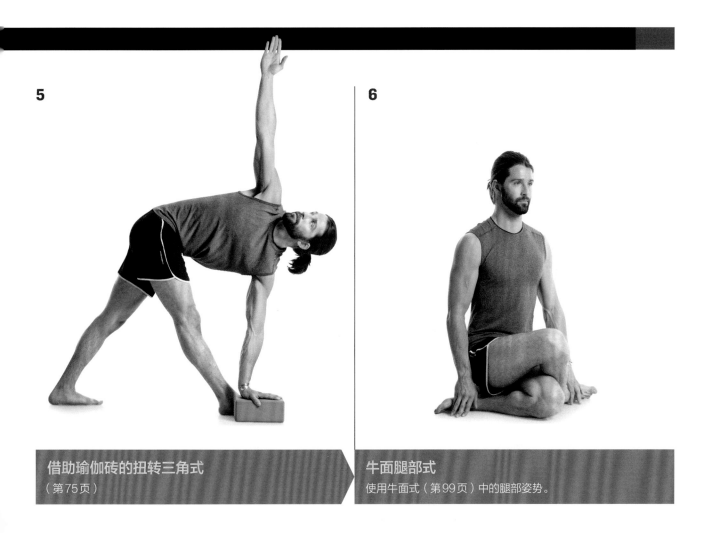

5

6

借助瑜伽砖的扭转三角式
（第75页）

牛面腿部式
使用牛面式（第99页）中的腿部姿势。

足球

　　在《瑜珈》杂志中，莱斯利·奥斯本作为美国国家女子足球队中场球员，将在球场上战胜心理挑战归功于瑜伽练习。战胜心理挑战只是拼图的一小块。毕竟，足球运动员的腿才是最重要的！练习瑜伽可以改善膝盖、胫骨和脚踝周围的结缔组织的储水能力，加强股四头肌和腘绳肌腱的综合运动能力。这一部分的体式专注于强化下肢速度、力量和耐力方面的能力。

"唯一应该尝试超越的人是昨天的你自己。"

——无名氏

变式，变式，变式

瑜伽对每个人都会有帮助，因为无论是高级的或基础的体式都有变式。

把瑜伽练习想象成一个很大的拼图，它是由数百块的小拼块组成，需要花时间把所有拼块拼在一起。有时会很快找到合适的拼块，然而有时也会久久寻觅不到你所需要的。各种体式都有许多种选择，去自由探索属于你自己的姿势。不要害怕把姿势提升一个层次，如果不去尝试，这些拼块是不会自己拼在一起的。所以多些创造力，换一换角度和方法，找出那些让你感觉舒服的姿势。

1

2

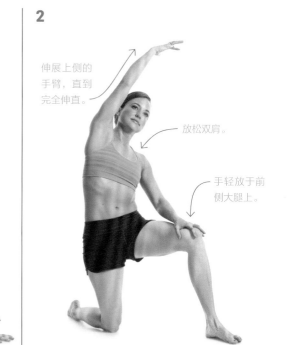

伸展上侧的手臂，直到完全伸直。

放松双肩。

手轻放于前侧大腿上。

下犬式
（第64页）

侧伸展新月式
从新月式（第69页）开始，然后做些调整。

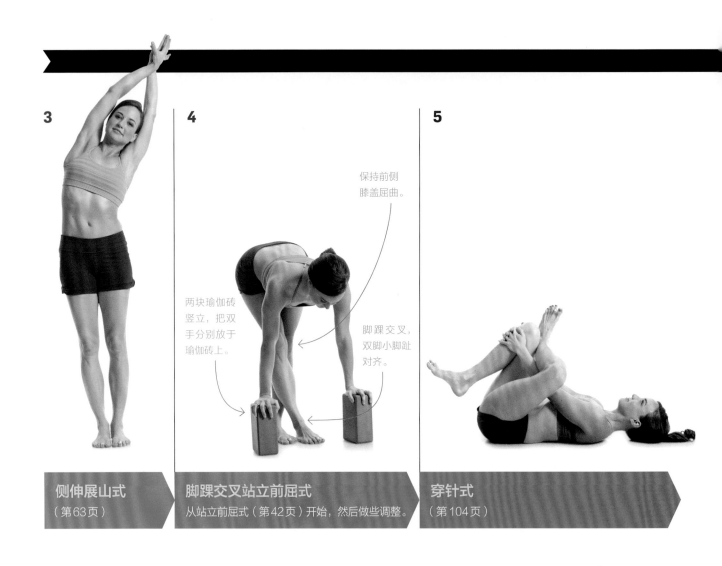

3

保持前侧
膝盖屈曲。

两块瑜伽砖
竖立，把双
手分别放于
瑜伽砖上。

4

脚踝交叉，
双脚小脚趾
对齐。

5

侧伸展山式
（第63页）

脚踝交叉站立前屈式
从站立前屈式（第42页）开始，然后做些调整。

穿针式
（第104页）

6

借助瑜伽带的仰卧手抓大脚趾腿伸展式
从仰卧手抓大脚趾腿伸展式的第一步（第142页）开始，增加使用一条瑜伽带。

7

仰卧扭转式
（第105页）

篮球

美国职业篮球联赛的前篮球明星卡里姆·阿布杜尔-贾巴尔把他长达20年之久的篮球事业归功于练习瑜伽。他说:"如果没有练习瑜伽,我的篮球事业不会如此之长。篮球是一项要求技术性的体育项目,而且要么是你有的技术,要么是你没有的。但是对我来说,能够维持所有的技术跟练习瑜伽直接有关。"篮球运动中的跳跃和奔跑都需要健康的膝盖和臀部以吸收运动对关节的冲击力。这位洛杉矶湖人队的前明星中锋补充说道:"瑜伽真的帮助我增加了柔韧性和关节活动范围,使我免受许多伤,还有助于更加有效地运用力量。"[1]以下的体式有助于臀部、腘绳肌腱、髂胫束和脊椎的损伤预防。

建议

建立一个汗水日志。记录你所做的让你流汗的运动,一周进行4次。无论是瑜伽练习、拔河赛或长时间散步,都写出来,即使这意味着要比通常情况早起1小时。实践自律,才能收获成果!

[1] 来自戴安·巴伦的《身体与灵魂》一文,刊登于1994年9月19日的《麦克林杂志》。

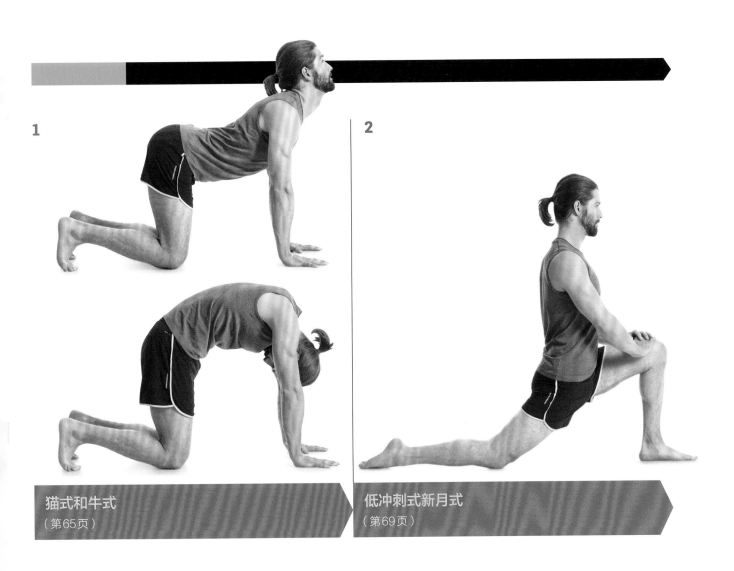

1

2

猫式和牛式
（第65页）

低冲刺式新月式
（第69页）

3

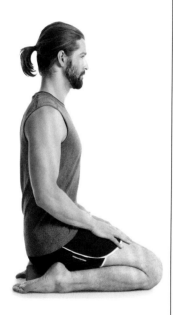

借助瑜伽砖的英雄式
（第100页）

4

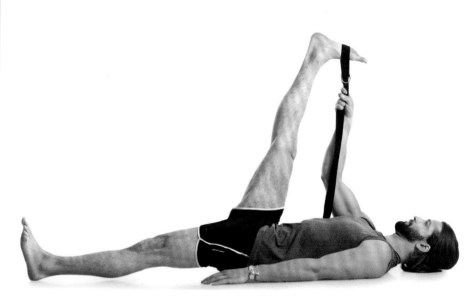

仰卧手抓大脚趾腿伸展式
（第142页）

5

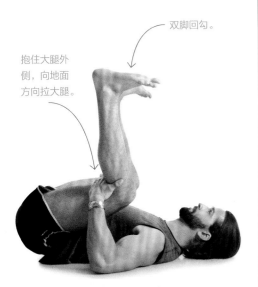

抱住大腿外
侧，向地面
方向拉大腿。

双脚回勾。

快乐婴儿式变式
从快乐婴儿式（第104页）开始，然后做些调整。

6

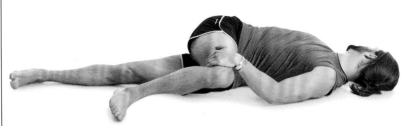

仰卧扭转式
（第105页）

游泳和划船

游泳和划船需要反复的肩部转动和臀部运动。在日常训练中增加瑜伽练习可有助于提高全身的运动整合能力。试试用一种舒适的，非常轻缓、近乎冥想状态的节奏做动作，在感知力的引导下完成。这一部分的体式专注于稳定需要旋转的肌群，纠正脊柱的不对称和保持臀部的灵活。

记住

你是独一无二的、有才华的、幸运的人。瑜伽练习指引和帮助你克服恐惧和困难。瑟斯博士说得好："今天，你是你自己，没有什么比这个更真实。活着的人没有一个人更像你自己。"

瑜伽不是一项竞争性的运动

《纽约时报》在2012年1月发表了一篇文章标题为"瑜伽如何摧毁身体",其中列举了很多因为持续练习瑜伽而受伤的例子。一位经验丰富的高级瑜伽老师格伦·布莱克说,瑜伽并不适合所有的人,身体健康和强壮的人更适合练瑜伽,因为一些人太过挑战自己的极限,从而增加受伤的可能性。

瑜伽当然不是一项竞争性的运动,既不会为做三角式最好的练习者颁发金牌,也不会为做头倒立式最久的练习者授予世界纪录保持者的称号,但带着拼搏、努力和获胜念头的瑜伽练习者还是很多的。任何"督促"你的只应是有关于你自己的动机。这一点我们已经提到过很多次,因为这的确是我们可能遇到的最大障碍!

格伦·布莱克还在一篇文章中提及,"瑜伽体式不是包治百病的灵丹妙药。事实上,如果因为自大或迷恋而练瑜伽,最终肯定会出现问题。"我很赞同这个说法。概括起来说:练习瑜伽时,放下小我,保持冷静和平和的态度,专注于练习所带来的感受。当你向自己或他人证明什么的那一刻,瑜伽就不存在了,而受伤的概率是真实存在的。

1

2

小狗式
(第152页)

借助瑜伽带的牛面手臂式
从牛面式(第99页)开始,增加使用一条瑜伽带。

3

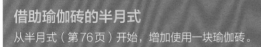

借助瑜伽砖的半月式
从半月式（第76页）开始，增加使用一块瑜伽砖。

4

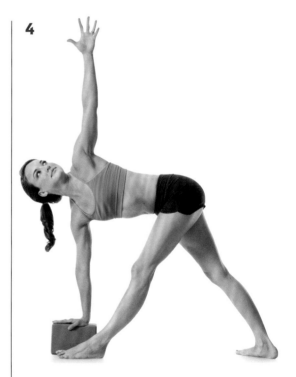

借助瑜伽砖的扭转三角式
（第75页）

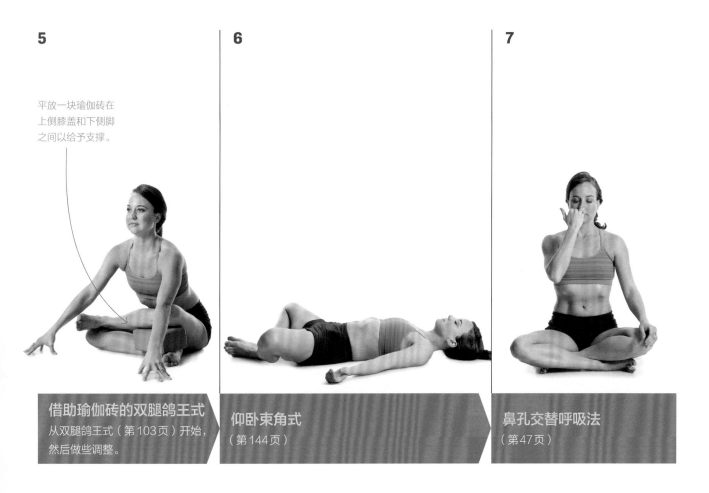

5

平放一块瑜伽砖在
上侧膝盖和下侧脚
之间以给予支撑。

借助瑜伽砖的双腿鸽王式
从双腿鸽王式（第103页）开始，
然后做些调整。

6

仰卧束角式
（第144页）

7

鼻孔交替呼吸法
（第47页）

攀岩

攀岩运动员需要超强的上肢和躯干力量以及较好的敏捷性。瑜伽造就的稳定的心理状态，还有助于战胜在攀上顶峰后有时会出现的令人瘫软的恐惧。专注于呼吸和姿势——放松身体，前面的道路将会为你敞开。以下体式针对于肩关节旋转肌群、臀部和前臂，帮助攀岩者可以轻松地进行悬挂和下滑。

记住

开始写日记。写下你所梦想的一切——热爱的事物、目标和希望。增添一些能够与你产生共鸣的照片或其他东西，有助于设定意图。想象梦想实现的时候，然后开始努力于实现它！尽力而为，相信在适当的时机里任何事都有可能发生。

1

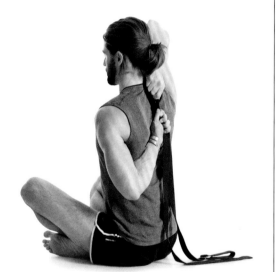

借助瑜伽带的牛面手臂式
从牛面式（第99页）开始，增加使用一条瑜伽带。

2

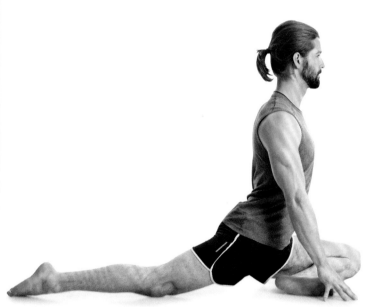

单腿鸽王式
（第102页）

3

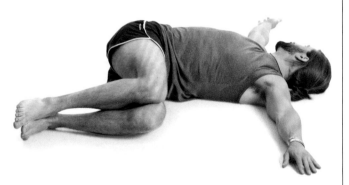

仰卧扭转式

（第105页）

4

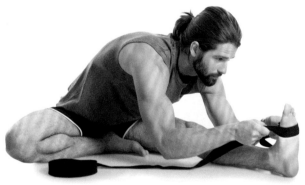

借助瑜伽带的单腿头触膝前屈式

从单腿头触膝前屈式（第92页）开始，增加使用一条瑜伽带。

5

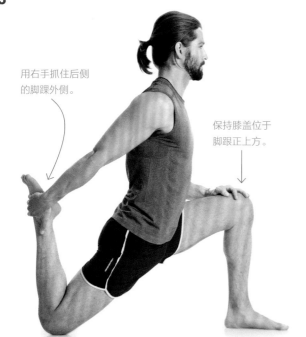

用右手抓住后侧
的脚踝外侧。

保持膝盖位于
脚跟正上方。

低冲刺式新月式变式

从低冲刺式新月式（第69页）开始，然后做些调整。

6

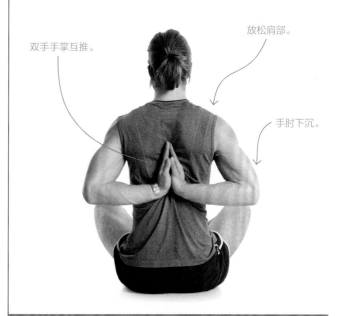

双手手掌互推。

放松肩部。

手肘下沉。

简易坐姿背后合掌式

从简易坐姿（第89页）开始，然后做些调整。

真男人练瑜伽

　　男人喜欢瑜伽——有一部分原因是练瑜伽的女生大都非常健康又漂亮。说实在的：男人练瑜伽是很有男人味的。在大男子主义的天性之中，被穿着漂亮瑜伽服的美丽女孩教训一顿和给他们涂上脚指甲油一样都是很有趣的。有很多次一个大个子肌肉男趾高气昂地带着满不在乎的表情走进我的课堂。我问他之前是否上过流瑜伽的高级课，他说："没有，我会没事的，我很强壮。"但是在我们进入第二轮的拜日式后，他就已经开始气喘吁吁了！

　　朋友，秘密是：你不是在做瑜伽，而是在实践瑜伽。瑜伽不是用来证明成功或是失败，这里没有奖杯或金牌。你需要通过练习逐渐减轻小我与自负对你的影响。一旦开始练习瑜伽，你会发现身体的变化，了解未知的肌肉（无论你曾做过多少举重练习）。而且在工作或家庭问题上的思维方式会转变，专注能力会增强。最后，我们学习如何预防和疗愈损伤。作为巴普蒂斯特力量流瑜伽的创始人和费城老鹰队的前助理教练，巴伦·巴普蒂斯特说："一般男人的肌肉会紧一些，尤其是臀部、腘绳肌腱和肩部，这会导致活动范围受限。任何一项体育活动的过度训练都会积蓄压力和其他更严重的伤害。瑜伽能提升身体综合能力，带来更稳定的力量和更大范围的灵活性。我们需要拥有这两方面的能力。缺少任何一个都会后患无穷。"

"瑜伽帮助我减少了受伤的次数和降低受伤的程度。作为预防受伤的措施，瑜伽无与伦比。"

——卡里姆·阿布杜尔－贾巴尔

真实的生活启示

由MindBodyGreen网站创始人杰森·瓦霍布所写

我不是典型的"瑜伽士"。首先，我是一个男人，一个个子很高的男人。在大学时，我打篮球，是大学男生联谊会的会长。毕业以后，我在华尔街工作，任职股票交易员长达5年。随着年龄增长，运动损伤开始对我的生活产生负面影响：肩关节脱位，肩锁关节损伤，应力性骨折，骨刺和椎间盘损伤——凡是你能说出来的问题都出现了。在37岁时，打篮球比赛对我来说不再是一个明智的选择，因为总是一个篮板球（或一次扣篮，我想这么做！）就会使我的肩关节错位。这并不好玩，几年前，下背部椎间盘突出，使我在日常的翻身动作中都会感到剧痛。两个医生告诉我，"你必须进行手术治疗。"

我想给为运动受伤的身体找一个替代性的活动——一个可以和我妻子一起享受的运动——那就是流瑜伽。一开始，伴随身体各个角度的快速活动使我感到害怕，但是那些可以长时间保持和缓慢进行的体式使我感受到身体深度拉伸之后的轻松感，这种全新的感觉让我感到很开心。如今，我的身体状况已经有了很大的改观，没有做手术，但是疼痛已经完全消失了——部分原因是进行瑜伽练习。

不相信？翻看这几页，看看这5个理由，把瑜伽不够有男子气概的谬见抛掉吧。

单个体式

1

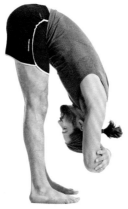

站立前屈式
对任何锻炼来说都是很好的热身运动。

2

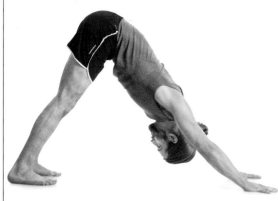

下犬式
缓解臀部和腘绳肌腱的长期紧张，减少下背部疼痛和肩部紧张。

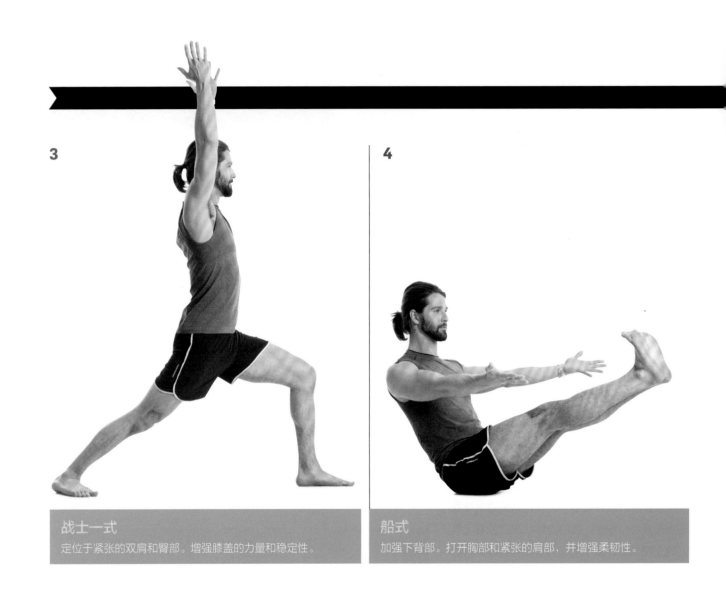

3

4

战士一式
定位于紧张的双肩和臀部。增强膝盖的力量和稳定性。

船式
加强下背部。打开胸部和紧张的肩部，并增强柔韧性。

杰森的5个理由——男人应该练瑜伽

1 上背部将变得更强健。我感觉变得更强壮了，肌肉轮廓清晰，要知道我已经两年没有进行负重训练了。这都要感谢瑜伽。仅仅是在基础的瑜伽序列中，保持平板式就可以带来不可思议的上背部训练。

2 核心部位将会感谢你。仰卧起坐和卷腹，以及所有类似的锻炼只能针对局部进行锻炼，重复而单调。然而，瑜伽练习则是全身整体参与的，核心部位在这其中非常重要，起到连接和稳定的作用，将肌肉、骨骼、软组织还有能量相互联系在一起，就像一部交响乐，宽广、悠长而又深厚。你好，我的腹肌。

3 舒缓压力。不像大多数女人，男人们更习惯把压力积压在心中（我也很惭愧），不太善于运用积极的方式缓解压力。结果通常是失眠、注意力涣散、形成不健康的饮食习惯，或去酒吧狂饮。瑜伽有助于很快检查出你所承受的压力。定期的练习帮助你变得专注和放松，在工作、家庭中和生活的其他方面都会产生好的效果。

4 这是一个划算的约会。结婚后，我和妻子想找出一项活动，使我们既愉快又能保持好身形。一起举重真的一点也不浪漫，跑步对我的膝盖不好。然而一起参加瑜伽课刚好符合我们的要求，不仅身体得到了锻炼，而且还充满乐趣，我的妻子很开心。对我们俩来说，这都是一个最好的选择。

5 遇见令你心仪的她。如果你单身，没有比在瑜伽课更好的遇见可爱姑娘的地方了。首先，男女比例绝对让你有强烈的存在感。让我们诚实一点吧，被一群曲线优美、活力四射的女士们围着，一起练习有趣而精细的体式是非常令人愉快的！当然，我知道你的初衷并不是想把瑜伽课堂当作搭讪的地点，但是在这里遇到理想型女孩的概率的确会很高。通过这本书建立自信和力量，你会发现，你的瑜伽垫旁边围满了愿意接近你的姑娘。

5

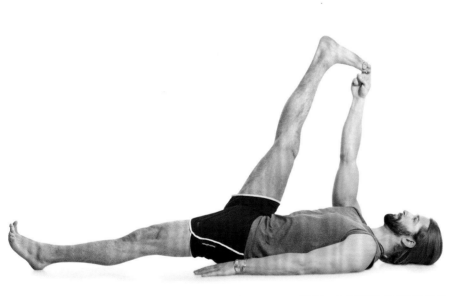

仰卧手抓大脚趾腿伸展式
拉伸腘绳肌腱、臀部和髂胫束。

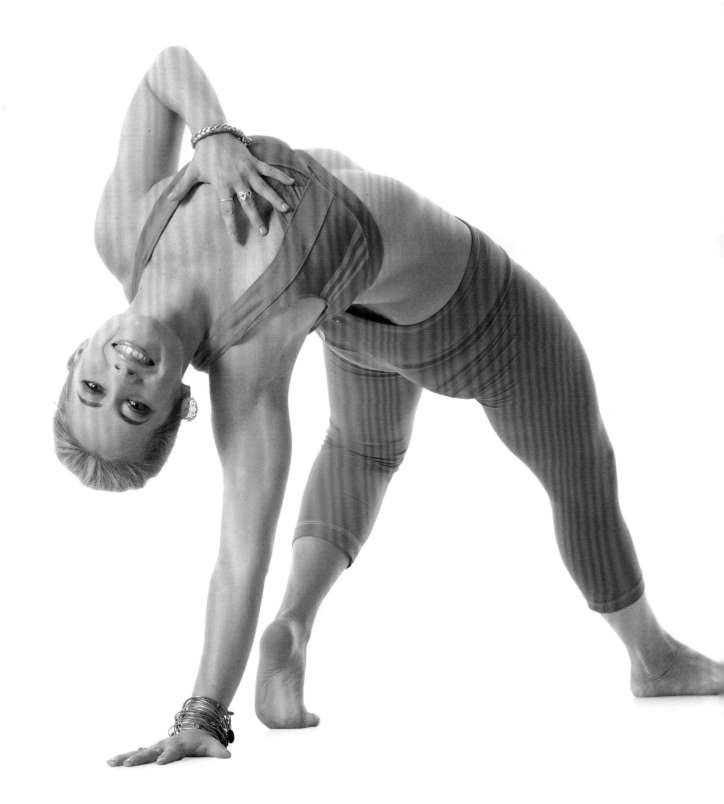

第9章
瑜伽与情绪健康
使身心充满愉悦的行动

如果生活是彩虹。

如果生活能够事事如意，幸福如童话一般——挥洒魔法粉就能驱逐阴影和恶魔，该是多么美好！然而，真实的生活却不会总是充满光明和快乐。生活有时会变得很复杂，充满困惑甚至混乱不堪。基本上，我们所有人都有可能在人生的某些节点上被那些难以控制的情绪——紧张、焦虑甚至抑郁所困扰。

《生物心理社会医学》2010年刊发的一篇文章显示，长期的瑜伽练习可以有效地减少恐惧、愤怒和疲劳。研究人员给两组健康的女性分发心境状态量表——一组女性进行瑜伽练习长达2年以上，而另一组女性从来没有瑜伽练习经历。在心理障碍/紧张~焦虑/愤怒~攻击性和疲劳方面，长期进行瑜伽练习者的平均分低于未练习瑜伽的一组。

无论是反复的情绪波动，睡不着和醒不来，一整天挥之不去的疲倦还是糟糕的心情，瑜伽都可以给予你改变这种状态的力量。瑜伽能教会我们当困境出现时，以积极而开放的态度去面对和接纳，若你的内在充满恐惧与担忧，那么所有的遇见也将会是一团糟，无论是处于人生的低谷还是巅峰，都应以平常心来对待！不要试图去抓住或是逃避，事物本身是不变的，变的只是人的感觉。我也曾有过那些看不到光明的时刻，幸运的是我发现了一些有价值的东西值得去学习。在你需要的时候，从这些序列中获得帮助吧。

使人平静和改善不良情绪的序列

手印

一种手势。我们在古代印度的雕塑、绘画、舞蹈，以及现在的瑜伽课堂和音乐视频中都能看到各种手印。我选择了一些最常见并实用的手印来帮助大家开始了解手印。

双手合十手印（Anjali Mudra）

- 双手胸前合十，两个大拇指轻柔地靠在胸部。
- 双手稳固互推，彼此均匀用力。
- 略微低下头，胸部上提时保持双肩放松。

智慧手印（Gyana Mudra）

- 双手大拇指和食指的指尖相互触碰。
- 手指指肚轻轻互推。
- 掌心向上、向下均可。

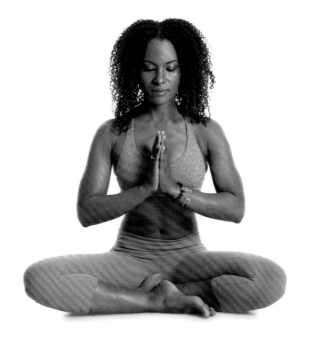

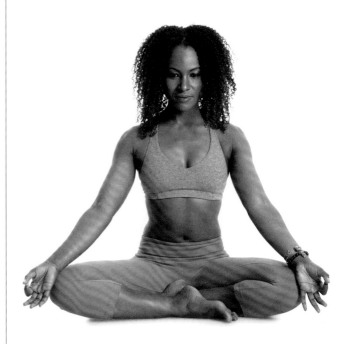

手印

莲花手印（Lotus Mudra）

- 双手掌根在胸前合在一起，双手大拇指和小手指的指肚触碰。
- 其他手指的关节保持分离，轻轻张开，就像莲花的花瓣一样。

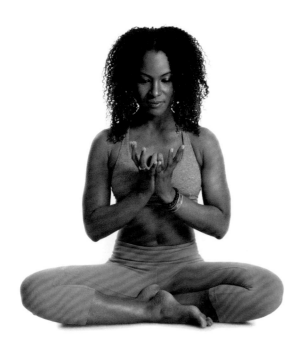

雷电手印（Thunderbolt Mudra）

- 双手手掌靠在胸前，手指交叉，双手大拇指打开指向上方。

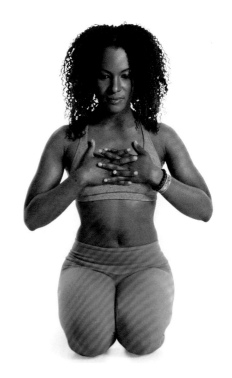

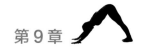

领悟手印（Realization mudra）

- 除了食指和大拇指，所有手指交叉。
- 双手食指向上直指，大拇指略微向下远离食指。

无畏手印（Abhaya Mudra）

- 举起手臂，保持双手位于肩部的高度，双肘放松，掌心面向前方。

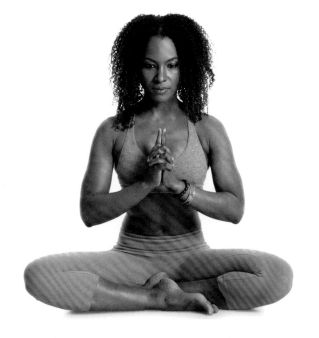

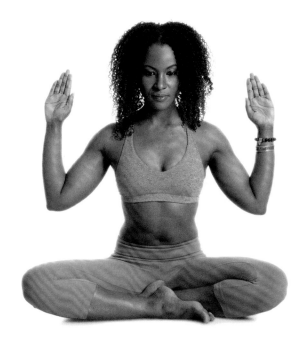

焦虑

　　焦虑就像是在中学时使你感到害怕的那些欺负胆小女生的坏女孩，即使你已准备好积极乐观地对待新的一天，她也会躲在暗处，在你最没有防备的时候过来找你的麻烦。焦虑与之相似——担心和害怕一直萦绕着你，阻碍你变得自信快乐。开始时，你可能不会注意到，但一段时间之后，它会慢慢显现，生活会因此变得沉重，甚至导致抑郁。这个序列运用后仰式来培养勇敢的特质，通过安全和有支撑的方式打开胸部，放松下腹部。这类体式鼓励通过充分呼吸来释放压力。吸气时，感受自信和放松。让焦虑知道，你不会被它所控制。

建议

要知道每个人都一样——好与坏不会同时发生。放手比紧抓住不放要好得多。过度思考并不会使事情变得更好，请活在当下。

1

2

眼镜蛇式
（第125页）

骆驼式
（第129页）

3

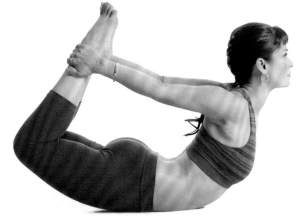

弓式
（第128页）

4

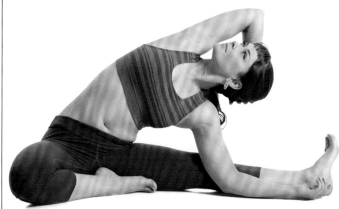

头触膝扭转前屈式
（第93页）

5

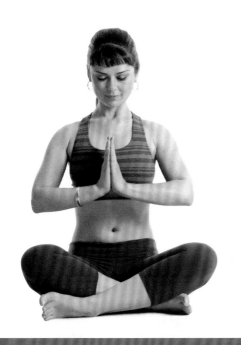

简易坐姿双手合十式
（第89页和第291页）

6

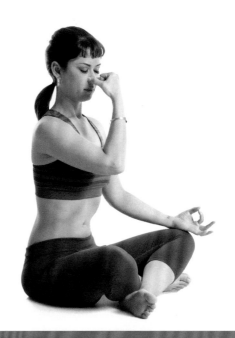

鼻孔交替呼吸法
（第47页）

轻度抑郁

　　到今天为止，我从未在练完瑜伽离开教室时比练习之前感觉糟糕。走进瑜伽教室时我想像个球一样蜷缩着，但当我从摊尸式起来时，感觉自己就像一只凤凰，从一堆令人疲惫和失望的事情中复活过来。这时我充满着活力，更重要的是，看待问题的角度也会随之发生变化。之前我建议过，在我们开始练习之前，设定一个意图，在练习时专注于一些东西。当感觉不开心时，去做一个愉快的畅想，一个姿势接着一个姿势，一次呼吸连着一次呼吸，邀请快乐回到你的生活中。

　　应对轻度抑郁，通过那些充满活力和有趣的体式就可以。比如手倒立式能提醒我们也可以像小孩一样无忧无虑，后仰式可以释放出内啡肽。当情绪低落时尝试这个序列，它能帮你平衡混乱的生活节奏，让心情重回愉悦。

建议

让每一天都从感受那些使你感到幸福的事情开始，在刷牙和穿衣服时，脑海中列出所有令你愉快的事情：家人、朋友、漂亮的新衣服、昨晚的一顿美妙晚餐。感恩你所拥有的一切美好事物，少去关注那些很渴望而又暂时得不到的事物。

1

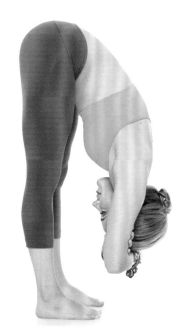

抱肘站立前屈式

从站立前屈式（第42页）开始，然后做些调整。

2

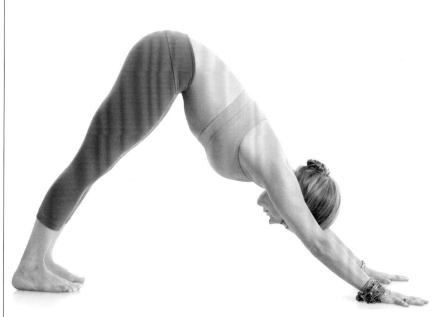

下犬式

（第64页）

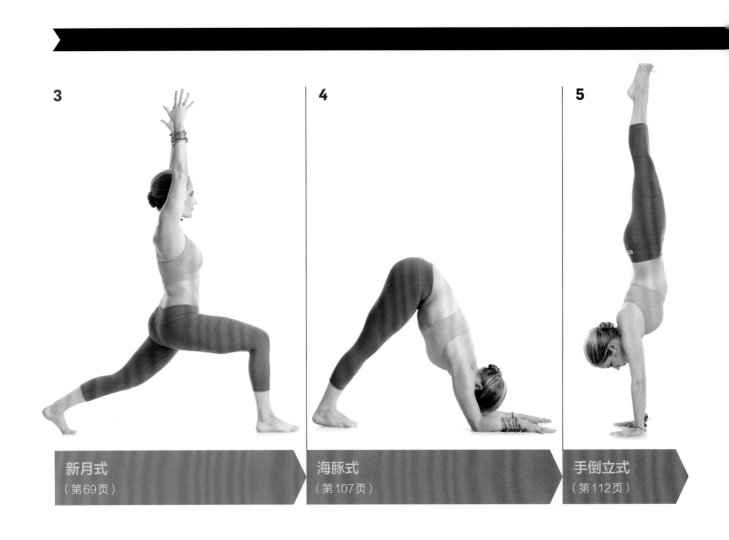

3 新月式
（第69页）

4 海豚式
（第107页）

5 手倒立式
（第112页）

6

上弓式
（第131页）

7

狂野式
（第132页）

失眠

　　失眠——就像一个藏在床底下的小恶魔！它偷走我们甜美的睡眠，留下压力、焦虑、过度活跃的思绪与我们相伴。可以在睡前尝试一下这个序列，它能够放松紧张的神经，使大脑平静，让我们心无旁骛地入梦，不用再去数那些恼人的羊群了！

建议

- 为获得一个高质量的深度睡眠，试着在睡前1小时减少光的照射和其他刺激。回复邮件、上网和看电视，都会使大脑保持兴奋，难以放松，在光照下会减缓褪黑素的分泌，褪黑素是使我们进入睡眠状态的激素。如果必须在灯光比较明亮的房间里睡觉，就带上眼罩吧。
- 在每晚睡前，使用温热的芝麻油按摩足底和太阳穴。这是人们所熟知的缓解压力的一种方式，能使我们的身心进入平静松弛的状态。

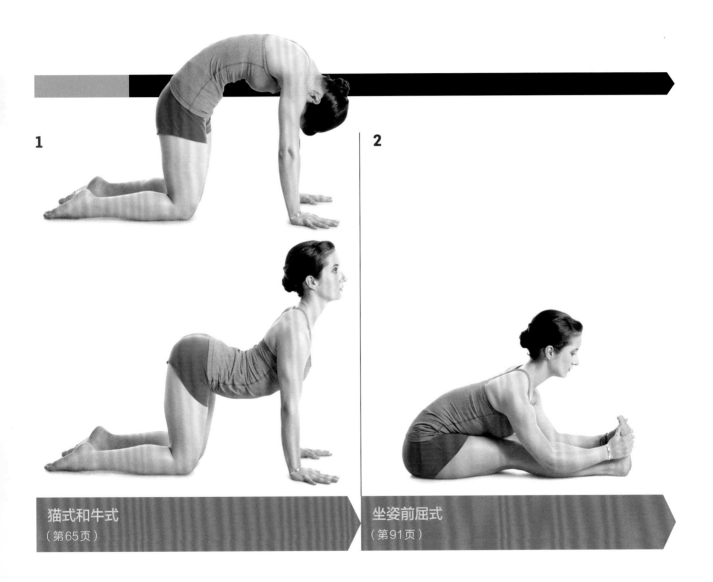

1

2

猫式和牛式
（第65页）

坐姿前屈式
（第91页）

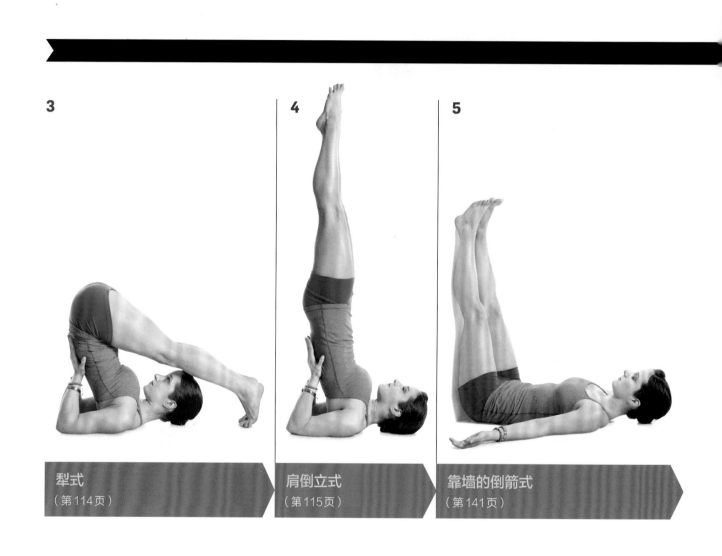

3

犁式
（第114页）

4

肩倒立式
（第115页）

5

靠墙的倒箭式
（第141页）

6

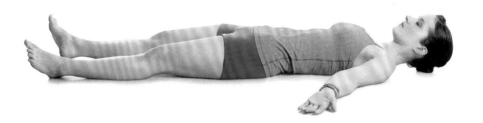

摊尸式
（第145页）

眩晕症

　　有很多原因可以引发眩晕症——内耳炎、脊柱功能障碍、颞下颌关节紊乱，还有压力和焦虑。要知道患有眩晕症是非常令人沮丧的，因为我曾同眩晕症抗争了整整5个月（你可能会感到惊讶：一个瑜伽老师怎么会有眩晕症！）。我清楚地记得在那些日子里自己就像行走在一条小船上，水面的波动使小船不稳，我不停晃动，找不到平衡，真是恐怖极了。后来发现这是因为焦虑所引起。我随即在日常生活中加入了静心冥想，体式方面通过下颌和颈部伸展来释放压力和紧张。在战士系列中保持较长时间帮我改善了平衡、专注力、稳定性，并增强了信心，效果很不错！如果你也患有眩晕症，希望这个序列能够带给你和我一样的收获。

建议

建立一个表格，写下为了迎合周围的事物或使自己合群所说和所做的事情，然后标记出"健康界限"来帮助自己明确我是谁！我坚持的是什么！通过瑜伽练习，增加自信，做最真实的自己！

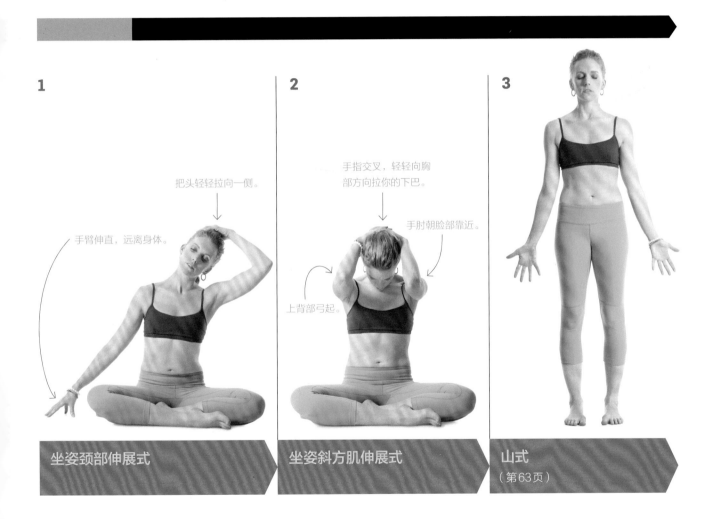

1

手臂伸直，远离身体。

把头轻轻拉向一侧。

坐姿颈部伸展式

2

手指交叉，轻轻向胸
部方向拉你的下巴。

手肘朝脸部靠近。

上背部弓起。

坐姿斜方肌伸展式

3

山式
（第63页）

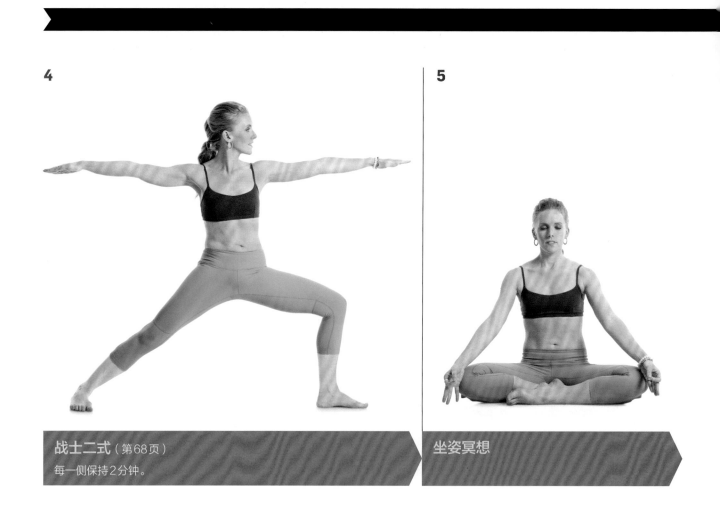

4

战士二式（第68页）
每一侧保持2分钟。

5

坐姿冥想

6

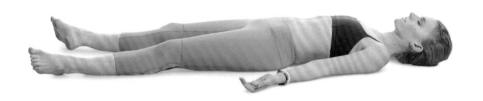

摊尸式
（第145页）

放松

我们都知道在这个不停运转的世界里，放松下来是多么困难的一件事——生活总是被会议、电话和社交活动所占据，更别说查看那些没完没了的邮件、短信和社交网络信息。我们也都明白，把这些噪音都关掉，保持头脑清醒是多么困难的一件事。

问问自己：放松，对我来说很难吗？我能够静坐30秒而不分神吗？

好消息是，无论答案如何，我推荐的序列里总会有一些是适合你的。第一个序列是为那些只要一有空闲时间就会放松下来的人准备的。练习这些内容，你将很快振作起来，恢复活力。

对于那些虽然想放松，但一有空闲时间又总忍不住想做些杂事的人来说，可以试试第二个序列，你就像是一个精力过剩的孩子，需要消耗和释放！当你做完这套练习，将会真正享受到停下来的乐趣。

"只有当人的感知能够真正深入内心时，视野才会变得清晰起来。外在的世界犹如梦境，向外看的人是做梦者，唯有内观才能成为悟者。"

——卡尔·荣格

序列 1

1

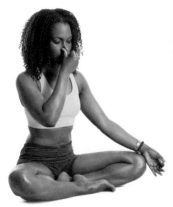

鼻孔交替呼吸法
（第47页）

2

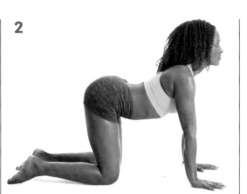

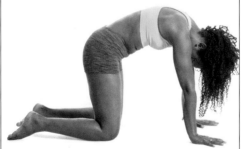

猫式和牛式
（第65页）

3

当向地面方向前屈身体时，双臂向彼此靠近并尽可能地拉长。

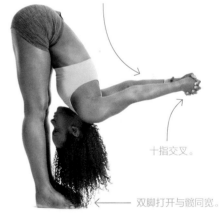

十指交叉。

双脚打开与髋同宽。

站立前屈式变式
从站立前屈式（第42页）开始，然后做些调整。

放松

序列 1（续）

4

双角式
（第80页）

5

坐姿前屈式
（第91页）

6

束角式
（第98页）

7

仰卧束角式
（第142页）

8

靠墙的倒箭式
（第141页）

放松

序列2

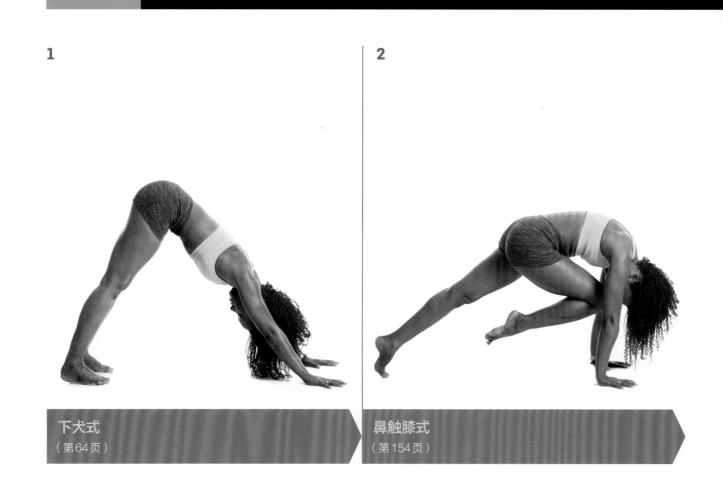

1
下犬式
（第64页）

2
鼻触膝式
（第154页）

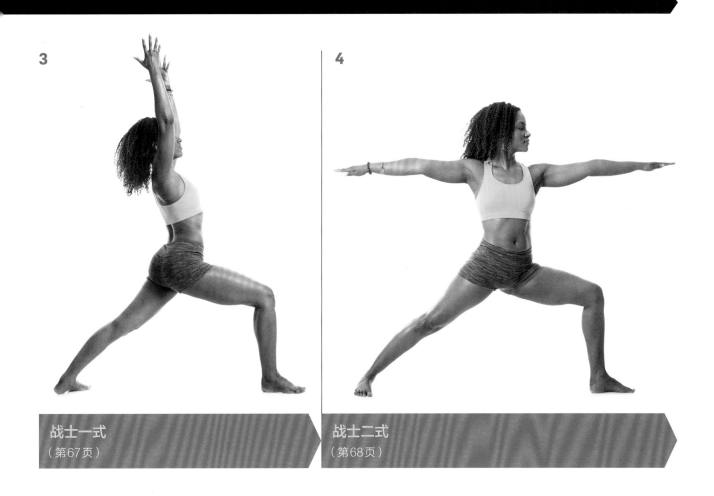

3

战士一式
（第67页）

4

战士二式
（第68页）

放松

序列2（续）

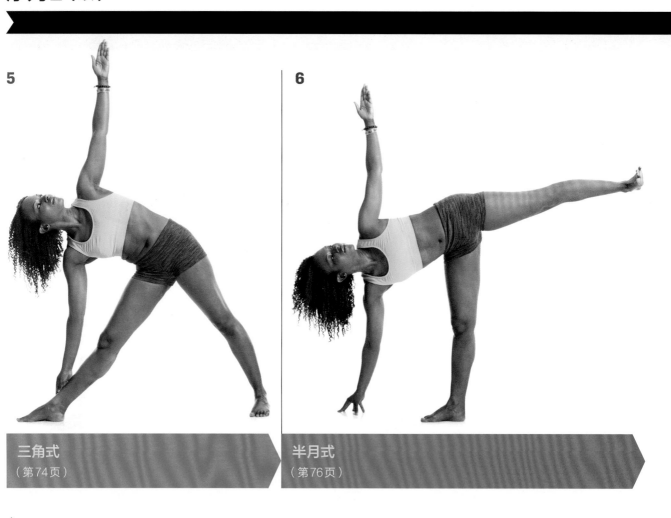

5

三角式
（第74页）

6

半月式
（第76页）

7

坐姿半鱼王式
（第95页）

8

侧乌鸦式
（第118页）

9

婴儿式
（第145页）

重复序列2所有的姿势。

受伤的心

　　沉浸在爱河中的人们，心中就像万花丛一般绚烂，仿佛站在世界的巅峰歌唱——然而突然间，你又可能像一个球一样蜷缩起来绝望地哭泣着。破碎的心是最痛的伤——而且没有任何经过验证的有效康复方法。你听到的那些建议："时间会疗愈所有伤痛"或是"不要在一棵树上吊死"什么的，实际根本不管用。你需要的是实实在在的帮助。

　　这个序列的目的在于使你感到内在的完整，它有利于建立自信，提醒着我们幸福完全掌控在自己手中。你的心为自己跳动——不会再轻易破碎。

建议

你要告诉自己这不是事情的最后结局，忘记这个事情，看到事情的核心所在。放下恐惧，选择让爱带你走入光明之境。

1

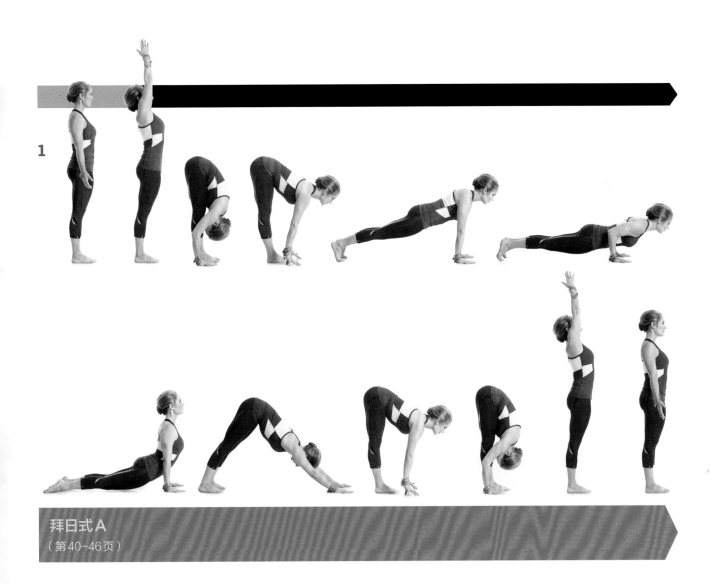

拜日式 A
（第40~46页）

受伤的心

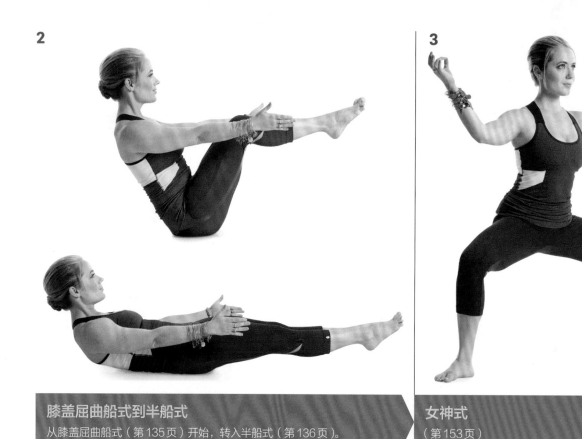

2

膝盖屈曲船式到半船式
从膝盖屈曲船式（第135页）开始，转入半船式（第136页）。

3

女神式
（第153页）

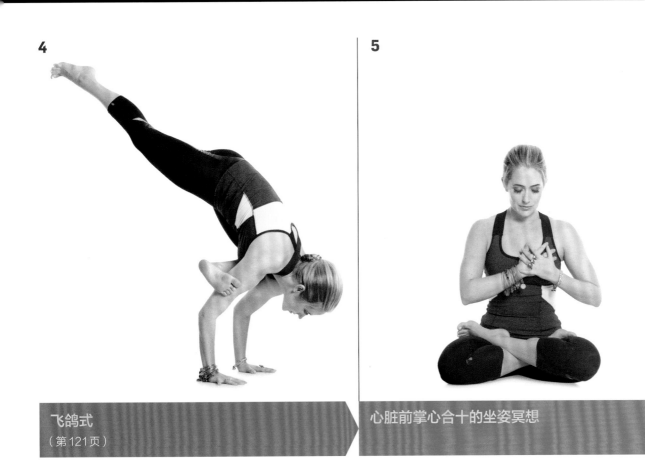

4

飞鸽式
（第121页）

5

心脏前掌心合十的坐姿冥想

6

7

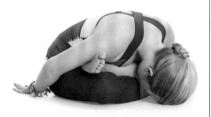

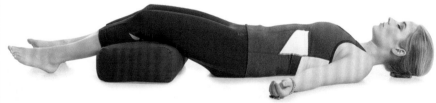

双腿鸽王折叠双臂向后式
（第205页）

借助抱枕的摊尸式
从摊尸式（第145页）开始，然后放一个抱枕于膝盖下面。

瑜伽与激素

平衡身体自然节律，感受从内到外的舒畅

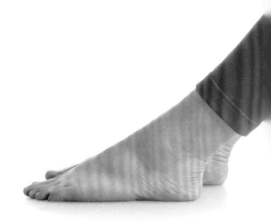

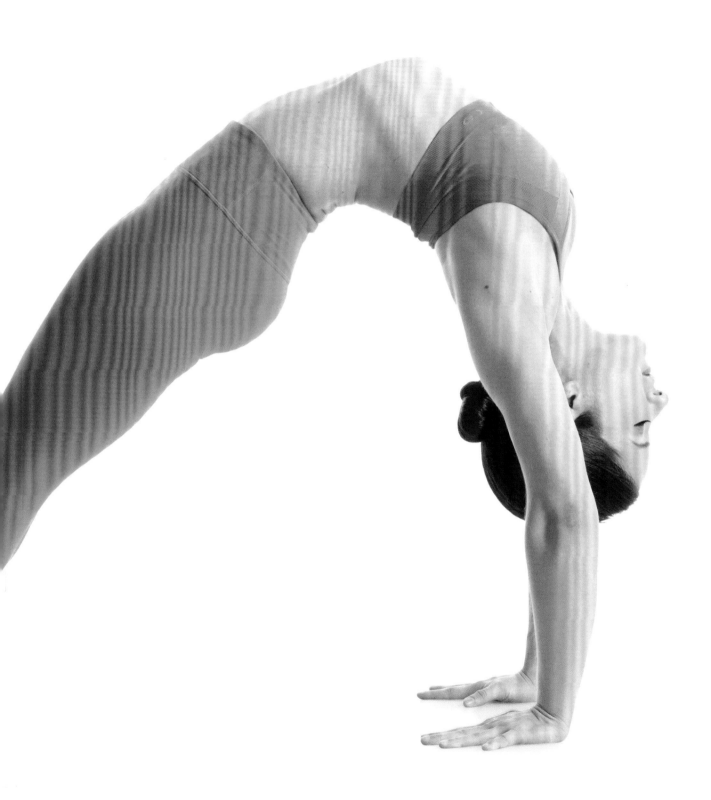

激素就像是一根无形的牵引绳，无处不在地影响着我们的喜怒哀乐！

女性因为生理周期的原因，激素的水平变化通常剧烈并且强有力，前一秒钟还感觉充满能量，精神焕发，转眼之间整个世界似乎都在与你作对。每当激素不稳定时，我时常会挣扎在愤怒、狭隘和敌意中。当我正打算对某个挑衅之人发起反击时，内在的瑜伽天使会跑出来（她们总是愉快又轻松）说："这个人骚扰你的唯一原因是他缺乏安全感。你应该同情他并理解他的处境，别较真，就让事情过去吧。"这个理性的声音将我内心正要冲出的小恶魔拦住。这种内在的对话似乎带有点神秘感，但5次中有4次我都会听从，然后每个人都会相安无事。

练习瑜伽的益处之一是有助于养成三思而后行的习惯。所以易怒、腹胀甚至突然情绪爆发这样的经前期综合症都可以成为往事（至少变得比较容易应对）。若内在的天使没有出现，快去试试做这些练习。

有益平衡状态的序列动作

腹胀

说起"腹胀"这个词时，很多人都会联想起一些不舒服的经历。你知道的，当每个月的"那个时候"来临时，即使没有饱餐一顿，牛仔裤也会变得比平常要更紧一些。或者，这是由于身体并不喜欢我们所选择的食物所致。不管怎样，除了祈祷和按摩腹部，有时我们真是不知如何是好。

幸运的是有许多疗愈性的瑜伽姿势能够缓解腹胀和不适，扭转的姿势有助于加速消化，倒立有助于排出身体废物。尝试以下序列来减缓这些不适。

建议

买一瓶薄荷精油，在餐前口服几滴可以帮助消化（和清新口气），或者直接把油擦在腹部，这有利于缓解腹胀，也对缓解肌肉酸痛有帮助。

1

2

3

后侧肩部向后拉。

前侧手臂抱住胫
骨和大腿外侧。

借助瑜伽砖的英雄式 （第100页）	**仰卧扭转式** （第105页）	**坐姿半鱼王式变式** 从坐姿半鱼王式（第95页）开始，然后 做些调整。

腹胀

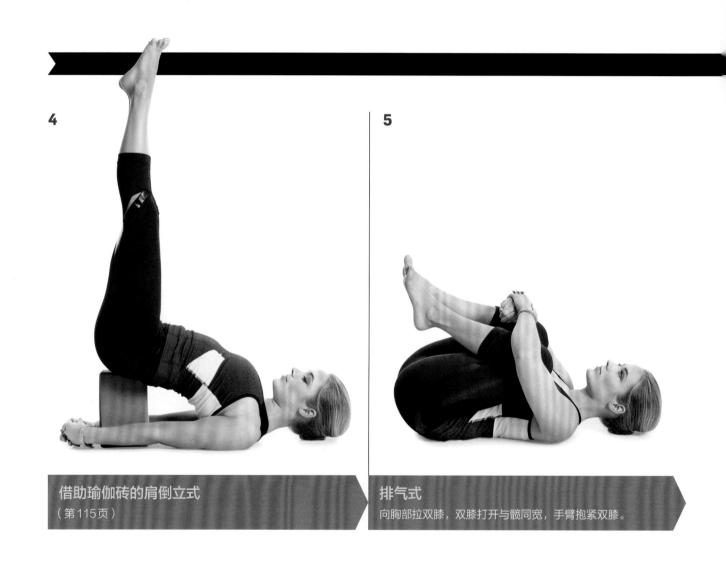

4

借助瑜伽砖的肩倒立式
（第115页）

5

排气式
向胸部拉双膝，双膝打开与髋同宽，手臂抱紧双膝。

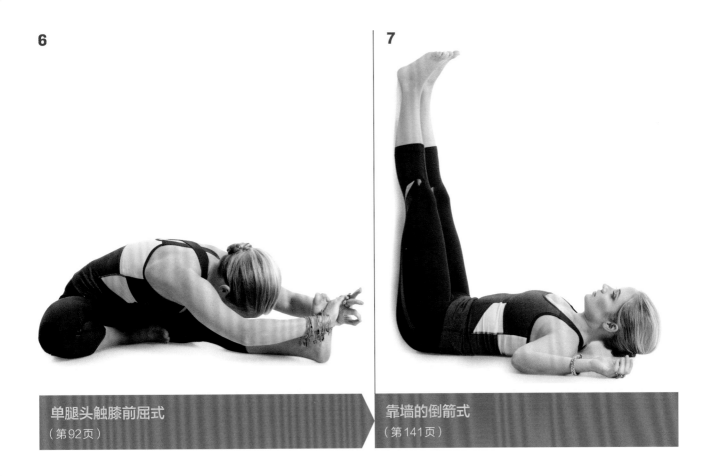

6

单腿头触膝前屈式
（第92页）

7

靠墙的倒箭式
（第141页）

经前期综合征

这可能是一个让你觉得惊讶的消息，当经前期综合征来临时，光吃巧克力是不能够解决问题的。那几天里，你可能很难控制住想吃冰激凌的念头，但过度摄取糖分只会加重经前期的疼痛。结果是血糖快速上升又快速下降——随后头痛和饥饿感也会过来骚扰你。我知道铺开瑜伽垫不像伸手拿遥控器打开电视看热门剧那样诱人，但是你真的需要明白，怎样做才是真正对自己好。试一下这个序列，如果你有一个抱枕（或折叠的毯子），它或许能给你多一点额外的支持，让你感觉更好。

建议

一个同行告诉我，把装满米的小枕头放在微波炉或烤箱里加热，然后放在你身体任何酸痛的部位，可缓解不适。在做经前期修复体式时，可以试试把这个暖暖的小枕头放在你的肚子上，这会使你的放松程度更深。

1

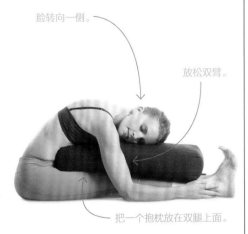

脸转向一侧。

放松双臂。

把一个抱枕放在双腿上面。

借助抱枕的坐姿前屈式

从坐立前屈式（第91页）开始，然后做些调整。

2

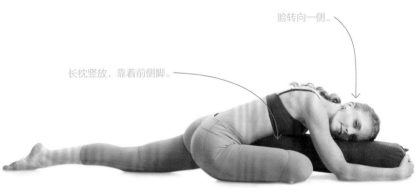

脸转向一侧。

长枕竖放，靠着前侧脚。

借助抱枕的单腿鸽王式

从单腿鸽王式（第102页）开始，然后做些调整。

3

4

借助抱枕的扭转式 侧身坐在长枕的一头，双膝屈曲90度，同时保持大腿向内，小腿向后。旋转躯干远离前侧大腿，然后脸靠在抱枕上。

借助抱枕的仰卧束角式
（第144页）

瑜伽与生理期

多年来，关于女性是否可以在生理期练习瑜伽，一直有很多不同意见。有些瑜伽老师的回答很简单，只是——不要倒立。阿斯汤加瑜伽的创始人帕坦比·乔伊斯建议女性练习者在生理期完全休息。

就我自己来说，我支持生理期不进行运动，因为比伸手去拿超市货架上的松露黑巧克力更费力的就是……伸展。更不用说，紧身裤和卫生巾的组合一点也不舒服。在生理期前几天和期间，我会完全地放松和休息。在平时的日子我随时都有可能翻身进入手倒立式，直到视线模糊，但是在每个月的这个特定时间里，我会靠着沙发，捧着小说，吃些美味的甜食。这几天中，稍微费点劲的动作都会让我的身体"尖叫着投降"——我认为"投降"是一个基本的瑜伽主题，也是我想传授的。我很欣赏那些每天坚持的练习者，但是人体不应该是永动机，允许并给予身体休息的权利，是对瑜伽、对自己应有的尊重。

在生理期，你可以去做一些扭转、拉伸或简单的仰卧姿势以及一些借助抱枕的练习，还有轻松的散步和巧克力都可以让你这几天不那么难受。

这是身体的自洁过程，一个小轮回，就好像一个由动到静的序列练习一样。我总是告诉我的学生，在他们开始练习之前要先停下来觉察自己。在急忙去往目的地之前，注意身心都发生了些什么变化。

我的建议？如果需要一个假期，当然要去休息。不要忽视你自己的感受。停下来，观察，承认，尊重和休息。说实在的，你值得在生理期放松和休息。

5

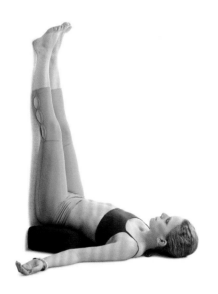

借助抱枕的靠墙倒箭式
（第141页）

更年期

　　我有一位正处于更年期的学生，我问她哪些姿势能帮助她缓解更年期症状，她回复："摊尸式！"没错，的确是这样！更年期通常伴随着莫名的情绪波动和许多的身体不适——潮热汗出、焦虑、易怒和失眠等，这是生命中不可避免的阶段。与其关注它带来的负面影响，不如把它当作人生旅程的一个仪式。像尊重生育周期和月经周期一样，更年期也是身体自然变化的过程，一样值得尊敬。如果能和自己的身体达成一致，与目前的状态和解，那么这个阶段会感觉好过很多。请开始练习这些动作，这不是一个序列，每个体式都会对应一个症状。

建议

绝大多数女性声称倒立式有助于缓解更年期的症状。从本书中选择一个具有挑战的序列进行练习，之后进行手倒立式和头倒立式，然后多花些时间进行修复体式。这将帮助消除焦虑和促进深度放松。

潮热 这些意想不到的喷火器是更年期女性的一个主要问题。缓解它们的关键就是专注于降热和使用辅具。

1

两条毯子堆叠在一个抱枕上。
臀部位于抱枕前面的地面上。

保持两个膝盖触碰。

借助辅具的仰卧英雄式
从仰卧英雄式（第100页）开始，然后做些调整。

2

双脚脚背平放于椅子面上。

双腿保持伸直。

借助椅子的犁式
从犁式（第114页）开始，然后做些调整。

更年期

焦虑、易怒和失眠 这些姿势有助于排除干扰，使内心冷静和神经系统安宁。

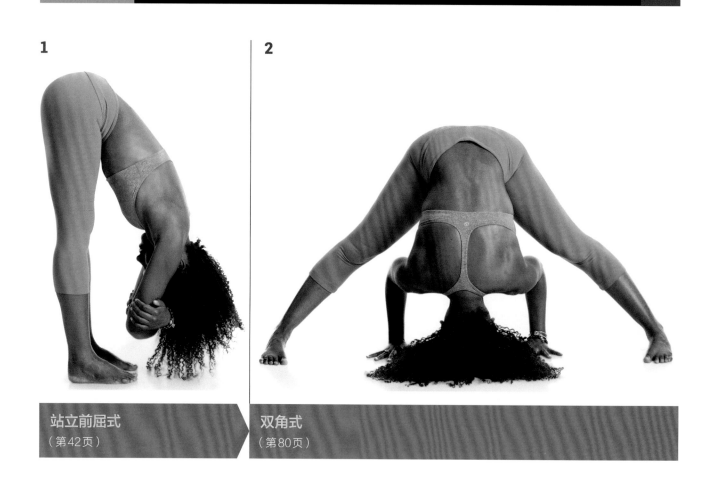

1

站立前屈式
（第42页）

2

双角式
（第80页）

疲劳 该姿势打开胸部，释放新的能量并使人愉快！

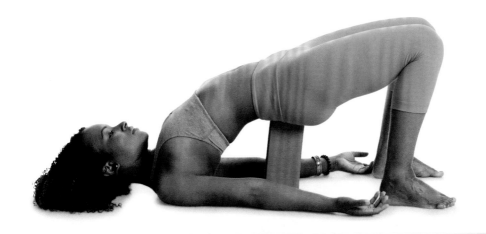

桥式
（第130页）

长痘和痘印

　　恼人的痘痘总是一波未平一波又起，遮也遮不住（总不能一直戴着宽檐帽）。祛痘产品常会使问题变得更糟，造成皮肤过度缺水，引起脱皮和发红。瑜伽不是一个皮肤科医生，但可以帮助我们清除皮肤杂质。体式练习可以促进血液循环，清除自由基，更新皮肤细胞。

　　如果有慢性的长痘倾向，应该检查一下你的菜单。查看第4章的食谱，学习如何做新鲜又营养的餐饮。为了使身体系统回到正常轨道上，也许需要先进行几天的排毒。定期的扭转式结合健康的饮食习惯，有助于清除身体里的垃圾和毒素。最后，不要忘记让身体多出些汗！出汗使毛孔打开，更有利于毒素排出。练习后，要注意清洁面部，并补充大量水分。

建议

- 试着在痘印上擦几滴茶树油或有机的椰子油，它们是天然的痘印克星，茶树油能保持皮肤清爽，椰子油有很好的抗菌作用。
- 把新鲜的青葡萄作为零食。青葡萄富含维生素C、镁和钾，有很好的抗氧化作用，有助于调理肤色。选择适合自己肤质的护肤品。
- 每天喝几杯甘菊茶，能够减少体内诱发炎症的物质。

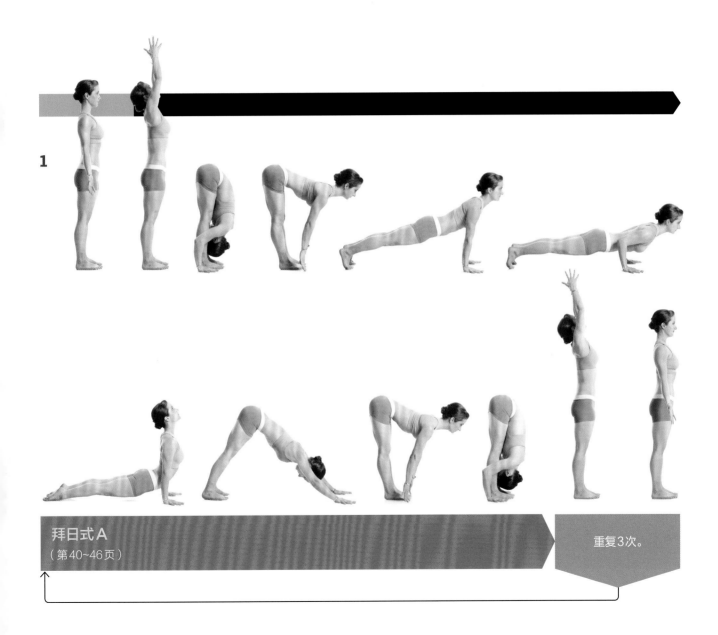

1

拜日式A
（第40~46页）

重复3次。

长痘和痘印

2

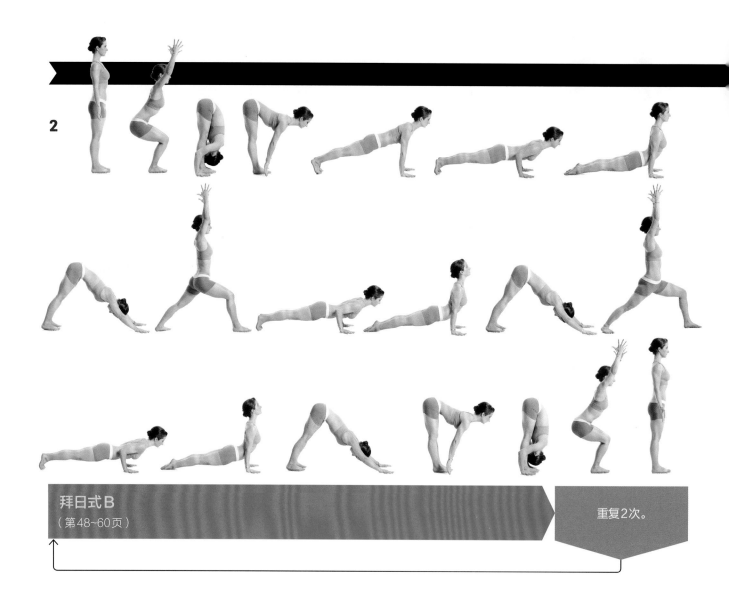

拜日式B
（第48~60页）

重复2次。

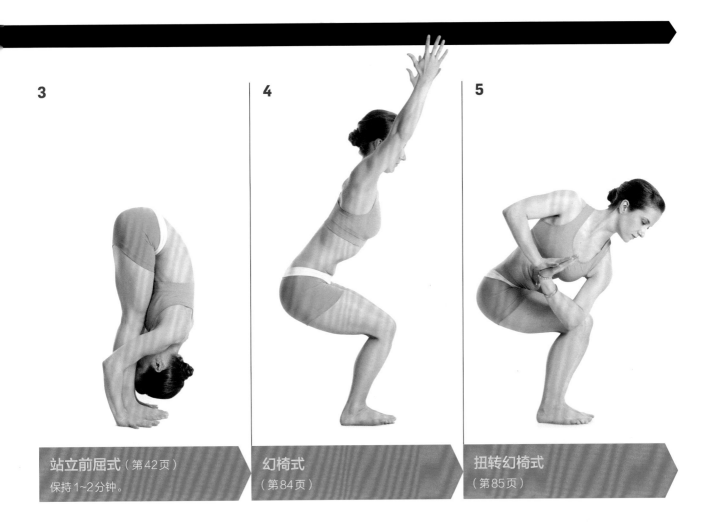

3

站立前屈式（第42页）

保持1~2分钟。

4

幻椅式

（第84页）

5

扭转幻椅式

（第85页）

6

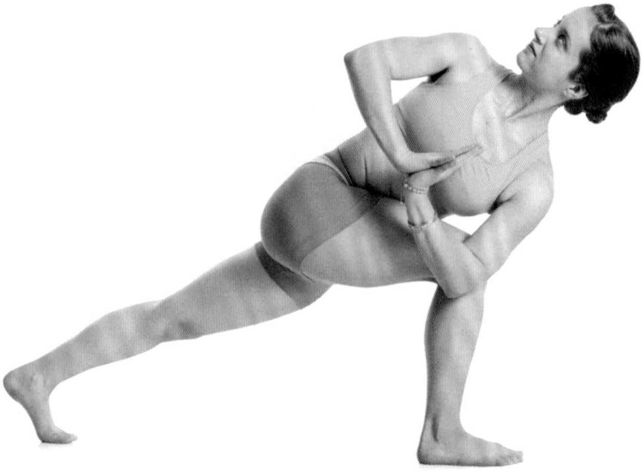

扭转新月式
（第69页）

另一侧从第4步开始重复进行。

7

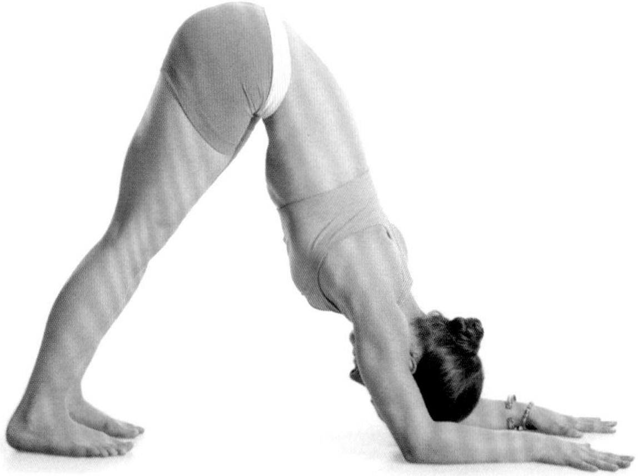

海豚式
（第107页）

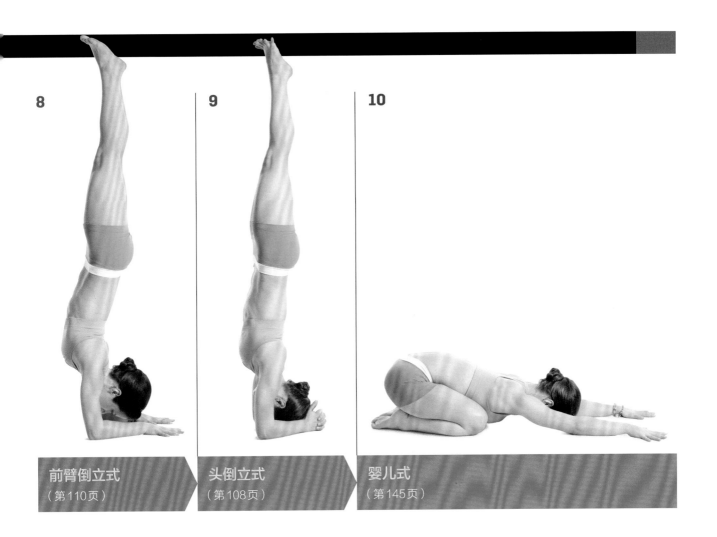

8

前臂倒立式
（第110页）

9

头倒立式
（第108页）

10

婴儿式
（第145页）

妈妈们的瑜伽

产后恢复瑜伽

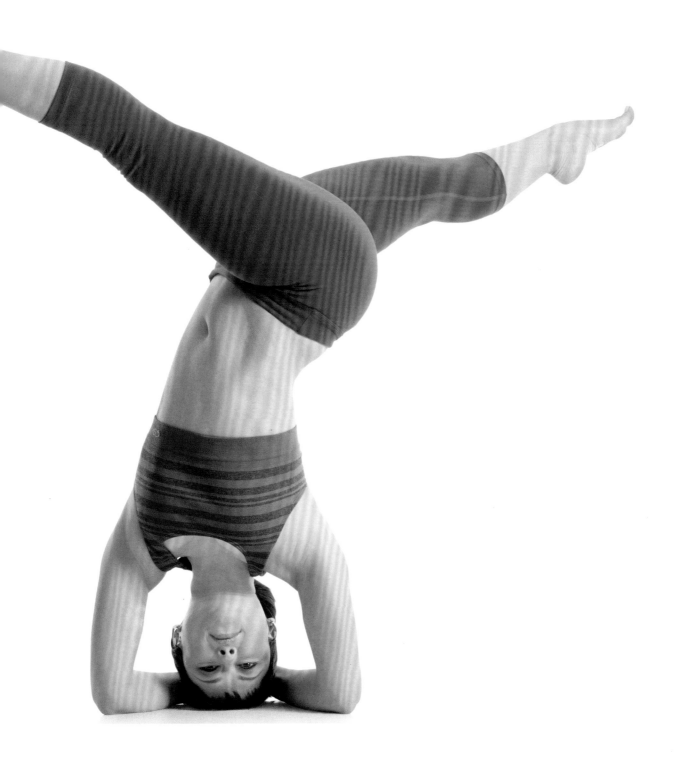

和宝宝一起做产后恢复瑜伽。

没有时间练习？不用担心——你可以带着宝宝一起练！把宝宝加入到练习中做你的辅具，这会增加你的负重，从而让你消耗更多热量，你和宝宝都会很开心！这章的序列有助于你恢复体能，同时还能陪伴孩子。有两个小建议给你。

1. 逐渐回到瑜伽练习中，不要太过急切。另外，当给孩子喂奶和抱着孩子时，记得选择一个合适的姿势，保持腰部稳固，不要含胸驼背，尽量保持胸部打开和肩部下沉。因为抱着孩子的姿势，总是会使胸部和肩部收得过紧。

2. 为增加力量锻炼，把婴儿背带或婴儿腰带放在体前，带着宝宝一起出去散步。宝宝很喜欢依偎着你，你也会喜欢这个甩掉多余体重的锻炼方式。

有益产后的序列动作

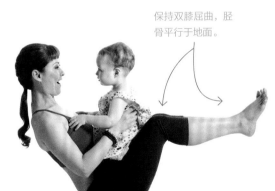

1

保持双膝屈曲，胫骨平行于地面。

船式
（第135页）

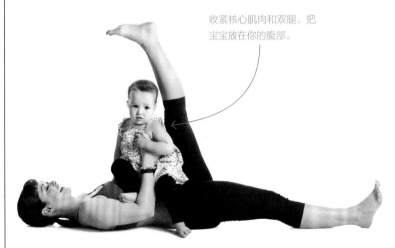

2

收紧核心肌肉和双腿，把宝宝放在你的腹部。

仰卧单腿上抬式
收紧核心区域，让宝宝坐在那里，然后延伸尾椎骨。

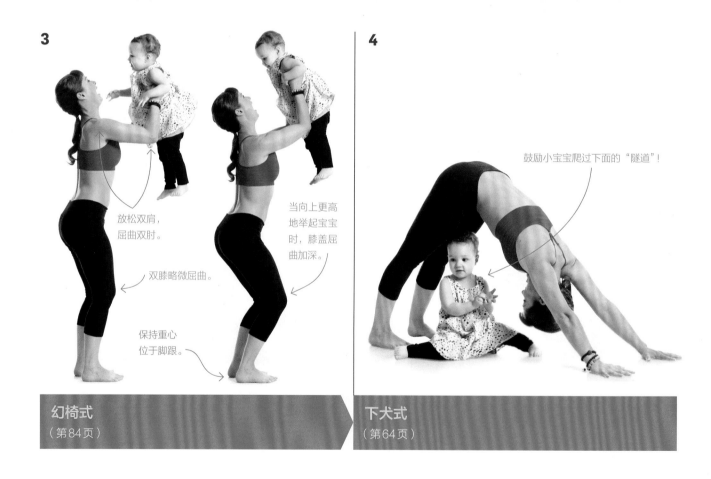

3

放松双肩，
屈曲双肘。

双膝略微屈曲。

当向上更高
地举起宝宝
时，膝盖屈
曲加深。

保持重心
位于脚跟。

幻椅式
（第84页）

4

鼓励小宝宝爬过下面的"隧道"！

下犬式
（第64页）

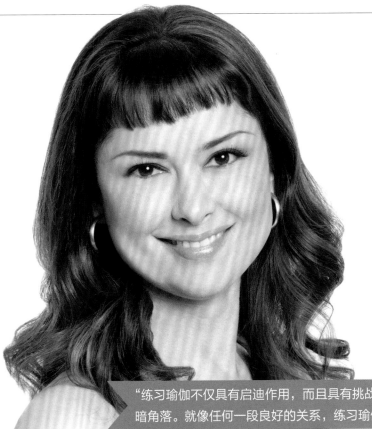

吉塞尔·玛丽

吉塞尔·玛丽是一位通过高级认证的吉瓦穆提瑜伽老师，她从20世纪90年代早期开始练习瑜伽。作为一个生性活跃的孩子，她很早就被吉瓦穆提瑜伽所吸引，追随大师莎伦·甘侬和戴维·利夫开始密集地练习瑜伽。在美国西部，她曾为两位大师做过助教。

瑜伽启示了吉塞尔，即心理上的灵活性高于身体上的灵活性。她每天提醒自己，身体是最高自我的载体，就像保护珍贵物品的保护罩，在拥有身体的同时要照顾好身体！她最喜欢的瑜伽姿势是扭转式和倒立式，因为这些姿势会改变我们看待世界的角度和看到所呈现问题的正反面。

"练习瑜伽不仅具有启迪作用，而且具有挑战性——它可以照亮身体上和心理上的黑暗角落。就像任何一段良好的关系，练习瑜伽使你保持警惕和谦卑。"

吉塞尔住在旧金山湾，目前在美国，也在全球范围内开设富有活力和洞察力的瑜伽课和工作坊。她曾出现在《瑜伽》和《瑜伽国际期刊》上，荣幸地成为其封面人物。

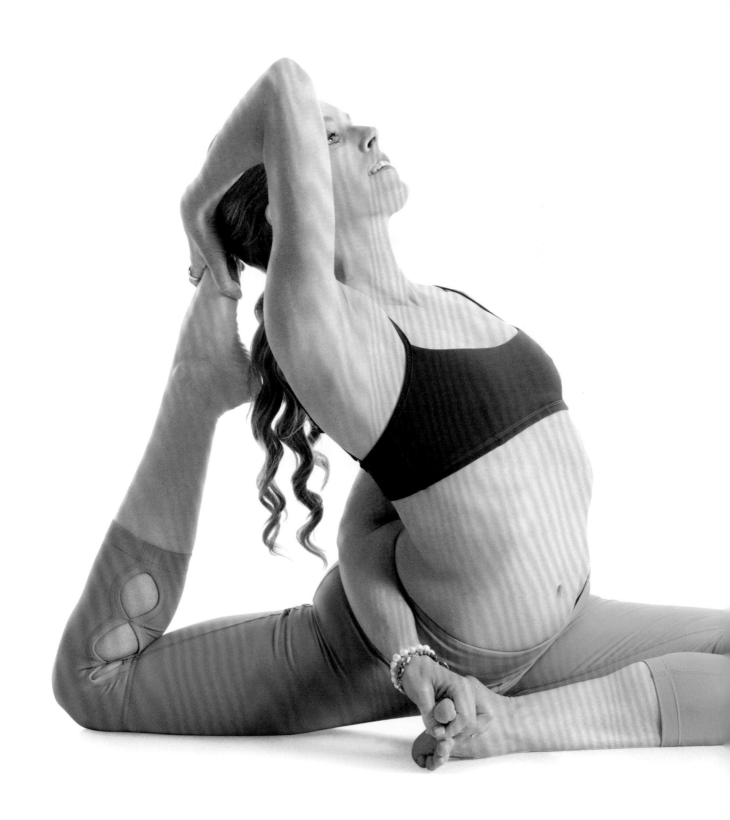

瑜伽与亲密关系

从日常练习到在亲密关系中展现自信

是的，我们现在来说说亲密关系。

你已经从基础的瑜伽体式和生活实践中有所收获。已改变的饮食习惯使你变得更健康，感知力也变得更敏锐。随着规律进行体式和序列的练习，漂亮的身体线条和力量都已成为你的一部分，心境也随之平和了。是时候了解瑜伽将如何改变亲密关系！2010年的一项医学研究发现，瑜伽能有效提高女性的亲密关系质量以及减少不适。

瑜伽完全是一个一举两得的好事：它是使身心完美结合的最佳方式。亲密关系恰好也是这两者的结合。

首先，这有关于连接。亲密关系中的欲望通常来自于本能和原始的相互吸引。当爱意自然萌发之时，情侣之间的简单言语交流已变得软弱不堪。但我们需要明白除了本能的生理亢奋因素外，真正美好的两情相悦需要比身体接触更深层的感知。有意义的身心交流能建立信任，带来更安全的互相探索。你会有信心告诉伴侣你喜欢和不喜欢什么，乐于尝试一些新的改变，或仅仅享受简单的爱抚就已很满足。

一旦你们有了身体上的吸引和更深层次的连接，即使你们所在的躯壳不同——你们也能真正结合为一体。这使亲密关系已超越了身体行为，是心灵的纯美交融之后呈现出的无以言喻的陶醉，既充满愉悦又意味深长，瑜伽可以帮助你们到达此境界。

愉悦亲密关系的序列动作

促进亲密关系

伴侣呼吸法

假想你和伴侣呈佛像的跨坐姿势。彼此温柔拥抱，闭上眼睛。开始专注于呼吸，用嘴巴吸气和呼气。一旦对自己的呼吸感到舒适，就开始试着和伴侣的呼吸同步。当你们其中一方呼气时另一方吸气，反之亦然。一旦找到一定节奏，开始活动骨盆。当你吸气时，弓起下背部。呼气时，向伴侣方向移动骨盆，继续呼吸，同时向彼此继续靠近。

冥想

有些人很难全情投入，是因为他们无法清理大脑里的杂念。为了更好的结果，你此时最应该去做的就是冥想。闭上眼睛，放缓呼吸。当呼吸平稳后，用一口气快速呼出胸腔里的所有气体。吸气时，慢数4个数。呼气时，数2个数。重复3~5次。准备投入进去！

自信，活力和持久

没有什么比一个自信的伴侣更迷人的了。如果你不自信，你的魅力是不会传递到任何人那儿去的。练习瑜伽能使我们相信自己是完美的，而且就是为眼前的你而存在的。

你要充分相信自己就是女神！是时候启动瑜伽性感训练了。下背部的练习可以帮你摆脱疲惫感，增强活力。开髋的姿势会促进血液循环，有助于更大范围的活动。

核心训练有利于更长时间和更强健地保持稳定和活跃。简单地说：更多的瑜伽练习等于更多的力量，毕竟这是一个和身体活动能力密切相关的事！

以下体式有助于保持高质量的亲密关系。

单人体式

男性

1

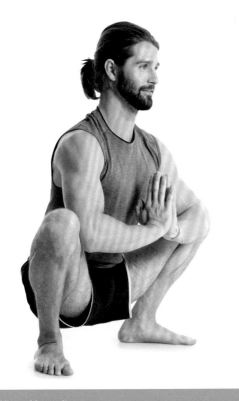

手掌推开花环式
（第66页）

2

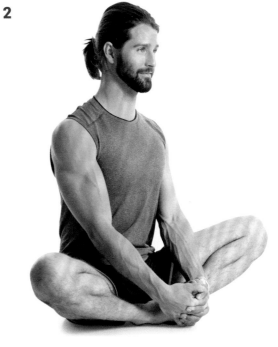

束角式
（第98页）

男性（续）

3

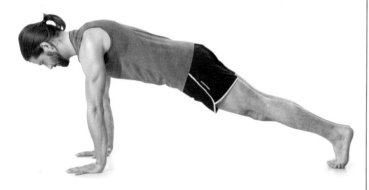

平板式
（第137页）

4

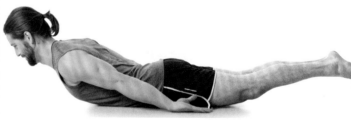

蝗虫式
（第127页）

女性（续）

1

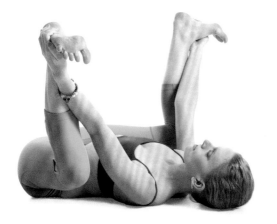

快乐婴儿式
（第104页）

2

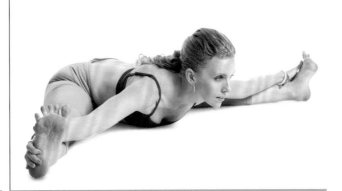

坐角式
（第96页）

女性（续）

3

半月式
（第76页）

4

10个脚趾向
下按压。

向地面放松胸部
和喉部。

保持手臂伸直。

小狗伸展式
从小狗式（第152页）开始，然后做些调整。

玛丽·克莱尔

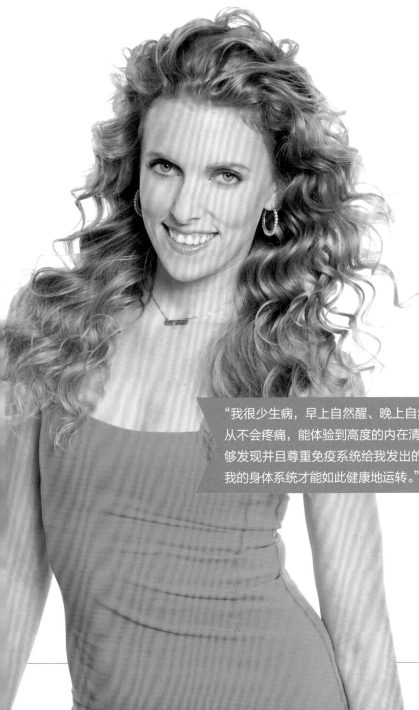

由于父母的原因，玛丽·克莱尔在年幼时就接触过瑜伽。少年时期，她常常把瑜伽练习作为芭蕾舞和爵士舞的补充。20岁的时候，瑜伽带她进入了更广阔的空间，使她拥有许多解决困难的办法，这些新发现使她更加热爱生活。

瑜伽练习会带来各种不同的体验，真的没有什么是不可能的，我们都是由相同的本质构成，都有能力去爱，去改变和体验，这正是玛丽·克莱尔喜爱瑜伽的原因之一。之前倾向于做白日梦和经常神游的她说，瑜伽使她拥有力量和专注力。现在的她更多时候是着眼于当下——过去无法束缚她，未来则具有无限可能性。

滋养、雕琢身体使我们拥有美丽的外表，改善内在状态的方法也同样是这样。玛丽·克莱尔把她的积极态度归功于感恩冥想。她认为，当你关注生活积极富足的一面时，会比你关注那些消极事物，

> "我很少生病，早上自然醒、晚上自然困，绝不会睡不醒或是熬夜，我的背部和关节从不会疼痛，能体验到高度的内在清爽，因为我的身心之间的连接很强大且清晰，能够发现并且尊重免疫系统给我发出的红色信号。这一切都是因为不间断的瑜伽练习，我的身体系统才能如此健康地运转。"

更容易心想事成！她把自己的身体健康和自信归功于体式练习。以前，她对自己的身体总是不满意。现在的她非常了解自己，总是能找到合适的方法更加有效地服务于身体。

在内布拉斯加州奥马哈市，玛丽·克莱尔拥有一间流瑜伽工作室Lotus House of Yoga。她的瑜伽课充满乐趣，具有挑战并且充满爱心。

亲密关系

　　不和谐的交流使你和伴侣几乎无法在亲密关系中同步。不同的生活内容使你们在交流时难以产生共鸣。有时候你们心平气和地开始聊天，但结果可能是吵得面红耳赤，其实只要通过一个共享的瑜伽练习就能解决所有问题。瑜伽帮助你们"说出"一种跨越职业和思想的语言，从而找到彼此连接的方式。

　　当语言无法达成一致，那就铺开你们的瑜伽垫，一起练习和呼吸。心率随练习逐渐提高，压力随之释放，之后心率慢慢降低，恢复平静（此时正是整装待发的好时机！）。瑜伽有助于平复思绪，改变我们考虑问题的角度，自然化解你们之间存在的矛盾。配合同步的呼吸，保持开心玩耍的心态，探索彼此的节奏和身体，要知道仅仅是和对方的心靠在一起就可以起到极大的疗愈作用。

建议

不要讲很多话，最好什么也别说，只是和你的爱人一起同步呼吸就是最有力量的方式。模糊的视觉和通过抚摸、呼吸产生的信任有助于消除你们之间的隔阂，拉近彼此的心，直至产生最终的合一。

情人锁

我最喜欢的一件T恤上写着：会阴收束法是为情人们准备的。我相信这会是许多人练习瑜伽的动力之一。瑜伽真是充满智慧，是否记得第12页的内容，会阴收束法就是位于肛门和会阴之间的根锁。这里正是耻尾肌，也就是我们常说的PC肌所在之处。当在练习中需要将身体上举或者想在体式中获得由力量凝聚而产生的轻松感时，有经验的练习者会收紧这个锁。激活这块肌肉通常被描述为就如同憋着小便。耻尾肌位于骨盆深处，直接与外阴部相连接，这意味着它可以帮助控制这个部位的力量和血流。

加强耻尾肌的力量和弹性，能提升表现和感受——给彼此留下难以忘却的回忆！控制这些肌肉可以向那些不可表述的感受更接近一步，这预示着你们将共度一段充满快乐和享受的时光。

1

闭上眼睛。

手掌向上并放松。

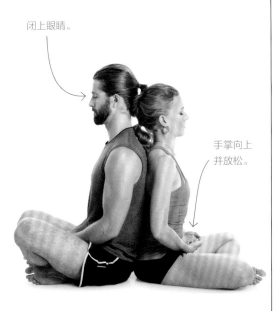

2

彼此背部相互推靠，坐直。

向右旋转胸部。

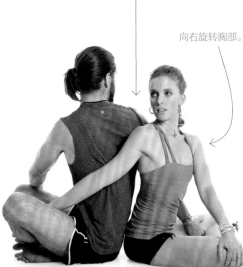

双人坐姿冥想

从简易坐姿（第89页）开始，彼此的后背靠在一起。坐直，轻轻推靠着彼此的身体和头后部。掌心向上放在大腿部。闭上眼睛，彼此呼吸同步，呼吸缓慢而深沉，充分地吸气和呼气。

坐姿大腿内侧扭转式

坐直，彼此的背部相互靠在一起，右臂伸向伴侣的左大腿，左臂伸向右大腿。轻轻地下压伴侣的大腿或把手滑入伴侣的大腿内侧。当坐直和向右旋转胸部时，用手下压腿部。

3

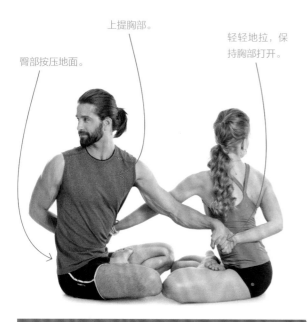

臀部按压地面。

上提胸部。

轻轻地拉，保持胸部打开。

坐姿伴侣扭转式

用简易坐姿（第89页）或莲花式坐立，面对彼此，膝盖相互触碰。右臂放于后背，手伸向臀部。当向右旋转胸部时，同时伸直左臂去抓伴侣的右手。轻轻拉彼此的手臂。

4

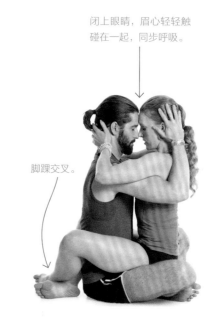

闭上眼睛，眉心轻轻触碰在一起，同步呼吸。

脚踝交叉。

跨坐式

女方坐在男方的腿上，面对彼此。女方的双腿缠绕着男方的躯干，彼此的双手放于彼此的头两侧。

5

向下扎牢臀部。

收紧下腹部。

喉部放松。

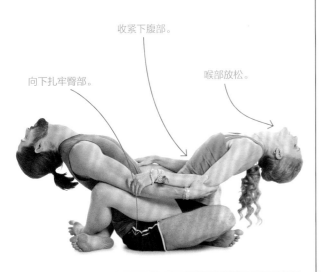

极乐式
用跨坐式坐立，相互抓住对方的前臂（或手肘以上）。臀部扎牢地面和收紧下腹部。深吸气，然后上提胸部，之后呼气并向后倾斜。弓起胸部，继续紧紧抓住彼此，手臂拉直。

6

手伸向伴侣的下背部。

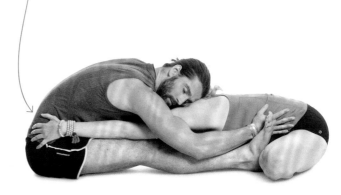

爱的拥抱式
女方进入束角式（第98页），男方进入双脚稍分开的坐姿前屈式，男方的脚底推向女方的脚踝。女方的双臂和胸部向男方的大腿方向前屈。男方的肩部轻轻叠放在女方的头部和上背部上面，男方的手臂在女方的下背部上放松或握住女方的臀部。交换角色，重复进行。

7

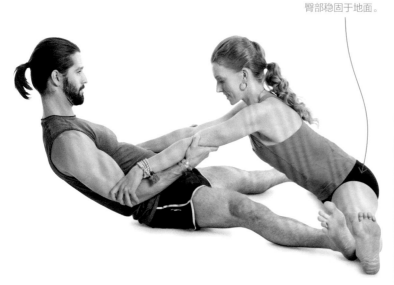

臀部稳固于地面。

寻找钻石式

从坐角式（第96页）开始，面对彼此。女方脚跟的外侧推向男方的脚或脚内侧。抓握住彼此的前臂。男方向后倾斜，女方臀部稳固于地面，然后向前伸展胸部，背部保持平直。交换角色，重复进行。彼此交流感觉。

8

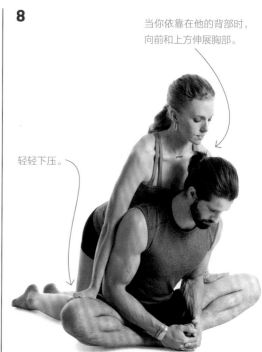

当你依靠在他的背部时，向前和上方伸展胸部。

轻轻下压。

亲密连接的毯子式

男方从束角式（第98页）开始。女方跪靠在伴侣后面，膝盖包裹住男方的臀部以确保他的臀部扎牢地面。女方把手掌放于男方的大腿上。交换角色，重复进行。

9

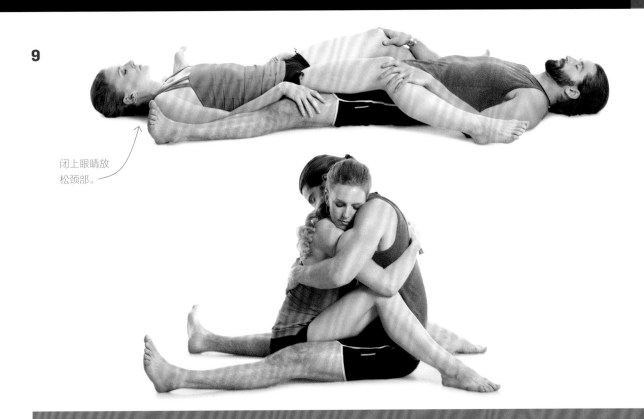

闭上眼睛放
松颈部。

椒盐卷饼式放松功

男方仰躺于地面，双腿打开与髋同宽。女方面对伴侣，直接坐在他的骨盆前方，双腿位于他的臀部后方，
双脚靠在他的胸部两侧。向后平躺，休息5分钟。接下来，按摩彼此的脚，然后协助彼此起身进入坐姿
拥抱。

第13章

生活瑜伽

关于继续精进的一些建议

就像雏鸟终要离开巢穴独自飞

翔，除了本书中所介绍的内容，最终你会想尝试更多来加深对瑜伽的理解。本书中的许多序列可以作为日常练习的指导，然而真实而又广阔的瑜伽世界是如此丰富多彩，勇敢去探索吧！还有更多美妙的体验在等待你，那些扭转、劈叉、倒立、伸展都是如此值得我们置身于其中。带着你的好奇心和微笑，不断前行，在轻盈之中完成超越！

在家中练习有许多优点，但在大课堂中的收获以及被一个经验丰富的老师指导是自我练习无法相比的。我强烈建议你在方便的区域内加入一个由资深老师负责的课程，老师可以在练习中帮助你，解决你的困惑，一群志同道合的人在一起可以互相支持，形成一个更具力量的能量场。我和我的瑜伽伙伴的关系非常融洽，好像是家人一般。

如果你还没有做好加入一个瑜伽练习团体的准备或是附近找不到一个合适的场所，可以上网去寻找一些网络课程。YogaGlo提供不同时长、不同水平和不同风格的瑜伽课，且每天都会更新新的课程，通过这些课程进行学习，花费较低。如果钱对你来说不是一个问题，可以聘请一位私人老师，提供专属于你的练习方案。

如果够幸运，你的居所附近有许多瑜伽教室，去做一些调查看看哪个更适合你。听听别人的意见或是查看网络评论，上一些体验课，感受那里的氛围是否是你所需要的。能找到一个离家近的瑜伽教室是最理想的，可以步行或骑车去——这样你就没有不去练习的借口了！在做出决定之前，不要害怕尝试不同的场馆和老师。我记得初次尝试瑜伽时，感觉并不好，因为那个老师使我神经紧张。正当我打算完全放弃时，我的一个朋友拉我去了另一个地方——我遇见了非常理解我的老师。所以——不要因为一次不好的体验而过早地得出结论，不断尝试直到找到你满意的。相信我——适合

你的一直都在那里。

你适合的瑜伽类型是什么？

对于这个问题的最好回答就是——凡是使你感到愉悦的！不要给自己设定一个封闭的空间，探索所有的瑜伽风格更有意义而且充满乐趣。去尝试尽可能多的瑜伽风格，你会找到你喜欢的类型。我简单介绍了一些主流的瑜伽风格（第371页），帮助你辨别它们。

建议：如果你的预算不是很多，可以选择那种非高峰时段的课程，这种时段的课程通常价格实惠，还可以通过为瑜伽馆工作来换取免费的课程。有很多办法可以让自己将练习坚持下去，只要你不轻言放弃，机会总是会有的。

瑜伽规则

准备好加入一个团体后，要记住以下几点，以便使你的练习能有最好的收效！

上课之前补充水分

许多瑜伽课都很拥挤而且火热。老师一般不主张带水进教室，因为这会使练习中断，打破练习所产生的平衡，而且你肯定也不想在扭转和倒立时，听到水在肚子里咕咕作响。在进教室之前补充好水分，这样能避免在高强度的练习中脱水。课后再补充一些。有一个例外：如果你参加的是高温瑜伽课（一般在摄氏40度左右或更高），毫无疑问你必须带上水以便随时补充水分。

阿南达瑜伽

描述：专注于冥想的轻柔体式。

适合人群：想要慢慢进入瑜伽练习或放慢节奏进行更多冥想的初学者。

强度/难度：低

阿努萨拉瑜伽

描述：将体式细节简化之后的流瑜伽形式，运用五大原则，强调心的开放和身体正位。

适合人群：寻找一个有趣而且有爱的团体的人们。

强度/难度：中—高

阿斯汤加瑜伽

描述：运动性的"流动"瑜伽类型，结合快速的活动和呼吸。

适合人群：体能基础较好和专注力较强的人，以及想通过密集练习看到变化的人。

强度/难度：高

高温瑜伽

描述：每次相同的26个姿势的序列，在摄氏40度左右的房间里。会出很多汗！

适合人群：不害怕酷热，享受出汗且身体没有不适的人。

强度/难度：高

哈他瑜伽

描述：一种内容丰富的瑜伽形式，通常会作为基础课程。

适合人群：不确定要参加哪种瑜伽和想对瑜伽有一个大致了解的人。

强度/难度：中—高

艾扬格瑜伽

描述：强调体式细节，动作保持的时间一般比较长，会在需要时使用辅具。

适合人群：需要不断提升专业技能的教师，想改善体态和身体有损伤的人。

强度/难度：中—高

昆达里尼瑜伽

描述：以坐式为主，结合呼吸和活动技巧。

适合人群：想激发能量，提升专注力和深入冥想的人。

强度/难度：中

力量瑜伽

描述：一种强度很大的练习方式，通过动作间的紧密连接和丰富变化来消耗大量热量。

适合人群：有一定基础，身强体健，想要在体式上有更多进步的人。

强度/难度：高

流瑜伽

描述：以动感串联的方式进行，重视呼吸与动作的结合。

适合人群：那些喜欢动态练习，希望身体得到更好锻炼的人，一般会在课上放节奏感清晰的音乐。

强度/难度：中—高

生活瑜伽

迟点吃正餐

我刚开始练习瑜伽时，缺乏经验，经常会在每节课之前吃掉一大碗意大利面（而且还穿着牛仔短裤！）。在练习中，被汗完全浸湿的粗斜纹棉布衣服粘在我身上，肚子出现各种不舒服，真是糟糕极了。哪怕只是吃了一小份量的食物，在练习序列动作时都会让人非常难受。在课前2小时吃一些清淡的食物（水果、蛋白质棒或抹有杏仁黄油的全麦面包）是一个比较好的选择，既不会让你的肠胃负担过重，也不会让你的身体在练习时缺乏热量，这会使练习和下一餐都变得非常享受。

提前到达

如果是第一次去瑜伽馆，很可能需要填写一些基本信息表格，所以确保有充足的时间处理这些事情和做好课前准备。许多受欢迎的老师所教授的课程都会有人员限制，最好提前预约，并在热情的会员们蜂拥而至之前，早些到教室，找一个你喜欢的位置，在课程开始之前花点时间独处，使自己平静下来，慢慢从日常生活过渡到练习中。

说出感受

如果课前有任何的不舒服，一定要告诉老师，让老师了解你的情况。在练习中如果身体疼痛或感觉不适，可以随时让练习停下来，或找到合适的姿势以适应身体当下的状态，并示意老师你需要帮助。

不要把手机带进教室

严肃点！把手机调为振动或静音都不算数。养成一个好习惯：把手机和其他电子设备放在车里或储物柜里——除了瑜伽教室外的任何地方。想象一下这个画面，有一天你忘记了这件事，把手机带进了教室，之后它响了，就在所有人安静地进行摊尸式时！这一定会很尴尬，因为你并不想打扰到大家，老师和同学也许会把一些不满的情绪传递给你，这并不是你想要的。所以——让瑜伽课成为一个与外在隔离的世界吧。

脱鞋

大多数瑜伽工作室在教室外面提供一个小柜子放鞋，要记得把鞋子放在那里。脱掉鞋后进入教室是为了保持教室干净（你的垫子、手和脸会接触地面），也是表达尊重。如果担心有人偷你的名牌高跟鞋，那就把它们包起来，放在教室后面——不要穿着它们进来！

带上辅具

如果需要瑜伽带、瑜伽砖或毯子，在课程开始时就把它们准备好。不要在课程进行得热火朝天时从布满各种胳膊和腿、迷宫似的教室中间走出去拿辅具。辅具有助于对所有体式提供支持，不过记住，使用这些并不会使动作"更简单"，或使你看起来很笨——而是为了使体式更加适合你的身体情况。我们要学会选择那些让自己感觉最好的方式。

迟到

　　一些瑜伽教室会不允许迟到的人进入教室。如果迟到了（这会发生在我们大多数人身上），等到开场的冥想结束后再进去。大多数教室都有猫眼或窗户可以看到里面。进去时，注意不要在铺垫子或放东西时发出很大声响。悄悄进去，找一个空间。麻烦别人移动一下给你让出一个空间是完全没问题的——态度要友善。

花点时间休息

　　生活总是很忙碌，在课程结束时进行摊尸式休息5分钟。练习不是只为了消耗热量，在竭尽全力之后舒缓下来。瑜伽与平衡息息相关——是力量与妥协的统一。如果需要提前离开教室，确保在进行摊尸式之前就离开，不要打扰到其他人。如果留下来花点时间进行摊尸式，在你离开教室时通常会感受到真正的焕然一新。只需5分钟，戴上眼罩遮蔽光线会更有利于解开身心束缚，走进你自己的内在空间。不要错过这个极其有益的时刻。

瑜伽服装

　　事实上，你可以穿任何想穿的衣服进行练习。最重要的原则就是舒服，但最好不要穿那些过于宽大的服装，因为你有可能会被自己的T恤困住或被汗湿的裤子绊倒。我建议穿有弹性的贴身的服装，这样老师可以清楚地看到你的姿势。更重要的是在练习时，你不会因为衣服的问题而感到困扰，舒适的衣服很重要。

　　出现在大众的视线里是我工作的一部分。从定期写博客和文章到每周在网站进行线上教学，我总是出现在人们面前。就像其他的公众人物，我经常会被问到这个显然不是重点的问题："应该穿什么？"真的，瑜伽不是关于穿的是不是流行的时尚名牌或哪种风格的裤子，虽然瑜伽的确充满感染力和表现力！每天穿相同的黑色弹力裤和便装也很漂亮，但我更倾心于那些让我心情愉悦的拥有独特色彩、能彰显个性的服装。

　　许多人在邮件里面问到我，"在哪里可以买到这么漂亮的裤子？"所以分享一下我最喜欢的品牌和店铺。购物愉快！

潮流服装（Alternative Apparel）

　　这是一个了不起的公司，其服装使臀部看起来更漂亮而且环保，可选择的颜色和款式很多。如果你不是很喜欢纯粹的瑜伽服饰，它可是极好的过渡性服装。该品牌衣服的总体外形不仅适合练瑜伽，而且适合日常穿，你可以轻松进入下犬式，也可以直接穿上舒服的靴子、戴上围巾走出教室。

露露柠檬

　　这个创造奇迹的加拿大公司风暴式地席卷了整个美国。它在美国有140家店铺和大量的网上广告，不难看出为何该品牌成为瑜伽爱好者的主要选择。它因一个设计出色的裤子系列

动物福利协会

　　2008年，我和其他伙伴共同创立了慈善团体动物福利协会，以回报生活当中的动物给我的爱（挚爱的阿希已经陪伴我6年了）。动物福利协会每年为不同的动物避难所或机构集资。我们举行瑜伽盛会，同瑜伽袜子品牌商趾袜（ToeSox）和小热量（Tiny Devotions）一起合作，以支持这些避难所和我们的初衷，即为需要帮助的动物提供帮助和疗愈。

（Groove Pant）而出名，这种裤子能极好地修饰你的臀形！该品牌也提供漂亮的上衣、沙滩装、外套和连帽运动衫，还有精致的男装。

伊丽莎白·罗加尼

这个位于洛杉矶的意大利时尚公司设计的衣服使人看起来更性感。它的贴身衣一直是我最喜欢的——它们简直难以置信地漂亮（总是能帮你提振精神），而且有各种颜色的款式，衣服的质地就像黄油一般丝滑。

超越瑜伽

该品牌的衣服很优雅且适合任何体形的人。我看到过80岁的老太太穿着该品牌的衣服，简直太酷了！该品牌的服装风格体现出了对女性身材的了解，而且衣服质地舒软，让人感觉很舒服。该公司也推出季节性的服饰，有大胆展现颜色、俏皮的春季和夏季服饰，有展现深色的秋季和冬季服饰。

永远硬尾（Hard Tail Forever）

该公司位于加利福利亚州圣塔莫尼卡市，在那里有一个该品牌的大商店，你可能因浏览衣架上的裁剪时尚和款式有趣的各类漂亮服饰而在里面迷失方向。在南加州以外，你经常会在瑜伽馆或大型商场里找到该品牌的服饰。该公司不仅提供瑜伽服，而且还为时尚的瑜伽爱好者提供时髦的日常生活服饰。

追击者（Chaser）

这家摇滚T恤衫公司专注生产柔软和肥大的衬衫，上面印有平克·弗洛伊德乐队（Pink Floyd）和旅行乐队（Journey）的图像。我喜欢把该品牌的衣服作为外套，在去瑜伽室的路上穿，而且在离开教室时，穿上该品牌的体恤搭配牛仔裤，看起来很有朝气。

缇克（Teeki）

这家优秀的公司一直致力于提供时尚服饰。所有的产品——瑜伽服饰和比基尼——原料都来自于回收的水瓶！这个品牌的服装剪裁令人舒适，非常受欢迎，而且款式绝对吸引人。当穿上该品牌的衣服时，看到你的人绝对会喜欢上这个品牌，准备着有人找你聊天吧！

基拉格雷丝

该品牌是由基拉·卡尔马津创立，她还为露西运动服（Lucy Activewear），维多利亚的秘密（Victoria's Secret）和盖璞（Gap）开发出成功的产品线。她创立了令人赞叹的"女神系列（Goddess Collection）"，展现出女性内在的美和力量。她的设计独一无二，且她设计的产品容易买到，是我最喜欢的系列之一。

更多瑜伽用品

盖亚（Gaiam）

你可以在这里找到许多需要的物品——

瑜伽垫、瑜伽辅具、健身装备、服饰，甚至瑜伽视频光盘。这是一个很棒的一站式购物商店。也可以在美国健康全食超市（Whole Foods Markets）找到该品牌的商品。

青蛙瑜伽（Manduka）

该公司制作一流的瑜伽垫。他们生产的一款黑瑜伽垫（Black Mat PRO）简直是一个怪物［一个85英寸（约2.16米）的垫子差不多重10磅（约4.54千克）］，但是这款瑜伽垫非常耐用。另外，该公司制作环保瑜伽垫，还有瑜伽辅具和背包。

瑜伽练习者的脚趾（Yogitoes）

该公司位于圣塔莫尼卡市，是一个环保且富有创造力的公司，一直走在市场的最前沿。公司所有者苏珊·尼柯尔斯推出完美的瑜伽垫防滑铺巾，现在可以在全球范围的瑜伽教室里看到人们使用该公司生产的防滑铺巾。这款防滑铺巾对于爱出汗的瑜伽练习者来说再合适不过了。它也生产了一款瑜伽拉伸带——拉伸带（Strap Stretch）——在学习倒立式、手臂平衡式和其他需要更多肩部支撑的姿势中，拉伸带是极其有帮助的。

趾袜

这些可爱的防滑袜把脚趾一个个分开，在全球的普拉提和瑜伽教室中都会见到穿这个品牌的袜子的人。这家总部位于圣迭戈的小型公司非常热衷于社会公益活动。我有幸成为该公司的形象大使，合作创立"火热粉红袜系列（Hot Pink ToeSox）"以资助动物福利协会（我个人的项目是为动物避难所集资），这个项目的主题是提高人们对乳腺癌的认识，为此专门生产了一个袜子系列。在帮助别人的同时也在帮助自己！

作者介绍

凯瑟琳·巴蒂格

YogoGlo网站的瑜伽导师，在全世界教授瑜伽课程，在整个领域内久负盛名。《女性健康》特约编辑，长期为《瑜伽》杂志和《赫芬顿邮报》供稿，在《纽约时报》开设专栏并在福布斯网站拥有个人主页。

译者介绍

陈超琪

3F健身管理培训MyPTyoga培训课程导师，专业瑜伽私人教练，拥有超过20年的专业瑜伽和健身领域从业经验。学习过印度卡瓦拉亚达翰慕瑜伽研究学院的瑜伽呼吸控制、冥想和阿育吠陀课程，师从世界闻名的瑜伽呼吸法导师缇瓦瑞老师、瑜伽冥想和瑜伽心理学导师博格博士和创办阿育吠陀古法净化中心的疗愈导师斋荻士博士。参加过240小时的艾扬格初级一培训课程以及其他多种类型的瑜伽课程。